F.M. アレクサンダー

人類の最高遺産

意識的な指導と調整によって
人類は進化し文明社会を生き延びる

●

横江大樹 訳

F. Matthias Alexander
Man's Supreme Inheritance
Conscious Guidance and Control in Relation
to Human Evolution in Civilization

First published 1910

目次 *contents*

紹介文	岡田利恵	5
失われた身振りを求めて	藤波努	10
翻訳者前書き	横江大樹（DJ）	13
序文	ウォルター＝カーリントン	15
新版への序文	FMアレクサンダー	18
初版での序文	FMアレクサンダー	27
読者の方々へ	FMアレクサンダー	32
巻頭言	ジョン＝デューイ	34
1918年版への評論「身体にやらせる」とは		
	ランドルフ＝ボーン	37
ジョン＝デューイ氏からの返信		39
ジョン＝デューイ氏が寄せた別の書簡		42
日本版での覚書	横江大樹（DJ）	45

Part I 人類の最高遺産

1. 旧式な状況から現代的な必要へ ………… 49
2. 旧式の治療方法とその副作用 ………… 56
3. 潜在意識と抑制 ………… 67
4. 意識的調整 ………… 78
5. 意識的調整を応用する ………… 87
6. 習慣的な思考が及ぶ肉体 ………… 99
7. 民族文化と子どもの訓練 ………… 124
8. 進化の水準と1914年の危機に及ぼした影響 ………… 158

　　解説（横江大樹）　170

Part II 意識的な指導と調整

　第2部の紹介 ………… 179

1 大　意 181
2 論　点 189
3 意識的な指導と調整の道筋 193
4 意識的な指導と調整の練習 220
5 意識的な指導と調整を再教育として理解する 228
6 個人の過ちと妄想 235
7 覚書と例証 245

Part Ⅲ　理論と実践、新しい手法による呼吸の再教育（初版1907年）
　第3部の導入 275
1 理論の立つ呼吸の再教育 276
2 過ちを避けると同時に事実を記憶して理論を立て
　　実践する呼吸の再教育 281
3 呼吸の再教育を訓練する 287
　結論としての印象 291

　　付録　アフォリズム・教えの言葉 293
　　付録　自伝的小品 309

　　後書きにかえて　横江大樹（DJ）......357
　　連絡先など 315

紹介文

岡田　利恵

　『人類の最高遺産』（以下 MSI と略す）の出版を大変うれしく思います。その反面、MSI について感想文の依頼を受け、私は反射的に恐縮し、ちゃんと書かなきゃいけないとか？いろんな思いがアタマの中を巡ってしまいました。

　しかしもう一度思い直し、もしこの本が日本語で読まれるとしたら？そして表紙をめくると、自分が書いた感想文が顔を覗かせるとしたら？と考えてみました。

　原作がワークの創始者 FM アレクサンダー氏で、私の師匠である横江氏が日本語へ翻訳した本です。ちょっと、いやかなり有頂天な気持ちも顔を覗かせそうでしたがその気持ちを抑制し、感想文を書くために少しずつ準備に取りかかることにしました。

　この本を初めて読んだのは、3～4年ほど前になると思います。教師養成コースのトレーニングが始まりしばらく経った頃、MSI を発声ワークのテキストとして読み始めました。

　FM 氏はシェイクスピアの朗誦家になった後、喉や声に異変がおき声が出ない状態へ陥りましたが、そこから自分自身で回復していく過程において意識的調整のワークが生まれました。FM 氏のワークがここから始まったと考えれば、発声ワークは伝統的なワークと言えるでしょう。

　私たちは翻訳ホヤホヤなデータを頂き、プリントアウトしながら授業で使っていました。私の発声を通して思い方・使い方・周囲や仲間の観察、そして MSI の内容もアタマに入れるという多層的なワークにフラフラになった記憶がよみがえります。発声ワーク以外の授業も同様で、眠くなり立っているだけで精一杯でした。当時の私にとっては、アタマの許容量をはるかに超えた内容と予測不可能な領域でのワークに混乱してしまったのだと思います。それは授業の内容を『すぐにでも理解しなければいけない』と、がんばり過ぎるあまり起きてしまった反応だったのでしょう…『意味がわからな

い』と答えることも可能だったはずなのにそんな簡単なことに気づきもせず、まんまと袋小路に陥ってしまいました。

　しかし月日を重ねるうちに、一生懸命がんばって理解しようとしていたことから抜けだし崩した壁を一つずつ取り除くかのように、新しい道筋を開拓していきました。いつの間にか平気で何時間も授業を受けることができ、生活全般においてもワークと出会う前の私と、その後の私は違った自分に生まれ変わっていきました。また初めは意味不明だったMSIの内容やフラフラになっていた授業が、とても重要な意図があったこともわかり始めました。

　FM氏の著作の特徴は、一般的に書店に並んでいる作品とは違い読みづらいと思う方が多いと思います。私は多くの方々と同じく今までの本のようにすぐに理解しようと思って読んでいくと、読みづらく放り投げてしまった時期もあります。しかし発声ワークとして実践を伴いながら読んでいくと、いつの間にかMSIの第1部を読み終え、卒業する頃には『自己の使い方』など多くの分量の本を読み終えていました。私には、なじみが薄いシェイクスピア調の表現であり哲学的な硬い文章に思えましたが、実体験を通して時間をかけながら読む本だと徐々にわかってきました。

　そうなると現代のハウツー本と大きく異なりますが、「これぞ実体験を伴う普遍的なハウツー本」と呼べるかも知れません。

　読者のみなさまも、日々実体験を繰り返しながら読まれることをオススメします。

　私は自分自身の心身の不調を解決したかったことに加え直情的にアレクサンダーテクニークを学んだら、理学療法やスポーツトレーナーの仕事に生かせそう！とひらめき練習生になりました。

　高名な先生の中には、練習生の中でも理学療法士には特に厳しかった方がいらっしゃったとトレーナーから聞き、私も厳しく指導を受けました。

　発声ワークの中では第6章から読み始めました。

　ご登場するお話が、A氏は根っからの自由貿易主義者とし、一方のZ氏は保護貿易主義にこれ以上持てないくらいの確信と申し分の無い可能性を見いだしている…とした登場人物でお堅い政治的な話です。当時の私には、この話が心身統合と何の関係があるのか？ちんぷんかんぷんでした。

　この章にはA氏とZ氏の論争が書かれていますが、どちらの党派も自分

の主張を変更する意図など無いに等しく、相手の提出してくる事実や論理を受け入れる素地もありえず、何を言ってもムダであろうと書かれています。

私自身、20年にもわたり職業プロとして培った正しいと思う信念の中にいては、まったく違ったワークを学び受け入れる余地などほぼありえないことがわかります。

FM氏は習慣的な心が機械的に形成され、相手側の議論は全てそこで解釈され、誤って捉えられ誤った推論に導かれると言っています。

と言うことは学ばないどころか、自分の信念の中で違った方向へ導いてしまう可能性もあり、問題はさらに複雑になるかもしれません。私には無関係と思っていた政治の話は私の固定化された習慣の話であり、理学療法士の立場にとどまっていてはいつまで経っても意識的調整は学べないどころか、間違った解釈によって逆行する危険性も含んでいます。

初めから予測できる危険を予防し私が新しい道筋へ進んでいくための指導であったことが、数年経過した後に、理解できるようになりました。ワークをすすめていくためには自分が確固たる信念を持っていた職業でさえ見直し、いつでも開かれた自分でいることが必要です。

そしてFM氏は政治的な課題にのみ固定化された習慣が発揮されるのではなく、私たちの日常生活における全ての考えと行動に及んでいると証明でき、習慣的な心が原因となって多くの悪害をもたらしていると論証できる、と言っています。

私の体調不良もこれまで培われてきた根強い考え方と行動の習慣が原因で心身に及び、ありとあらゆる症状として現れていたことがわかります。

MSIに何度も登場しているジョン＝ドー氏の事例は、私たち現代人にも通じるお話です。

人々は健康を回復させるために、体操やトレーニング・サプリメントの摂取など別のやり方を使って結果を取り除こうと考えます。一時的に症状が減少した感じがするかもしれませんが、原因を取り除かない限りまた同じことを繰り返し悪化する可能性も秘めています。今までやってきた自分の考えや行動を見直し筋肉を調整して協調するやり方を学び人間有機体全体が機能すると、日々の暮らしの中で本来人間が必要としている機能を取り戻すことができるでしょう。

私たちの習慣は、幼い頃からの人間関係・生活環境・家庭や学校教育・文化・時代背景・社会・政治などさまざまなことが影響し、いつのまにか無意識に固定化されていることが伺えます。FM 氏は、人工授乳や砂糖・お茶に至る習慣までも MSI の中で書き記しています。
　私の行動の全てが間違っているのでは？と身動きができなくなった時期もありますが、これも"正しいことをしなければいけない"と無意識に思っている私の習慣です。それは無意識に自動的に行動しているやり方と、大差はありません。先人（教師や書籍など）を道案内に、自分がこれまでやってきた習慣を見直し自分自身を意識的に調整すると、どのように違いがあるのか？調べると思ってみてはいかがでしょうか？
　ワークの中では横になる・歩く・イスに座るなど、ごく当たり前の日常的な動きを通じて自己観察を行います。多くは教師が特別な手段を用いて生徒を指導することが、現在のアレクサンダーテクニークの主流であると言われています。もちろんこの必要性に関して FM 氏も本文中に記しています。
　ウォルター＝カーリントンの序文によると、「(FM) 氏は本書を『人類の最高遺産・意識的な指導と調整によって人類は進化し生き延びる』と名付けました。しかし皆さんは大抵、書名の後半を見落としています…今日では、このテクニークは身体の手法であるとほとんどの人が思っていらっしゃるようで…しかし、アレクサンダー氏にとっては、"意識と思い方、理性と道理のほうがずっと大事であった"」と述べています。
　MSI は FM 氏が書いた初めての書籍であり、その中身こそアレクサンダーテクニークの原点で伝統的なワークと見ることができます。
　現代より 100 年以上前の時代でさえ、文明の進化に伴う人類の進化について危惧している文面が至るところにみられます。2014 年現在、さらに文明は進み携帯電話・パソコン・電気自動車・電子レンジなど、人間が今まで手動でやってきたことを全て代替してくれる機械が登場し、即時に何でも手に入る時代が自動的に進んでいます。しかし、無意識に人間が生物として兼ね備えていた機能をいつの間にか失ってきたことも、この書籍から読み取れます。初めは純粋な思いから文明の進化は進んできたのでしょうが、いつの間にか便利さと利益を追い求め、いつしか反射的に社会全体が動くシステムへと変わっていったようにも見えます。

ハックスレー氏は人類有機体が機械であり、この機械の潜在能力まで適正に現れて欲しいのであれば、「調和が取れて」いなければいけないと言っています。本来人間がいつでも安全に快適に生きていくために、一人ひとりが自己の潜在意識に至るまで意識的に調整する手法を学んだとすると、人類は進化の方向へ進み、健全に社会全体が循環するようにも思えます。

　MSI は初出版された1910年から色あせることなく、世界中で読み継がれてきました。日本語での出版を機会に、さらに読み広がっていくでしょう…おそらく途中で放り投げたくなることもあるかも知れません。その時はお構いなくしばらく放置してください。そしてまた必要な時にお読みください。

　こんなクセだらけの私でも、意識的に調整をすすめながらゆっくりとこの本を活用していくと以前とは違った理解となり、私の思考・行動・生き方が変わってきました。

　まだ新しい道を歩み始めたばかりですが、ワークが進んでいくことで、文明の進化の中で私自身も少しずつ進化し続けることができる気がします。そしてどんな世の中であっても生き延びる手法として、皆さまにとって価値ある一冊になり得ることを確信しています。

2014年1月17日

一般社団法人アレクサンダーテクニーク教師会理事
理学療法士
公益財団法人日本体育協会公認アスレティックトレーナー
特定非営利活動法人日本メディカルアロマテラピー協会認定アドバイザー

失われた身振りを求めて

藤波　努

　海の写真を思い浮かべてみよう。どのようなものでもよい。去年海水浴に行ったときの写真、インターネットで検索した写真、なんでもよい。そこには波が写っているだろう、それから青い空、白い雲。映像は静止しているけれども、動きが見える。押しては返す波、そよぐ風、流れていく雲。像（イメージ）はフリーズしていない。
　レオナルド・ダ・ヴィンチ作モナリザを見てみよう。女性が笑いかけている。上品な人なのだろう、笑いを抑えている。ゆっくりとこちらを向いたのか、微かに髪が揺れてうなじを撫でている。顔を左に向けるときに伸ばしたのか、右手が僅かに手前に出ている。そっと左手に触れながら背筋を伸ばしたようだ。
　このように我々は静止画であってもそこに動きを見いだし、意味を汲み取る。生あるものは常に動き、意味を産出する。アレクサンダーテクニークの創始者が生きていた時代にはまだそうした世界観がある程度共有されていた。しかしながら我々はいつからか、意味を産出する豊かな動きのことを忘れ、結果だけをみるようになった。
　そうして世の中がどうなったかといえば、コンビニの前で座り込んで胡座をかき、弁当を掻き込む女子高生や、電車の座席にずり落ちそうなくらい浅く腰掛けて両足を大きくがに股に開いて座る学生が出現した。こういった行為を前にして大人は「お行儀が悪い」と小言を言うが、なぜ悪いのかが説明できなくなってしまった。行儀の先に礼儀がある。しかしそれもかなり前に失われた。
　行儀や礼儀がいつ頃から失われ出したのか。おそらく19世紀後半から20世紀初めにかけてのことと思われる。イタリアの哲学者アガムベンが著作 *Infancy and History* で興味深いことを述べている。19世紀後半にトゥレット障害なるものが発見された。症状としては、不随意にまばたきしたり、顔をしかめたり、短い叫び声をあげてしまうもので、身近なところではビートた

けしが時々見せる首振りが一例である。

　アガムベンが指摘するところでは、1885年以来何千という症例が報告されたが、どういうわけか20世紀の初めを過ぎたあたりから報告されなくなった。（実際には今でもトゥレット障害と診断される者が少なからずいる。）そのような世間の無関心あるいは寛容を指して、アガムベンはその理由を次のように推測している。我々が皆、身を処す術を失ってしまい、どう振る舞うべきかわからなくなったから。それ故トゥレット障害に特有の吃驚な振る舞いが奇異に感じられない。

　実際、我々はビートたけしが話している途中で突然首を回したり、叫び声をあげたりしても異常とは感じないし、石原慎太郎が目をぱちぱちしながら話していても病的な印象を受けない。ちょっと変だとは感じるけれど、目くじらたてるほどのことではないと思っている。

　日本の状況はヨーロッパやアメリカに比べたらもう少し「まし」だったかもしれない。100年ほど前、日本人は世界一礼儀正しい民族と呼ばれ、自らもそう思っていた。その目で小津安二郎の「東京物語」（1953年）を見てみよう。映画が始まって35分ほど経った頃、老夫婦が東京観光に連れられてバスに乗り込む。カメラはバスの上下動に合わせて乗客全員の体が同時に上がったり下がったりするのを捉えている。乗り物の動きに合わせて体を動かすというのは、籠に乗って移動していた江戸時代の生活習慣が1950年代にはまだ残っていたことを伺わせる。欧米より50年ほど長く身体文化が保たれていたのかもしれない。

　アレクサンダーテクニークの創始者は自著について、世間から「体系化された一般常識」の本と見なされていることを報告している。ここでいう一般常識は100年前のものであることに注意を払う必要がある。この本を読んで、これは要するに一般常識を体系化しているだけではないかと言える人はもはやいない。100年前はまだかろうじて古き良き時代の身体文化を受け継いでいる人がいた。ここに書かれているのは我々が100年ほど前（日本では50年ほど前）急速に失ってしまった知恵なのだ。

　著者は失われていく知恵を何とか残そうとしてそれを書き留めた。彼がそのような問題意識を持ち得たのは俳優でもあったからであろう。チェーホフ（1860-1904）の桜の園（1903年）は貴族の黄昏を描いており、登場する

人物らはどう振る舞ったらよいのかわからなくなっている。ある意味、トゥレット障害者である。そういった人たちをどう演じたらよいのか。身体文化を喪失した人たちを、身振りを失った人間が演じても真実は描けない。俳優たちは身振りを新たに創造する必要があった。

　独自の演劇指導で知られるスタニスラフスキー（1863-1938）は同時代を生きた人であったが、門人らになぜ「歩く」練習をするのかと問われてこう答えている。「我々は普段、ひどい歩き方をしているからだ」と。いつのまにか我々の日常生活はリアルであることをやめていた。日常生活を舞台で再現してもリアルにはならない。我々の日常生活そのものがすでに真実ではなくなっているからだ。

　なぜこのような事態に陥ったのか。恐らくは文明の利器に頼りすぎて体を動かすことを忘れてしまったから。利便性と引き替えに我々は今ここに生起しつつある現実を生のまま体験することをやめてしまった。体験を欠いた思考は同語反復を繰り返し、自己正当化に走る。現実を無視して自らの論理をすべてのものに当てはめようとする。その論理が破綻したとき、思考停止に陥り、立ち直ることがない。

　多くの良き身体文化が失われた。我々の課題はそれらを再構築することである。だが過去に、100年前には戻れない。我々がしなければならないのは偏狭な合理性を脱却し、生の現実と向き合うことで人間を「再定義」することである。瞬間瞬間の動きに真実が宿る。そのように生きることが我々の生を充実させる。アレクサンダー氏はその一つの方法を我々に提示してくれている。

　アレクサンダー氏が提示しているのは一つの作法である。作法は行儀に通じ、礼儀に至る。それはまた我々の新たな倫理となるが、この新しい倫理は実践するものであって論じるものではない。事の真偽は実践を通してのみ確かめられる。理解する前にやってみることができるかどうかが一つの関門であろう。この小論がその壁を乗り越える一つの力となれば幸いである。

北陸先端科学技術大学院大学　ライフスタイルデザイン研究センター教授

翻訳者前書き

横江大樹（DJ）

　アレクサンダーテクニーク（AT）と周囲から呼ばれるようになった教育的手法があり、その創始者はフレデリック＝マサイアス＝アレクサンダー氏（以下、FM氏）とされています。昨今英語圏の各国などで、大学によってはATが必修科目になっていたり、AT個人レッスンに健康保険がきいたりするようです。我国でも大学や専門学校などで選択科目として取り上げられたり、いろいろな著者・翻訳者による日本語での参考資料が手に入ったりするようになりました。数あるAT関係書籍のなかで、誰よりも創始者の著作こそが一番原点に忠実なのは自明です。本書「人類の最高遺産、初版1910年」は荒削りですが、複数の著作のうちおそらく論点の全体像が著わされている唯一の著作です。100年越しの本邦初公開、21世紀においてまだワークを経験していない一般の方も充分楽しめる読み物で、ATに先入観が出来る前に本書に目を通す事をお勧めします。一方で、本書を手に取られた幸運な方の大半はどこかでレッスンに触れたことがおありでしょうし、努力の手段や方向を考え直して、22世紀に入る頃までに「本書に提示された懸念は過去のものであり、現在では一切消失している」と言えたらどんなに素晴らしいでしょう。

　FM氏は生涯に四冊の書き下ろし著作があります。本書は一冊目。順番に、2冊目「*Constructive Conscious Control of the Individual*、建設的に意識的調整する個人、初版1923年」、三冊目「*自己の使い方*、初版1931年」（これはATJから私家版で既出です。おのぞみの方は巻末の連絡先にお知らせください）、四冊目「*The Universal Constant in Living*、いつでもおだやかに暮らすには、初版1941年」となります。加えて、本人の文章を集約した*講演・論文集*が1冊あります。ATJ翻訳チームで残りの日本語版を順次出版していくつもりです。

　このワークをひとことキーワードにすると*再教育*です。創始者FM氏のワークでは、個人の心身統合体（こころもからだもひとつの存在）を扱うの

はもとより、その関連で進化や社会全般まで論点が及んでいます。もう少し詳しくすると、人間有機体全般、つまりひとりの個人としてのからだ・こころ・思考・精神構造・霊性など、相互作用で見ると食事・住環境・社会環境・家庭や社会教育・医療・国家間の戦争など、かなり広範囲にわたっています。

　ところが現在、ATは矮小化されてまるで単なる「ボディーワーク」であるかのように扱われ、世界の多数派がそうならば日本国内でも「無意識的模倣」が流行のようです。そこで、ここにオリジナル登場、きっとFMワークの根幹から大いに面目躍如されるでしょう。創始者自身はアレクサンダーテクニークという用語を一度も使っていません。各方面から風当たりの強そうな部分もありますが、自分とは違う見解でも同じでも、誰でも創始者の考えをはっきり知っておく方がよろしいし、特に自らを当該手法の教師と呼ばれるに値する人間にしたいのであれば本書は必須です。クビをすくめることなく、靄（もや）を一掃しましょう。

　日本語版の特徴を以下に示します。FM氏以外の引用なども含め、できるだけ執筆者の頭に浮かんできた順番に忠実に訳す手法、つまり、原語にある単語の順番を活かして日本語の品詞（助詞や接続詞）を工夫してやってみました。原文にはひとつの文章が十数行もピリオドなしで続く箇所がありますし、語順を変えると意味が変わってしまいます。ごつごつしているかも知れませんが、意味を変えてまで読みやすくしてもしょうがない、という判断です。人類の最高遺産終了後に、*FM*氏の論文と講演集から抜粋し人気の高いアフォリズムと*自伝的小品*をうれしい付録として発表します。本書の背景理解のために、ところどころ翻訳者解説や訳注があり、第1部の終わりに歴史的解説などを、「後書きにかえて」で私論を載せました。

ATJ：アレクサンダーテクニークジャパン主宰

序文

ウォルター＝カーリントン
1996年8月ロンドンにて

　1910年にロンドンでこの書物が初めて出版された時、アレクサンダー氏が自分のテクニークを教え始めてから既に15年ほど経過していました。実践的な実演をやらないで、言葉のみでワークを解説するのはたいへん困難であるにもかかわらず、彼はどんどん注目されるようになり、劇場や舞台関係者だけでなく、医療関係者や他の一般人からも支持されるようになっていました。

　しかしながらこの頃に、アレクサンダー氏の仕事が大手の出版社に剽窃（盗作）されそうな事件がありまして、氏の心配にも当然の理由がありました。そうしたわけで、他人に盗まれる前に本書をとにかく出版しようと彼は決意した、言い換えると、最高に重要だと彼が思っていたこのワークにおいて、実践的な手順が不明瞭にされ人々が誤って導かれないためにも、自分が何年も散々に苦しみながら厳密な操作によって確かめてきた手法を明確にしておきたかったのです。自分のワークにはとてつもない価値があるから、間違った判断が起きるような危険はこれっぽっちも冒すことはできないと彼は考えました。しかし問題が存在し、それは、自分の発見を知的に理解できる言語で説明するにはどのようにしたらいいのかという大問題でしたが、それというのも、自分の綿々とした実体験から研究し得られた結果は、大方の人には考えも及ばないものだったからです。まるで、未知の世界を旅してきた探検家の報告を一般人に理解してもらえるように書き上げなくてはならない、そんなようなものです。

　彼のテクニークは完全に実践的なものであり、個人的な経験で得られた結論はありましたがしかし、明確な理論的基盤などひとつもなく、自分自身の注意深い学習と自己観察を通して得られたものを元に、彼自身で技術革新したものです。というのも彼は全く理論家ではなかった、つまり、彼にはアカデミックな背景や訓練が全然なかった、にもかかわらず、この人は自分の呼吸と発声に見られた個人的な問題を克服しようと考え抜いたひとりの男で

ありました。その実践において、普遍的に応用でき日常生活全般にわたる諸問題をおおかた改善できるような手法を自分が見つけてしまったことに気がついた、すなわち、この問題は習慣的に自己の使い方が誤っているのにそこに考えが及んでいないせいであると見つけたのです。

彼は本書を、*人類の最高遺産*、と名付け、1918年に副題を、*意識的な指導と調整によって人類は進化し文明社会を生き延びる*、としました。しかし皆さんは書名の後半部をたいてい見落としています。実のところ今日では、このテクニークは身体手法であるとほとんどの人が思っていらっしゃるようで、論点は、頭―首―背中の関係、(言い換えると、プライマリーコントロール「初めに起きる大切な調整」と彼が記述しているもの)にあるから、レッスンの概要は、アレクサンダーテクニーク教師の訓練を積んだ手技によって生徒は精妙に整えられ、バランスの取れた自然な姿勢になるものだと解釈されています。

しかし、アレクサンダー氏にとっては、意識や思い方、理性や道理のほうがずっと重大事でした。まず初め、彼は自助努力する手段の必要にかられ、何が間違っているのかを認知するように見ていき、そうするうちに、誤ったことをやらないように反復練習することが重要だとわかりました。その結果へ向けて、「身体」を適正に使う研究が必要不可欠となりましたが、しかしそこで、どのように機構が働くのかを知ろうとするならば、すなわち「頭は前に上に行かなければならない」し「背中は長く広くならなければならない」とするならば、知識なしには無意味であるし、どのように思考するのか、どのように脳を使うのか、どのように意識的な抑制をするのか、言い換えると、どのように同意を保留したまま行くべき方向へ進むのか、(すなわち、意識的に意志を用いて、自己全体が適正に働くように確立すること)を知らねばなりません。彼にとっては意識的な指導と調整こそが重大案件でしたから、「人類の所有する素晴らしい潜在能力が発揮されるように得心することであり、それは伝達可能な遺産として意識的なこころを理解することだ」と明言しています。

本書での説明に沿っていくと、証拠を挙げて人類の進化における脳の発達が示され、この課題に関して現代的な視点から描写されており、言い換えるとまるで、彼が教えてきた経験で得られた人間の行動全般が理不尽なも

のとして提示されているかのように見えます。改訂版を出そうとしていた1918年は、第一次世界大戦が勃発してからついに終結に向かった年なので理解出来うるところですが、彼は戦争の狂気を取り上げ、敵の行動を把握して明確な意味づけをなそうとしています。

悲しいかな時代が移り、こうした描写でなされた彼の論点を見直すと、古臭いかもしれませんし、人によっては攻撃的だと取りかねません。FM氏は偏屈で人種差別的だと非難されてきました。しかしもし仮に、こうした誤った観念のせいで彼の主論にまで反対するようでは残念なことでしょうし、ここで、主論とは意識的な指導や調整をする手法を磨く必要が我々全員にあるというものです。

現代の学識ある新版として、本書は、本テクニックを訓練しようと熱望する全ての人に推奨できます。初版の1910年版から第二次世界大戦後に出された最終版までの歩みが網羅されています。そのようにしたからこそ、実体験を通した思考や教え方などFM氏自身の進化が記録されました。この進化は今日も継続しており、本テクニックが伝授されより深い実体験が得られるところに見られます。根幹となる原理や基盤となる手順は全く同一のものでありましょうが、我々の理解は成長し、たゆまぬ発展をしています。これは未知の世界へいざなうひとつの旅行であり、というのも、（ジョゼフ＝ロウントリー氏が指摘しているように）既知の世界は誤りであり、それにしても、この未知の世界こそが我々の望むところだからです！

（訳注。ウォルター＝カーリントン氏はアレクサンダーテクニークの偉大な教師・トレーナーだった。彼は1930年代にAT教師となり、その後従軍、ナチスとの銃撃戦で瀕死の重傷を負うが、自らのワークで乗り越えた。大戦後も教師養成学校でFM氏のアシスタントを継続した。FM氏の亡くなった1955年以降はロンドン市アシュレイプレイス16番地にあるアレクサンダー教師養成学校を引き継いだ。2005年8月に亡くなる直前までワークを続けた。翻訳者はウォルターおじさんに少しだけお目にかかったことがある。2004年オックスフォードでの国際会議中に廊下で立ち話しただけだが、齢90歳を越えてもかくしゃくとし、確かに、ATワーク歴60年以上になる「大人物」だった。）

新版への序文

1945年ロンドンにて

　今、我々全員の思考が変化の方向へ傾いていても不思議はない。「一体全体、世界はどのようにして、今日眼前にあるこの恐ろしい状況への到達が可能となったのか。」と、我ら全員が全く同じ思考と全く同じ質問をしているが、ここでもし、そうした問いかけがなければその方が異常であろう。もしくは、我々が自分にもっと正直になれば、「どうして我々も世界中の善良な人々も、物事がこんな最悪の大混乱状態になるまで許してしまったのであろうか。」という少し別の形の質問になるだろうか。

　それにしても、ここに別のもっと重要な疑問がもうひとつあるが、それは歴史が始まってから、危機が生じるたびごとに人類が自問してきたものであり、すなわち、「我々が救われるには何をしなければならないのか、恐怖が止まった時にその場で、再発防止に向けて変化するためには、いったい何を*開始*しなければならないのか。」となる。しかし、この質問への解答は常に未解決のまま放置されていたと、新しい危機が繰り返し生じてきたことで証明される。

　ひとつの答えが*存在*しており、これは驚くほど単純で効果的な解答であるにもかかわらず、人類は目が見えず耳が聞こえない。人類は絶望的に辺境を彷徨いながら救済への魔法の鍵を探し続けているその一方で、この鍵を自分自身の手中に携えている。人類がやることのせいで間違った物事がもたらされるのだから、これはまず、第一に自分の内側で生じ、それから、人類の動作を通じて外の世界へもたらされているのであり、従って、このやること (*doing*) を予防すれば、人類はどんなものであれ本当の変化を開始できる。言い換えると、外の世界に必要な変化をさせる前に、人類は、やらない方が望ましいからまず自分自身の内側に予防するべきものがあると知ること、次に、どのようにすれば実際に予防できるかを知ること、こうして学ばなくてはならない。変化は、自らの行動から開始されなければならない。

　しかし、その他大勢によって近年試みられ、ある評論家によると「人類の行動に見られるこうした恥ずべき案件」と呼ばれているところでは、こう

した「恥ずべき案件」をどのように変化させるかという問題に対してなんら解決策が提示されていないように見える。最近ドロシー＝トムソン女史はこの点を取り上げ、ニューヨークのヘラルドトリビューン紙に書いている

「唯一の問題が今日の世界においてまったく未解決のまま存在しており、それは、人類という種の行動をどうするのかということである。……この戦争が本当に何なのかというと、人類種の行動として*存在している*。……これが唯一の問題であり、可能性としてさえ解決へは向かっていない。」

どのように*人間行動*が変化するのか（このテーマは本書でも他の拙著でも扱っている）というところで急速に成長する興味に対して鋭敏になれば、これ以上の識者はいないであろうというジョン＝デューイ博士が、拙著、*建設的に意識的調整する個人、*の紹介文でその点に触れているので、その箇所を記憶に留めていただくために引用すると「目に見えるやり方で新しい科学的な原理が見直されて、*人間の行動を調整する*のは重要であり、今までどんな原理が外界の自然領域で発見されてきたとしてもそうした原理と等しく重要となる」とあり、今回、出版社の提案は、私が可能な限りイキイキとした疑問を提示しておき、読者が本書を読み進めるにつれその答えを見つけられるようにしていくというものであったがしかし、そうしたものは実に、どのようにしたら人間の行動が改良されるのか議論される際にほとんど常に見過ごされてきたものであった、つまり、人類の機能が全体として存在していること、根本的に変化するならひとつの*全体*として変わるしかないこと、これが看過されてきた。こうした事実の光に照らして当該テクニークを記述している点が本書の勘案である。

そうしたわけで、人間行動の調整に関する重要な諸問題を以下に羅列するが一方で、本書を読み進めると読者はその解答を見つけられるはずだ、すなわち、

1. なぜ急速に変化する環境が大きな障害となり、人類の発展と成長を邪魔するのか。
2. なぜ身体文化（体育）と現在の教育手法は誤った原理に基づいているのか。
3. なぜ「全人的な子ども」教育は、現在の原理に基づいた教育的手法

では不可能なのか。
4．なぜリラクゼーションの練習をすると、良いことよりも害悪が生じるのか。
5．なぜ自分の感じを頼りにすることのみでは、人生の荒波に対する羅針盤と出来ないのか。
6．どのような試みであろうと自分に必要な変化をもたらそうとするなら、なぜ人類は正しくなるために*誤った感じ*のするやり方を必要とするのか。
7．*結果にあわてて行こうとするやり方*（endgaining）は、なぜ大抵の場合でひどく邪魔な習慣となり、人は克服を必要としているのに、自分も他の人も変化をやり遂げようとしてもうまくいかないのか。
8．直接的にアプローチする手法で問題を変化しようと行動すると、なぜ失敗ばかりして望ましい結果をもたらさないのか、そして一方で、*その時最適な手段*（means whereby）を用いて結果に至る際には、なぜ非直接的な手順に信頼を置くべきなのか。
9．人類が良い考えを実践に移そうとしても、とりわけ一生懸命やろうとしているときほど、なぜあまりにもうまくいかないのか。
10．従来の特定な手法によって多数の明白な良い結果がもたらされていたとしても、長い目で見直すと、なぜひどい結果になると証明されるのか、つまり、いわゆる治療がおためごかしに過ぎないとなぜわかるのか。
11．本書に記載した原理と実践が、なぜ*新しい*原理に基づくと同時に、なぜ人間行動の診断に対して新たに信頼できる基盤を提供すると明記できるのか。
12．最後に最重要点で、人間が行動を改めるには、使い方においてなぜ*抑制的な道筋*（inhibitory processes）を第一に必要とするのか。

ある評論家が本書に対する見解を、「体系化された一般常識」という言い回しにまとめて述べた。本書に対して用いられたこの言い回しを私が知っているほどだから、この何十年間に、その評論文が多くの方々の目に触れたのは間違いない。人類の*最高遺産*、この初版は1910年であった。かなりの文章を追加した新版が8年後に出た。出版から35年も経てば本など朽ちてしまう、というよりも、これだけの年数を経れば大抵の書籍は時代遅れになる

か、もう手に入らないかのどちらかになる。人類の最高遺産はそうならなかった。大戦や戦争の惨劇があったにもかかわらず、本書の需要は継続している。大戦以前であった初版の出版時と同様に売れ続けている。他の拙著も同様だ。本書の第3部に関連して、「*病気の本質*（*The Nature of Disease*, J.E.R. McDonagh, F.R.C.S)」から引用すると、「アレクサンダー氏の書籍が他の全ての書籍と異なっているのは、そこに主論（評論の主題）が展開されているのみならず、実践に役立つ治療的で予防的な措置が載っていることにある。テクニークの基盤は心と体の双方にまたがる完全な相互依存にあり、このどちらが欠けても協調作用はなくなり、「人類」と呼ばれる有機体全体も存在し得ない。」とある。

　もう何年前になるのか、ある評論で拙著のバイタリティーを説明しようとしている、「こうした書籍は一日や一年のためにあるのではないがしかし、一生のためになる。」と。それが真実かどうかはともかく、時間だけが答えを知っている。しかし、以下に示すところなら確かにそうだと言える。テクニークで伝わることは、自己に対してワークする知識を得て、人間に必要な自己行動を調整するやり方を学ぶことであるし、それはすなわち、年齢がいくつであろうとも、いかなる刺激に対して反応するときも、それがどんなに不慣れでどんなにまごつくようなものに対してであろうとも、自己調整するか自己変革して環境にうまく適応するやり方である。人類にはたったひとつの道があるだけだから、厳しい冒険を経て未知への恐怖を乗り越えるしかない。

　この主題が最初に人類の心に浮かんだ時からずっと、人間の行動を変化して調整するために役立つ手法がたくさん提出されてきたであろう。それどころか、数々のよい結果があちこちで主張されてきたであろう。しかし、そうした結果がどれもこれも少なくとも見かけ倒し以上のものだったのならば、なんとして、世界の状況は今日このようなものになりうるのか。私は警告した、本書のひとつの章に「進化の水準」についての記述をして、人類が偏執的なやり方で結果を得ようとしている危険について触れ、どんな手段であろうとも仕舞いには世界的な大災害と堕落を引き起こすと。私は解説した、結果にあわてて行く手法を教育してすぐに結論を出すようになると、戦争商人を刺激し、結果的に彼らをみっちり訓練することになり、社会と自分らの

脅威になると。私の恐れていたことは現実となった。しかし、人類の歴史は綿々と継続しているから、いつになっても変わるのに遅すぎはしない。思慮深い最良のやり方で教育的（教育という用語を最大幅の意味で使おう）手法を変化させようと思っている方々は、こうした各章を参照して学ぶうちにそれが十分に報われるとお分かりになるだろう。

さて、プライマリーコントロール（初めに起きる大切な調整）を用いると、人類は意識的変化で自己行動の改善が可能になり、これは私が発見した、というより再発見したので、そうした経歴を本書にちりばめたし、「*自己の使い方*」の冒頭の章に載せた。それにしても、このテクニークとテクニークが発達してきた経緯のうち、ここでひとつ強調しておきたいことがある。行動の本質は刺激に対する反応（反作用）*速度*によって決定され、そこにこの道筋が関係している。

ずっと以前になるがまだ実験の初期に、自分のエネルギーを無駄使いしていると気がついた時があった、つまり、無駄使い、というのは、自分が反作用を急ぎすぎて深刻な障害になっていたからで、実践上やろうとする全ての物事にわたっていた。「急がば回れ、でしょうね」と、私の若かりし頃に親身になって下さった大先輩からいただいたセリフを今でもよく覚えているし、それから父母は、「話したり演技したりする前に、おまえは何でよく考えないのかね」と親切心ではあるのだろうけれども、私にはひどくつらい質問をしょっちゅうくれた。あるときなど私はやつあたりして、貴方たちにはそんな質問がいとも簡単に出来るのでしょうけれども私には答えが不可能なんです、と言い返してしまった。その反証として、この「不可能」が放棄され、可能になるように順々に実体験を通して発見されていく所を*自己の使い方*に載せた。

*人類の最高遺産*を世に送り出したときに、本書のメッセージは相当な疑惑と偏見にさらされ、これは個人的な欠点を伝えているだけで、世界紛争や破壊活動として障害が発生するなどお笑い草だと、警告された。ところがそれ以降、本書のメッセージは受容され、時とともにより幅広く受け入れられるようになってきた。人類が深刻な状況から逃れるにはただひとつ、自分自身にある苦渋の真実に向き合うことによってのみ可能であり、「過ちは……、親愛なるブルータス君、星のせいではないのだよ、過ちは我らの内にあるの

だ……」と、信じられるから、私はほっとしている。ルダイヤード＝キプリング氏が、とある説話を語ってくれたのは、ロンドン公演の時だったように思う。私の記憶によると、以下のようなものだった。

　まだ若い神々が聖なる法を犯してしまい、運命の大聖堂で審判を待っていた。年老いた神は長い時間をかけてよく考えたすえ、どんな罰を与えるか最終的な評決を下した。しかし、若い神々はお互いに顔を見合わせてニヤニヤするだけで、抗議もしなかった。そこへむかって、年老いた神は雷を落とした、「そんな浮ついた気持ちでどうする。自分で秘密を見抜き自分で解き放たれるまで、おまえたちはこの罰によって永遠に苦しむ、ずっとずっとだ。しかし戒めておこう、この秘密は安全に隠されているのじゃ」と。
　ここまできて若い神々は大声で叫んだ、「ああ何処を、慈悲深い方よ、我らはどこから探し始めればいいのですか。すべてが神にはお見通しなのでしょう。我らはそれ以上に何を見つけなければならないのですか。神々以外に、いったい、もっと偉大な能力で我々を救うことが出来る方など誰かいらっしゃるのですか。おそらく、我らの罪はそこまでひどい罰を与えられるほどではありません」と。すると、大聖堂に年老いた神の笑い声がこだました。「この秘密を見つけるのは難しくはないはずじゃ」と。
　「わしはお前たちの中に隠したのじゃ。よく見よ！」と答えた。それから、神は自分の悪ふざけに腹を抱えて笑った。

　本書の初版以来、数えられないほどの参考文献が出されており、この原理や実践を擁護する書物・パンフレット・科学的報告書・書簡などを手にすることができる。参考文献が多岐にわたる領域に見られることからも、応用の可能性が広範囲にあると示される。下記のリストにいくつか簡単にまとめてみた。

IN EDUCATION（教育）
　Professor John Dewey: Foreword to present book and Introductions to Constructive Conscious Control and The Use of the Self
　Aldous Huxley: Ends and Means, Eyeless in Gaza.

P. B. Ballard, M.A.: A.B.C. of Algebra, Things I Cannot Forget.

IN MEDICINE（医学）
  J.E.R. McDonagh, F.R.C.S.: The Nature of Disease.
  Peter Macdonald, M.D.: Presidential Address to the Yorkshire Branch of the British Medical Association, British Medical Journal, December 1926.
  A. Rugg-Gunn, F.R.C.S.: F. Matthias Alexander and the Problem of Animal Behaviour.

IN PHYSIOLOGY AND ANATOMY（生理学と解剖学）
  G.E. Coghill, Biologist and Professor of Comparative Anatomy:
  Author of Anatomy and the Problems of Behaviour (Cambridge) .
  See Appreciation in The Universal Constant in Living, by F. Matthias Alexander.
  Andrew Murdoch, M.B., C.M.: The Function of the Sub-Occipital Muscles. The Key to Posture, Use, and Functioning.
  Mungo Douglas, M.B.: Reorientation of the Viewpoint upon the Study of Anatomy.

IN SPORT（スポーツ）
  Sir E. Holderness: In a review of Constructive Conscious Control of the Individual showing the application of the technique to golf.
  John Duncan Duncan: Conscious Control in Golf

IN CHEMISTRY（薬学・化学）
  Thomas D. Hall, B.A., M.Sc.: Presidential Address, "Some Accomplishments of the Chemist," delivered to the members of the South African Chemical Institute.

IN SOCIOLOGY（社会学）
  Anthony M. Ludovici: Man: An Indictment, and The Truth About Childbirth.

　1937年イングランドで医学の専門家からなる19名のメンバーが選ばれた。そして、当該テクニークを医学生に対する訓練の正式教科に含めるべきだと、彼らはBMJ（英国医学ジャーナル）で報告した。

本書の主題によって、FM アレクサンダー基金学校の設立が容易になった。
(F. Matthias Alexander Trust Fund School in Kent, England, with the Earl of Lytton, K.G., Sir Lynden Macassey, Dr Peter Macdonald and myself as Trustees.)

大戦のせいでこの学校と職員は米国に移り、米国ユニテリアン協会の協力の下にワークは継続し、場所は、Whitney Homestead, at Stow, Mass US、だった。状況が整い次第イングランドで学校を再開する予定。

下記のように、私と個人教授でこのテクニークを学んだ方々の名前を連ねることができてうれしく思う。

The Earl of Lytton
Professor John Dewey
Sir Stafford and Lady Cripps
Mr and Mrs G. Bernard Shaw
Mr and Mrs Aldous Huxley
J.E.R. McDonagh, F.R.C.S.
Professor G.E. Coghill
Lady Rhondda
P. B. Ballard, M.A.
Col. R. Smith Barry
A. Rugg-Gunn, F.R.C.S.
Peter Macdonald, M.D.
Sir Richard Rees
Sir Lynden Macassey
Sir Adrian Boult
Mr Robert Donat
Miss Marie Ney
Dr Andrew Murdoch
Dr And Mrs Mungo Douglas
Dr John Shirley, M.A., Headmaster, King's School, Canterbury, England
The Late Archbishop of Canterbury
Rev. J. H. Weatherall, M.A., Principal, Manchester College, Oxford

Man's Supreme Inheritance

　「このテクニークを習得するには長期間かかるのですか。」と頻繁に質問される。これに一般的な返答をするのは相当困難であるのだが、それというのも各生徒さんによって、虚飾・特殊な考え・信念などの個人差が著しいからだ。それでも、1910年に私が記したものは未だ真実を含んでいる。

　人類の最高遺産としての意識的な指導と調整、これを掌握したといえるほど養うのは誰でも大変な苦労を伴うと、ほぼ20年間の研究と実践をしてきた裏付けから私は信じている。それは、秘教的な教えや神秘的な密教では全くなく、逆に、完全に合理的な命題からなる生成物であり、純然たる原理を目に見えるようにやってみせることも可能で、具体的に一般的に実践できるものである。……

　文明化の中で暮らす人々は自分らに引き継がれた価値をまず理解するべきであり、それから、長期間の進化の過程を経てやっともたらされた成果を用いて、自己の身体機構における使い方を修めること、そうしたことが必要不可欠である。……眠っていたり、トランス（夢うつつ）状態にあったり、絶対服従したり、麻痺・無感覚状態にあったりしてはダメで、一方、くっきりと開眼して理知的になり、人類が所有している素晴らしい潜在能力を意図的に意識し理解して、卓越した遺産を意識的なこころに持たなければ、こうした偉業を勝ち取ることはかなわない。

FMアレクサンダー
ロンドン市ウエストミンスター区アシュレイプレイス街16番地

初版での序文

1910年ロンドンにて

　私の親しい友人にひとりの船乗りがいて、長老ソルさんと呼ばれるか、もっと親しい人はソルと呼び捨てにしていたが、ご丁寧な肩書きのわりにはそんなに年老いているのでもなかった。ソルというのがソロモンという名を省略したのかどうか私には分からないし、もしそうだったとしても、正式な名前なのか洗礼名なのか、のちに、彼の疑いようもない知恵にちなんで付けられた名なのか、私には知る由もない。この名前は省略などではなく、もしかしたら、この友人には天気に関して楽天的な習慣があったから、それを表現しているのかもしれないと思えてくる。コックニーの漕ぎ手連中がテムズ川上流の天気状況を疑っているときでさえ、ソルには揺るぎない元気があった。彼が自信満々に天気は良くなりお日様が出てくるというから、青白い顔をしたロンドンっ子は胸を打たれてうれしくなり、全然はっきりしない概況を眺めながらも不確かな上流への旅路に出発するのは、長老ソルさんの確信に満ちた素晴らしい信頼感に元気付けられてのことだ。一方、彼の親しい友人諸君や私のようにもっと馴れた者は天気の良い週末ばかりあてにしているわけにもいかないがそれでも、ソルには別の手法があった。「やあソル、どんなもんだろうか」というありきたりの質問に対して彼が返答する前には、まず空を見上げ、それから船の昇降口へと下りていき、見える範囲ぎりぎりまで水平線を眺めてよく調べる。こうして注意深く調査してから彼はあくまで自分の見解として述べるがしかし、彼の予測が外れたことなどほとんどないと、私は発見した。

　一般人や専門家から私に対する批判があろうが、ソルが気まぐれな素人を勇気付けた手法ではないと、これをまず初めに断っておこう。状況を省みずに誰にでも限りなく太陽が降り注ぐとは、私は予測しない。本書は王道について言及していないし、万能薬や特効薬にも触れていない。読者の皆さんに対してはむしろ、ソルが親しい友人を扱ったようにしたいという試みが私にある。私は空を見上げ、そして注意深く水平線を調べるだろう。私に理想と確約が十分見えてきたのは本当であるがしかし、私の推論が導き出された

のは、勤勉な学習から得られた徴候を辛抱強く研究したおかげ、つまり、私が楽天的であるとすれば、見れば晴天だとわかるからで、逆に、軽率な思い込みを望んでいるからではない。さてこれでたとえ話を終えて、実践的な言及に移ろう。

　様々な方面から革命的で異端的と見なされることを自分でも承知しているのは、自分の理論と実践のせいであり、これが人類史と同程度に太古からある原理を基礎としているにもかかわらず、今なお残存している伝統とやらには一致するどころかその兆しさえ見られないからだ。しかしこうした拒絶をしている伝統の内にも、まだ証明されていない理論以上の何かがあると、私は内心うれしくも確証している。さらに、この固い地盤に立脚しているのは私ひとりでない。革命的で異端的と見えるかもしれない私の理論だが、すでに科学者や医学者などの学識者からも支持されている。私の指導が小さな枠内にあったときでさえ多くの人が心を入れ替えたが、さてここで、もっと広範囲に広げようとしている人の輪は、特殊な知識によって裏付けされたものであるから、もはや孤立した見解と位置づけることなど出来ないと言わねばならない。
　もし仮に全く支持されていなかったとしても、私はもう前進を躊躇するわけには行かない。過去の数年間ロンドンにおいて実践し訓練してきて、自己能力の限界までたどりついた。このワークは、危うい仮説によって進められてきたのではない。実例が山ほどあるからで、結果としてよその様々な治療行為は失敗、すなわち、休息療法・リラックス療法・催眠療法・信仰による奇跡・体操・一般的な医療的処方などなど、こうした治療はダメだったが、それに対する私の観察であると同時に患者自身が認知する所で、私自身が満足できた手法を皆さんに応用した機会によって立証された体験例は枚挙に暇がなく、現在必要とされているあらゆる環境と状況において試験され検証され、自分の理論が確立された。
　現段階のワークに付随する限界として、これを言語的に表現するとどうしても不正確になるところがあると、情けないがすすんで認めよう、しかし、確実に求められているからこそ私は突き動かされ、この主題について、とりあえず現在の概略だけでも発表する方が、もっとずっと時間を費やして自分

のワークを語れるようになるまで待ち続けるよりは、賢明であろうと思い直した。実に、今日も私が指揮にあたっているこの題材のことを思いなおすと、驚くべきことに常に増え続けているこうした記述可能な実例の数々は過去のものも現時進行中のものも私の手中にあったのだし、まるで、この予備的な論文集がうまく成長するならば、フレイザー氏の筆による金枝篇のように、ひとつのものが一ダースにまで膨らむような気がしてきた。とはいうものの現段階での記述を自己制限し、第一に重要とされる議論と、肉体的な完全性を見つける方向の指示としよう。本文では、私の理論を実生活に応用して得られた実例や治療など全て実体験に基づいた題材から、詳細な証拠を取り上げていく。

　なぜなら、もはや前触れ程度の主張さえせずにまごついているべきではないという多くの論拠が私にあるからで、そこでの主論は肉体的な堕落が起きているということであり、どんな知的な観察者にもこれは歴然としており、たとえば、ロンドンやニューヨークの街角で雑踏の中へ赴き、平均的な人々が示している特質や形式を書き留めてみたらよかろう。表面に現れている徴候でさえかなりの量にのぼる。統計的にいかなる推論も引き出せないはずがあろうか。三つに限って症例を挙げるとしても、すなわち、不均衡で否定しがたく増加している癌・盲腸炎・神経症、これは一体何だ。我々がこの問題を核心部においているという事実があるにもかかわらず、こうして増加しつづけている。

　＊註　「100万人あたりのガン死亡者数」

　　　1851-60年　　326人
　　　1861-70年　　396人
　　　1871-80年　　484人
　　　1881-90年　　610人
　　　1891-1900年　　767人
　　　1901-10年　　867人
　　　1911-20年　　928人
　　　1921-30年　　985人
　　　1931-40年　　974人

　この表は、「統計と図表、厚生省発行、"Statistics and Tables," in Health and Social Welfare（1944-1945）」からのものので、編集はホルダー卿に拠る。ここで顕著な関連が見られる。ここ100年におけるガンの増加を示す。

さて、私が一般的に見られる自己憐憫という過ちに陥っているのではないのにこうした発言をしている理由があり、それは、このように増加する一方の害悪は人から人へ手渡しされていて、我らが努力して水準を向上しようと今までの身体文化（体育）の原理によってリラックス訓練や休息治療などをやるものだから、それに伴って、ひとつ良くなったように見えても、結果として、他の諸問題が生じているからであるし、言い換えれば、それにしても第一の点でより良い確実な証明が欠けたままであり、続いて主張すれば、もし仮に、身体文化（体育）訓練などで成果が上がると期待されていたとしても、私が上記に実例を挙げた三つの害悪（癌・盲腸炎・神経症）を阻止することに関しては完全に失敗していると見なされなければならないからだ。
　そうすると、こうした問題はまだまだ増加するのか。我々は待ち続け、細菌学者が辛抱強く実験を続けてこうした病気の本質に迫り、特定の細菌を検出して分離することに成功し、そうしてとうとう、恐ろしいガン細菌が発表されるまで放っておくのか。
　（原註　しかしながら現在では、調査に基づくほぼ全員の傾向によると、ガンの原因は不健全な細胞の増殖によるものとされ、以前のように特定のガンウイルスに拠るものとはされていない。）
　だとしても、我々は治療に近づいているのだろうか。予防接種に依存することはできるのだろうか、あるいは、もし仮にできるとしても最終的にはどうなるのか。何でもかんでも知られている限りの病気に対抗する予防接種を全部打つようになれば、我々の身体は活動低下し衰弱し、自分自身で責任を持った行動が出来なくなるだろうが、そこまでやるのか。私はそんなものを望まないが、なぜなら、そうした身体状況になれば、おそらく精神的な状況はさらに哀れむべきものになるとわかるからだ。細菌学は有効であるがしかし、応用されるよりも基礎研究の方が大事である。細菌学は、病気の動因をいくつも明らかにしているがしかし、そうした動因が活動誘発される状況に関しては何も言及していない。それ故に私が着目したのは素晴らしい道具であるヒトの身体であり、なぜなら、これが我らの困難を真に解決し、この道具の適応範囲は何ものにも勝り、病気への抵抗と回復に関する素晴らしい潜在能力に満ちているからであり、適正に使用されれば、病気がもたらす負の力すべてに人間の肉体は打ち勝ち、こうした病名がどれほど並びたてられ

ようが、ものともしないだろう。

　本件に関して、自分がどの階級や社会的集団に属しているかは無関係だ。ここからも、できるだけ専門用語・医学用語・科学用語や専門的な解説を排すると同時に、完全に知的な皆さんが満足できるように記述した。自分の示す計画が普遍的に受け入れられると同時に、医学やどこかの一派だけが得をするような限定的なものにならないように、私はやりたい。私自身のような教師の手を離れて、皆さんにひとり歩きしてもらいたいくらいだ。私の置かれている経済的な立脚点は現在、本来の原因が誤解されて我々が現段階で肉体的な不能状態に置かれているからなりたつ、ということは、この不能が最終的に取り除かれてしまえば、こうした専門的な施術師の居場所も必要性も無くなるだろう。これが未来への夢であるかもしれないがしかし、今まだ目覚めたにすぎない。ひとりひとりの男女や子どもはすべて肉体的に完全性を掌握する可能性があるのだが、言い換えると、この可能性はまだ眠ったままにあり我々一人ひとりが個人的な理解と努力をしてはじめて得ることができる。

FMアレクサンダー
ロンドン市ウエストミンスター区アシュレイプレイス街16番地

読者の方々へ

1918年9月米国での出版にあたって

　大胆にも以前からの文章に加えて新しい論文を載せ、拡大した新版となった本書を米国において出版する運びとなり、これが第二版となったことに私は感極まっており、すなわち、未来に向けて前進する小径で、調査と研究を続けてきた成果をあまねく記し自分の妙案が証明されたこと以上に、強力で圧倒的な感謝の気持ちを抑えられない。
　我々は着手したばかりで、知の最も価値ある領域を研究する入り口に差し掛かったに過ぎないから、こうした勇気付けと直感をいただくとほんとうに助かる。
　私の信じるところでは、もし自分の哲学があり、基礎的な価値を体系化して実践的な手順を導き、我らの世代が未来へ向けて進化する鍵となる基調を証明したなら、そこで、初めて語られる効力となりひとりの人間が世界へ伝える思想となり、受容される準備が整い、この準備があれば、伝統的な意見で凝り固まった障壁を乗り越えて、世界の自由と真実に役立つ論点を与えるだろう。
　さらに、あまた異なる認識が一般的な論文や原理で様々な角度から著されていても、そこで、本書によって読者の皆さんが得をするような差異が証明されなければならず、私の見解で個人的に正当だとわかったのは、尋常ではない道のりにおいてありとあらゆる認識を応用してきたあげく、このワークにおいて落ち着いて仕上げられたものは、しかし、たったのひとつだった。
　より確かな正当性を私が主張するのは事実に基づく論拠があるからで、自分は確信を持ち、これは心理的な要素として現われ、理性的な知によって大多数の人が認めるように我々は教育的な手法を用いるのであり、過去も未来も、確実に応用するにあたりこの言葉を最大幅の意味でとれば、教育的手法が絶対的な基盤となっている。我々は一旦、数ある教育計画のうち悪評判を立てるもの全ての検査を終了しなければならないし、新しく変装しているものも許さないようにして、恥ずべき行為が見受けられたらこれを徐々に減らさなければいけないし、それには、我らの時代における子どもたちがいく

ら長時間にわたって何年間も捧げて学習しても、今ある体系の構成要素には保持されておらず出会うことすらない要求があると知り、そして、その要求は満足のいく文明社会と来るべき再構築から派生しているから人間行動の全ての側面にわたって避けられないものであると知らねばならない。

　私の大いなる希望とは、本書における論点と論考で皆さんの進む道が明確になり、正しい行程に出発して、知識の源泉の基盤に到達することであるし、前進するにつれ未だ探求されていないけれども約束された領域へ意識的な実体験が進んで、不変の解決策を得て人類の最高遺産に対する揺るぎない証人の生まれることだ。

FMアレクサンダー
1918年9月

Man's Supreme Inheritance

ジョン゠デューイ博士から寄せられた巻頭言

　人類の本質が変化するところに多くの論者の指摘してきた重荷があり、これは動物的な野性状態から現在の文明社会に至る際に生じた。まるで、この意味を把握し危険性や変化に伴う可能性まで明快に完全に分かっている人はアレクサンダー氏以外には誰もいないように私には見える。氏の観点で危機は、こうした進化の結果として引き起こされてきたとされ、より良い理解をすれば現代社会の全ての側面に役立つ。氏は第一に、この危機は個人の肉体と精神の健康に衝突が起きているところにあると、独自の解釈の中心に据えており、衝突の一方に脳機能と神経系の関係があり、他方に消化機能・循環機能・呼吸機能・筋肉系などがあるとしている、ということは、近代生活への不適応という観点で、それにしても、これが当てはまらない人など誰もいなくなる。
　我らの文明における核心部にこうして共倒れとなる戦争状態があると知らされても、一般には同意されないだろう。そんな理由で全体と真正面から向き合うことをまずやらない。我々の好みでは、事件や症例に関わる際に、まるであたかも、それぞれが独立に生じた事件であるからひとつずつ別々に分類して克服できるかのようにしている。この衝突を目の当たりにした人々が今まで提案してきた救済方法ではほとんどいつでも、自然へ帰れとか、素朴な暮らしへ逆戻りせよとか、もしくは、何か神秘的で不明瞭なところへ飛ぶかしている。アレクサンダー氏は基本的な過ちを公開し、言い訳がましい無効力な手法を退ける。様々な器官が、肉体的、精神的、もしくは社会的な全体の構造においてどこかで均衡を崩しているときは、協調作用されていないときであり、そのまま特定の部位を限定的な試みによって治療したところで、もとから乱れたメカニズムをいじくりまわすだけになる。ひとつの有機的構造を「改善」するならば、有機体全体で補償しながら不適応状態が作り出されている以上、たいていずっと精妙で困難な関わりが他のいろいろな部位にも存在すると知らされる。想像力をもって取り組めば、さほどの困難はなしにアレクサンダー氏による「身体文化（体育）手法」に対する批評と平行して、我らの経済や政治的な生活などどんな領域内においても気がつく。
　氏の評論文には単純な状況に帰還するか退行しようとしてもダメだとあり、

人類の文明が出発した状況においてアレクサンダー氏の哲学に欠かせない特徴が現われてくる。いわゆる全ての試みで解決を急ぐがあまりに知を放棄していると著されている。世間一般の論点では結果的に、様々な害悪が生じてくるのは意識的な知の仕業であるから、その治療方法は知を眠らせることであり、そうやって知力を生じる以前のところで、知の発達を無視して、ワークを進めようというものになっている。無意識や潜在意識を用いるとたいていは落とし穴がぽっかりと開くものだが、アレクサンダー氏の手法には落とし穴がない。氏はこうした用語に確実で本当の意味を持たせている。用語が現わしていることは、初源的な心で知覚するには非反射的なものに信頼を置くと同時に、*反射的*な心に信頼を置かないことだ。アレクサンダー氏に見える対処法は、馬鹿げた放棄によって知を無くし低次の力を働かせるのではなく、その逆で、知の力をずっと向こうまで運用して機能させ肯定的で建設的な調整を図るところにある。私は素人で資格がないから安易な判断で、ある人が特定のテクニークを通して、知の調整をもたらし肉体的な器官に及ぼして単なる治療をするだけでなく、予防的に現在見られるありとあらゆる害悪も調整するとは、決められない。しかし、氏は不休で熱心にこうした意識的調整を勧めてくる、言い換えると、氏は手元に確実な手法が提供できると悟っており、素人でさえも検査できるから私も喜んでやっており、具体的な実例においてワークの効力が発揮されている。

　ところが著者は、本紙面で自学自習あるいは自己管理できると自画自賛しているわけではない。それにしても、忠告的で教訓的な発言においてこういった自画自賛を目にすることが多すぎる。アレクサンダー氏は確実な手順を開発したが、それは有機体における科学的な知識に基盤をおいている。一般的な恐怖は、どんなものであれ物質主義と聞こえるものに対して重くのしかかってくるし、人間性をくじこうとする。自分が怖がっていることに気が付かないまま、広大な宇宙における全ての構造のうちで最も素晴らしいものに対する認知を人類は恐れているが、それはつまり、人間の身体である。真剣な気付きと観点の中身には、人類のより高次にある生命には従わないものが含まれると、どういうわけだかそう考えるところに人々は連れてこられてしまった。アレクサンダー氏の論点は我々の生命となるこの素晴らしい道具に対して尊厳を持って息づいており、精神的生命や倫理的生命だけでは、肉体と呼

んでいる生命のみと同様に、心なしか無意味となろう。こうして厳正な態度で肉体へ向かうことがもっと当たり前になったときに、我らの雰囲気は好ましくなり、意識的調整は求められる方へ安全に運ばれるだろう。

　教育を大きな枠で捉えると、本書は全て教育に関わっている。それにしても、こうした関係者である私は当然すこぶる惹きつけられる記述があり、アレクサンダー氏が触れているように、問題は、教育が狭い枠に閉じ込められているところにある。氏の原理に対する意味づけは他のもの以上に学校に関する評論の中に表れており、抑圧的な学校と「自由表現」の学校と両方を取り上げている。氏はそこで倒錯や破壊に気付き、不自然に抑圧された子ども時代の反動があり、子ども時代に必ず学校訓練を経過するせいでそうなることが多すぎると示す。同時に氏の気付いていることは、そうした救済措置として反作用を目隠しして全ての管理を廃止し、例外的に動作を気まぐれにやったり偶然に環境によって供給されるもので調整したりすると何も見えてこないことだ。米国でアレクサンダー氏の訪問した学校は極端な珍しいタイプの「自己表現」系学校であると噂する人もいるが、しかし、教育改革に興味のある者なら誰でもしっかり記憶していて良いこともあり、それは、身体動作の自由や感情の自由表現は手段であるから目標にしないこと、加えて手段としても限定的で、こうした手段が利用される際に知（intelligence）が発展する能力を付与される状況となる場合に限り正当であることだ。否定的な原理による無調整や感情の波に任せた発作的な原理による調整ではなしに、知による調整の代理となる外部専門家による調整が存在し、ここを唯一の基盤として再教育しながら構築することができる。知の所有へ至ることこそが自由へ向かう人類の目標である。子ども時代の自発性は、喜ばしく貴いものであるがしかし、もとからあった壊れやすい形のうちに消滅の方向へ向かっている。感情は教化されてはじめて洗練される、ということは、洗練された感情の現われは純粋な自己表現が無意味となるところにある。

　本当の自発性は今後、生来の権利とならずむしろこの言葉はその逆に努力して成し遂げられるものであるし、学んで身につけるもの、つまり、意識的調整を学んで習得するものであり、そこへ、アレクサンダー氏の著作はまさしく確実に我々をいざなっている。

　　　　　　　　　　　　　　　　　　　　　　　　ジョン＝デューイ

「身体にやらせる」とは

『ニュー・リパブリック』紙に1918年5月2日付で載った
「人類の最高遺産」に対しての評論
ランドルフ＝ボーン記者

　アレクサンダー氏にはかなりの必要があって、デューイ博士に喜ばしい「巻頭言」を書いてもらうことで、自分自身の哲学的な誇大表現を正当化したかったようだ。なぜなら、こうしたお墨付きがなければ、読者は疑問へ向かうしかないからであり、それは、人類の最高遺産の著者が自分の心に微妙な均衡と調和のある状態を置き続けると、他人の身体においてその人の体系で意識的に筋肉系の指導や調整をすることになる、などということが可能なのかという疑問だ。彼らには実践のほうが、こうした哲学以上に重要であるように見受けられる。アレクサンダー氏はまるでデモンストレーションを行なったかのようにして、オーストラリアや英国や最近ではわが国における実験的な学校において、氏が得たことに珍しい生理的な直感と手法があるかのように、この再教育手法が身体に施されると、無意識的に悪い筋肉系の習慣に陥り自己表現が邪魔されてしばしば深刻な機能障害となっているところがうまく働くかのように、見せている。デューイ博士自身が試験し、このテクニークを用いた具体的な実例でのワークに成功したとのこと。古い筋肉系の動きは誤っており、通常の「身体訓練」のように無理やり動かされているだけであるが、しかしそこで抑制され、意思によって意識的な方向に行くと、正しい動きが作り出されるそうだ。身体は純正の道具となり、自発性や自己表現とはここで初めて明瞭な用語となる、と。

　しかし過ちではないのか、経験に頼った直感と能力にそこまで高い価値を置いて、熱心に思考を包み込み、宇宙的で進化的な哲学に仕立てあげたとしても、事例の本質において、テクニークそのものとして半分ほども説得性を持ち得ないのではないか。アレクサンダー氏は主張し、このテクニークは意識的指導と調整によって人類の来るべき段階へ進化させるものと提示している。古い無意識的な日々はまもなく終焉を告げ、知的な操作がそこに取っ

て代わるだろうと。しかし、氏の提案するこの主論は少し恐ろしくないか。なぜなら、この進化における次の段階がどんなものを意味しようとも、ひとりひとり別々な人類が全員で、自己の身体における協調作用を果さないといけなくなることを意味するからだ。それから、そうやって改善する秘密があっても、ほとんど独占的にアレクサンダー氏の珍奇な直感と技術に内包される、と結論つけなければならなくなる。もし仮に、子どもたちのひとりひとりが意識的指導と調整を習得するまで、ずっと学校が待たねばならないとしたら、進化の次段階はかなり長期間にわたって遅延するだろう。アレクサンダー氏は自分の考えを応用して、社会的進化や文明社会における欠陥点にまで拡大し、近代人は耳を貸すように、と示している。しかし我らは、進化と聞くと、一本道に沿って人類が動く、つまり一列に並んだ頑強な軍勢が永遠に前進し上昇すると、まだ思っているのか。人類は、どんなものであろうとも、度合いによるけれどもあちらにもこちらにも引きずられて、天国と地獄の間で、理性と直情の間で、偉業と無益の間で、哀れに彷徨っている軍勢ではないのか。他の何ものかであるなどということがあろうか。世界戦争の時代は、発言者と操作された大衆との両方が同様に盲目で無力であると証明されつつある時代であるが、このご時世に絶大な確信を持って、意識的調整という哲学の御旗を遠方まで見えるように振るのか。欲求がある、意思がある、反旗を翻したい、そのとおり、しかし、この期待は我らが人類の知において新時代を開くというものにはならない。戦争とは依存過剰の生産物であり、直情的な指導に従って人類が行動しているせいであると、アレクサンダー氏は考えている。一方でユング博士の理論があり、そこで「集合的」無意識を掲げ、理知的で思慮深い調整をしすぎる時代に反対しているが、アレクサンダー氏の方がもっともらしく聞こえるだろうか。

　哲学は危険な砂地獄だ。デューイ教授の道具至上主義がアレクサンダー氏に受け渡されて役立てられることとなったがしかし、彼はほとんど救いようもなく自己の深淵に沈んでいる。　氏は生理学（身体）的なテクニックを所持しているものの、これは逆転された精神分析の一種であることは明白であり、心理的な結び目を解くにあたり、身体の端末器官で調整を得ていくものだ。統一され均衡の取れた身体が働いて、統合と調和のある心が作られる。人類の最高遺産とは調整能力であり、これが自分自身の生活における環境で

働く。しかしアレクサンダー氏の*経験*だけに*頼る*考えと実践では、一つの哲学観に包み込まれた価値の比重が*重すぎる*から、これでは活発に統合されていないし知的に指導されてもおらず、筋肉系を彼の技術で方向つけても完璧な機能へは向かわない。

RB

*

ジョン＝デューイ博士からの返信

「人類の最高遺産」への評論に対しての反論
『ニュー・リパブリック紙』1918年5月11日付
（RB氏とはランドルフ＝ボーン氏のこと、元の評論文は上記。）

前略
　FMアレクサンダー氏の著作、人類の最高遺産に対するRB氏の評論で、かなり巧妙に的外れの考えが露呈されているから、顕著な点を挙げて発言しておくのも読者を保護する為に有効であろうと見えるし、むしろそうしておかないと間違って伝聞されるでしょう。FMアレクサンダー氏が著作で取り扱っているのは、器械のように外部へ持ち出したり型にはめたりするものではないし、個人的な直感や疑似魔術のような個人芸で包まれた革命的哲学でもありません。FM氏の評論文における主論を示すと、それは、救済可能な病気が、人間の苦しんでいる肉体的な側面（そしてその結果である知的で倫理的な病気）にあるとすると、そうした病気の原因は不調和を生じている「高次」の神経的な構造と機能にあり、ちなみにこれが我らの意識的生活で基礎となっており、一方で病気の「低次」に身体的な姿勢や行動の行使が含まれている、というものです。ざっとお話しすると、後者（低次）は、我らの動物的な遺産である「本能・直情」を現し、これが変化して我らの習慣的な態度や行動（「潜在意識」的）になっているときには、意識的な概念や調整はありません。前者（高次）は、明白に人類が追加したものであり、今日

我らの文明社会に提示されています。
　アレクサンダー氏の主張では、教育の網羅する範囲はもちろん学校制度を超えて広範囲にあるけれども、我らの教育が進展してきたやり方はまるで、その中核である意識的な行動を単なるおまけ扱いにしており、低次の動物から我らが受け継いだ遺産の現れである神経‐筋肉構造に覆いかぶさるかのようにしてなされてきたようだ、とあります。
　その結果として我らの蒙っている害悪があり、動物にも原始人にも未知のものであり、効率的に統合される行動に至らず動物的機能もうまく働いていないところで起きている。それにしても文明社会にある人間は、とりわけ指導者として知的で特別だと思っている人は、自分の「脳みそ」を訓練して、まるで脳が身体の他の部位と切り離されているかのようにしている。そうこうするうちに、文明社会という珍奇な状況下において筋肉の協調作用、すなわち習慣が形成される。それゆえに人々の働きは、自然状態でなされているものでもなければ、有益な知によって調整され高次の中枢が機能しているものでもない、と。
　アレクサンダー氏の主張によると、結果の総体は文明社会の人類において顕著で、自分自身で引き起こしている数多くの肉体的不具合と、知的で倫理的な病害として数多くの神経症を自ら提示しているところでわかります。この主張は一目瞭然、単純明快です。
　アレクサンダー氏の肯定的原理が存在し、結論として、現在あまりにも分断されている機能を統合するための教育的手法です。この原理は実験可能である、ということは、知的な書物として主張も表現も可能である、ということは、証拠はその実践にあります。書物からこの考えを読者が受け取ると、それにしてもそこには、多少なりとも明確な「直観」があるでしょう。RB氏の記述に従って言えば、アレクサンダー氏は直観によって、致命的な自己欺瞞もしくは、わざと第一の重要性を捻じ曲げるかのどちらかに、不義を働こうとしているようです。賢明さによってひとつの原理が提示されこの原理はひとつの意識的調整を公言しておりますが、そこでもし仮にこれが個人的な直観であるとしても、RB氏にある賢明さなど私はうらやましく思いません。
　大人が統合を成し遂げるためにアレクサンダー氏の指示に従ってこのテ

クニークを学べば、明白な再教育となり、最上の救済措置を受け、多かれ少なかれ症状は緩和されます。子どもが利用する際には按配（あんばい）を見ながらになりますが、後に続く世代でも肯定的で建設的になることができます。もしアレクサンダー氏が誤っていたならば、論理的帰結として、ある名称が与えられ人類の状態が最終的に形作られたであろうところへは行きません。もし氏が正しいならば、この変化はものすごく大きいだろうし、そうした状況が紹介されれば人類史において決定的に重要となり、進化という言葉を使用してこうした関連が示されれば、最も希少な事例として記録に残るものになります。

　RB 氏の説では、この課題で提示されるのは「少し恐ろしい」とあり、なぜなら「もし、子どもたちのひとりひとりが意識的指導と調整を習得するまで、ずっと学校が待たねばならないなら、進化の次段階はかなり長期間にわたって遅延するからだ。」とあります。アレクサンダー氏の手法を率直に紹介するうえで、ここにある無意識的な告白より大きな寄与を見つけることは困難と思われます。そこに差異が記されているからで、何か魔法的な計画を信じるのか、もしくは、文明社会の人類を悲劇に終わらせないなら「少し」恐ろしいどころか、それ以上の課題が人類に立ちはだかっていると信じるのか、その差です。「意識的に調整する」手法で顕著な効果が確実にひとつ得られ、人類に気付きをもたらし、今我らの依存している手法はうわべを急ぎすぎる性質にあるけれどもそこでの重要性に符合するように、この教育的手法を基盤に据え、人類はゆっくりと世代を超えた行程で統合へ向かい、我らの動物的遺産と我ら特有の人間の知的能力との両者を調和し協調します。

　　　　　　　　　　　　　……………………………………

草々

　　　　　　　　　　　　　　　　　　　　　　　　ジョン＝デューイ

（訳注、RB と JD について。ジョン＝デューイ（JD）がコロンビア大学で教えていた頃、ランドルフ＝ボーン（RB）は最も熱心な JD 門下生であった（1）。しかし時につれてふたりの確執が生まれた。主な争点は、JD が米国の参戦を推進したこと、RB は戦争に参加するべきでないとしたことである。RB は JD の政治学に対して痛烈な非難をする。JD は過度に苦しめられることはなかったようだが、坊主憎けりゃ袈裟まで憎し、

JD を攻撃したい RB は FM の本へ噛みついた。それがここにある。JD は RB に対し、もちろん、FM の命題を完全に誤解していると非難した（2）。RB の記事を発表し続けるなら、ニューリパブリック紙に対して自分はもう書かないと JD が伝えたのは第一次大戦勃発の数年後とされる（3・4）。RB は 1918 年に亡くなった。なお詳しい顛末は、日本デューイ学会第 48 回研究大会シンポジウム「プラグマティズムの平和論」にあるようだ。

出典
1. G. ダイキューゼン（1977）、ジョン・デューイの生涯と思想、p249
2. Jay Martin（2002）, The Education of John Dewey, p.286
3. Corliss Lamont（1959）, Dialogue on Dewey, p.29
4. Steven C. Rockefeller（1991）, John Dewey, p.305

この後の本文、*第 1 部・第 6 章・習慣的な思考が及ぶ肉体*、に関連してたいへん興味深い実例に見えるので採用した。）

＊＊＊＊＊

ジョン＝デューイ博士が寄せた別の書簡

1918 年 5 月 22 日付

　アレクサンダー氏が意識的調整（conscious control）と呼ぶものは、実にまさしく、皆さんが意識的調整という名称を聞いて連想するもの以外の何物でもない。例えば皆さんの想像だとしても、ドイツやその他の国家群のどこかで実際にアレクサンダー氏の手法を戦前から採用していたということなどあろうか。繰り返しで申し訳ないが、ほぼ信じられないほど偏向している場合に限り、人が反対意見の筆を取るところまで辿りつき、どんなものにせよアレクサンダー氏の理論と実践に関係しているかのような内容を表明している可能性があったとしても、しかしそこで、氏の理論は全く完全に、意識的調

整に関して、自分自身のテクニークから得た理論だ。従って、もし仮に、意識的調整とされているところへ反対意見があるという立場に、自分自身を置いている人がいたならば、それは、まさにアレクサンダー氏が異常性としてやり玉に挙げているものの一側面を示し、すなわち、高次もしくは「知的」中枢が阻害されている現れにすぎないし、あるいはもしかして、話が見えてきて、意識的調整による統合と氏の言う中身は、*感覚的評価による調整*まで含み、その感覚的評価を習慣的に正常になるまで訓練することを示すと分かってきた人ならば、実は、意識的調整と呼ばれるものは、氏にとって主な部分で再教育の済んだ感覚的評価を得て動いているものであると示され、それでやっと、人によっては正しい態度で彼を理解しはじめ、書物を学んだり彼のワークを注意深く進めたくなったりするかもしれない。「感覚（sensory）」とここで使い、網羅しようとしているのはもちろん、全て身体器官にある直接データであり、「有機体の感覚（sensations）」と同様に、一般的な筋感覚だ。もしかしてウイリアム＝ジェームズ氏の感情理論を受容した人がいたとすると、その延長上には、仮にアレクサンダー氏のテクニークが健全だったとしても、彼の意味合いにおける意識的調整が完全に不可能となってしまうところが見えてくるだろうし、そうなると、話す衝動が残存して未調整となり、この態度で人生や自由や幸福への追求へ向かっても無変化のままになるだろう。

　別の方法で取り組むなら、精神分析の反転と捉え続ける代わりに、氏の手法は完成された精神分析のひとつと気が付くべきであり、完成されたというのは、単なる浮ついた対比物である「心理（psychic）」があっても、この下部にある有機的な基盤において否定から肯定へと運用されるからだ。全ての「心理的」コンプレックスにはその基盤に、有機的な非協調作用や緊張が存在すると同時に、だらけた部分が代償的に生じており、そこで、氏のテクニークによって解明や解決に向かうと、現在の精神分析手法による偶発的な補佐は覆され、必ずその周辺にまとわりついている綿密な作法に基づくもったいぶった作業は省略される。さらにアレクサンダー氏の手法により、束縛とコンプレックスから解消されるのはその道筋において健全な協調作用が構築されるよう肯定的に移行し、そこに連絡している習慣的な知覚や感情のデータが変更されるからであるけれども一方で、最高の精神分析医であっても単に

ひとつの縛りを解くだけであり、いくつもの結び目が有機的な原因によって生じてくるところには触れない。私が上記の点に着目したのはなぜかというと、氏と話し、氏の評論を読み、自分の家族はすでに数多くのレッスン体験があったにもかかわらず、自分自身がレッスンを受ける以前には、氏が精神分析に異を唱えている部分が私には誤った推論に見えて、原理の土台では氏の手法は似通ったものであると思いこみ、そこに私は反論していたからである。自分が実践的なデモンストレーションを受けた後になってから、やっと私にも見え、氏がいかに完全に正しかったか、氏の発言で精神分析手法に否定的であるのは、患者の課題を残存させ同様な課題が何か別の形になってしまうだけだから、すなわち実際には、精神分析医は自らの教義にある転移を無意識的に容認していることが歴然としており、一方で、「転移」などありえないアレクサンダー氏の手法があるから、とわかった。

　皆さんにはおそらく議論の対象や見解の問題に過ぎないと思われそうなことを長々と書いてしまったけれども一方で、アレクサンダー氏の原理の中身や手法まで分け入って幸運を手にした方々には純粋に事実の問題であると私は悟っていて、つまり、私の直接出合ったかもしくは見聞きしたことのある人の中で、アレクサンダー氏こそ自分が何について話しているかを知っている人であり、知るというのは、有能な技術者が自分の専門分野について知っているという意味合いである。

ジョン＝デューイ　John Dewey

日本版での覚書

横江大樹（DJ）

　この翻訳の原本に用いたのは、MSI；Man's Supreme Inheritance・1996年版 Mouritz 社発行 ISBN0-9525574-0-1。

　その編者である JMO＝フィッシャーによる原本覚書からの抜粋をまず紹介する。

　以下。
　……*人類の最高遺産*はアレクサンダー氏の最初の著作ですなわち初版 1910 年、1911 年に加筆され、*意識的調整*が 1912 年にできた。上記全てまとめられ、新たに加筆され 1918 年に拡大された新版ができた。その後何度か米英両国で版を重ねた。……
1918 年以前にあった小さな変更は、1918 年版で統合された。主に文法と文体の変更であった。……
　本人の手による最終版の編集は 1946 年になされたが、読み違いや不適切な類推を避ける箇所以外はたいして変更されていない。……
　表現の違いは見られ、「症例のリストをあげ私によって*治療 (treated)* された人には……」というのを、1946 年版では「生徒のリストをあげ私によって*手伝いを受けた (helped)* 人には……」となった。様々な箇所で、「生徒」と「患者」("pupil", "patient,")、「手助け」と「治療」("help", "treatment") というのが混成して残存している。古い版で「患者」(patients) という場合には、医師から連れてこられた人・特定の不具合や病気で困っている人の場合である。「治療」(treatment) と「訓練」(training) とは、相互互換できるくらいの使われ方をしている箇所も多い。……（race）という言葉の使用も一定しない。様々な意味を含む語であるし、人類種（といえば動物種に対応）、黒人種（といえば白人種に対応）、ドイツ民族（といえばイングランド民族に対応）、となり、本来この対応は、都市生活者と地方生活者という程度である。……様々な用法において顕著であり、時間軸において、氏の理解は限定的で混乱が見られる。(savages) 未開・原始人・野蛮人・野生状態、というのはもと

もと、人類の進化史上で文明化以前に暮らしていた人々を指す。そして文明化・文明社会（civilization）は本書の文脈で都市の発展以降のことのようであるけれども、通常は漠然と紀元前 4000 年以降をさす言葉である。
　……幾つかの文章で、FM 氏の文体らしからぬものもあり、そうしたものは別の著者が書いたのだろう。長老ソルさんやジョン＝ドー氏のエピソードなどは典型的な FM 体ではないし、おそらくベアフォード氏という友人に影響を受けている。それ以外にも、友人の指摘を利用した箇所が結構あるようだ。
　以上。

　このフィッシャー氏に、2004 年英国オッフスフォードで開催されたアレクサンダーテクニーク国際会議（AT Congress）でお目にかかった、とはいっても、ほんの数分立ち話しただけだ。かなりのマニアというか几帳面な方のようだ。原本では、かなり厳密に 1910 年の初版から 1946 年の最終版までの変遷を追いかけ、特定の版には採用されているものの別の版では削除された箇所の羅列や、本書に対する他の評論家からの文章の数々などが付録に満載されている。英国では図書館などで過去の版が気軽に参照できる。付加情報のまとめがある新版は学術的にも価値が上がるであろうとカーリントン氏の序文にもある。しかし、日本語版初版に全ての付加情報を載せても、分量と値段を嵩ませるほどの価値があるとは思えない。編集により割愛した文章は以下の通り。

　謝辞では、フランク＝グランジェ教授・JH ジョエット牧師・HM カレン教授の諸氏からのもの。
　付録の大部分、すなわち、
　A. 1910 年版にあったが、後に削除された箇所
　B. 1912 年の「意識的調整」にあったが、後に削除された箇所
　C. 1918 年版と 1941 年版に採用されたが、1946 年版で削除された箇所
　D. 1910 年版への評論抜粋
　E. 「健康と衛生」に載った、1910 年版への評論
　F. 1918 年版への評論抜粋
　H.　AC バーンズ博士による 1918 年版への謝辞

I．人類の最高遺産、年代順変遷表
　J．1918年版の本文構成
　それから、原本では索引がありアルファベット順に用語とページ数があるが、これも削除した。

　日本版特別付録としてFM氏の別の著作「論文と講演集」からアフォリズムと*自伝的小品*（池田智紀訳）を採用した。

Man's Supreme Inheritance
Part I

Part I　人類の最高遺産

1
旧式な状況から現代的な必要へ

　この我らの世代とこれからの世代に現れているところで気がつく者はほとんど誰もいないけれども、我らは証人として長い芝居の最終幕に立ち会っており、この芝居は悲劇と喜劇がひとつになったもので、ずっと無言で演じられトランペットや太鼓のファンファーレもなく、我らの眼前に歴史の舞台があるだけだ。野蛮人にどんなことが起ころうとも、まもなく緞帳が降りて野蛮性は間違いなく永遠に閉じられる。
　　　　　　　　（ジェームズ＝G＝フレイザー著『金枝篇』より）

　進化（evolution）の長い道筋は未だ見ぬ達成へ向かい静かに動いている。闘争と渇望は生存をかけた厳しい戦いであり、厳密に公平に働いて、これでもかと弱さや欠点を除去していく。新しい種が発展すれば、もはや適応できなくなった古い種は絶滅し、そして、このような命と命の戦いによって改良され昇華へ向かうが、我らにこれを前もって予測することはできない。しかし世界史上では何度か、主流のものから外れたタイプが新しい権力を発揮し始め、そのために運命付けられて世界の表情が変化したこともある。
　こうした不思議で素晴らしい発展に最初の影響を与えたものにはこの論文の領域は及ばないがしかし、調査結果として私が順を追って指摘していきたいことがあり、それは、私の体系にある原理と実践が特定の宗教や哲学の一派から影響を受けたのではなしに、むしろある意味、それら全てが包括さ

れているところから影響を受けていることだ。どんな名称になろうと偉大なる宇宙の起源に与える名に対して、私の友人の1人は、「我ら全員が同意できるものとは……、同一のものを意味しており、それはすなわち、人類の魂に含まれている高次の能力、つまり、人類が意図を持ち行動し話すのを可能にするような能力であり、いい加減でも粗野でもないがしかし、その支配は全て賢く目に見えない絶対者の元にある」という。その絶対者・権威者に名称を与えたからといって、どう転んでも今から私が提出しようとしている原理を邪魔するものとはならない。この原理に賛同しても、機械論者は科学的反応の理論における自分の信念を保持したままでいられるし、同様に、キリスト者は偉大な殉教者に自分の忠誠を尽くしたままでいられるだろう。それにしても、どんな影響があろうともこうした新しい能力が人類に実際に存在するならば、私は続けて、そこに不思議な潜在能力が保持されていると言おう、しかしその一方で、現在我らの緊急な懸念となっている様々な事象にも潜在能力があり、そちらは進化そのものを妨害する力学となっている。

　実はこれは、いったん我らが知的な発育において偉大な勝利を収めるやいなや、同時に自己組織化された危険が内側からの脅威となることを示す。人類は自然から生じたが、人類は環境を曲げて自分の意思に従わせようと、進化の強大な力学に対抗して戦っている。人類は努力して自己行動の主人になろうとし、そして、自分の構成要素である部品を働かせ調整に努めているが、この偉大な仕事に取り掛かったと同時に、人類は機械的な干渉を続けてきた。それにしてもこの機械は、複雑すぎて自分で完璧に得心するまでには未だ至っていないとわかっている。人類は徐々に習得し、幾つかの部品は操作できるようになってきたが、しかし全体からすると微々たるものに過ぎない。

　だとしたら今日、一体何が人類の立脚点で、それから、何が人類の危険なのか。人類の立脚点は以下のようになる。自然の与えた試練から抜け出て、人類は野生動物であることを止めた。人類は差別し淘汰し構築する興味深い能力を進化させてきた。人類は環境や食料や生活のやり方全体を変化させてきた。人類は遺伝的に伝わるものや病気の原因となる法則を調査してきた。しかしこうした知識はまだ限定的だから、脱却は不完全である。進化として知られる能力は人類にまだつながって残ってはいるが、つながりは緩んでし

まい、最終的にはそこから完全に離れてしまう可能性もある。こうして人類の危険が訪れる。
　進化、ここでもよそでも我らが用いているこの用語を、こうした関連で最高の見識として提示すると、進化の過程における自然淘汰によって全体的な操作がなされ、そこに全てが内包されるけれども、明確に二種類の機能が定義できる、すなわち、ひとつは発達へ向かい、もうひとつは破壊に向かう。たゆまない緩慢な進み方によって、人類の目や手のように驚くべき発展を遂げたものがあるかと思えば一方で、それほど長くはかからない道筋によって、どの器官であろうとも使えなくなれば消滅する方へ向かうから、例えば松果体や虫垂などとともに、自分の将来的な道のりを見積もると、歯や髪もなくなる可能性がある。
　こうした変化によって自分の暮らし方を決めた人類はもはや、生存手段のために必ずしも身体的器官に依存する必要がなく、そこで今でも身体に依存的である実例があるなら、農業従事者や職人など手作業によって生活の糧を得ている諸君であるけれども、彼らが自分の筋肉系を新しいやり方で動かせるように身につければ、機械的な反復作業で同じ仕事を続けてもずいぶん違う、つまり、労働形態はいわゆる原始的状況による能力からはずいぶんかけ離れたところに移る。ところで幾つかの点で、身体的な類型が地方の労働者諸君において顕著に見られる、という私の見解では、地方の方が都市部に見られる類型よりもずっと輪をかけて堕落しており、また、精神的にはこの二つを比べようもないくらいだ。ここに真実があり、人類は住居が都市部にあろうと田舎にあろうと習性を変化させてしまい、そうして出来た自分の習慣をそのままずっとやり続け、そうやって自分自身を新たな危険に巻き込んでいるということだがしかし、そこで、進化をするならその手法において残酷となるかもしれない、というのも、身体のリラックスなどやらず、筋肉の衰弱をなしにして、歯車から外れた機能をさせない、そんな訓練が要るからだ。
　意識におかれたこの拮抗性は、自然淘汰の対極にあるものだ。

（原註　それにしても明確な理解をしておくべきことは、我らに見える限り、この関連で、自然淘汰という特有な法則には常に良い点が含まれていなければならないことで

あるし、そうなると、もしかして、代わりに別のことが起きる可能性があったとしてもそれが発言に値しないかのように扱われるだろう。例えば、興味深い法則によって、反対の性質のものがお互いに惹かれあうように運命的に定められ、自然の平衡が保たれているかもしれないのだ。惹かれることにおいては、ある種の女性はある種の男性に惹かれるし逆もそうである、だから私の見解では、基本的な法則を立てその計画で統制しようとすれば、種にとって害悪となるだろう。だから、こうした反対意見を出すことに議論の余地はなく、身体や心理的に不釣合いだからと結婚させないようにしたり取り締まったりしたら、おかしい。)

この拮抗性は何千年も存在しているけれども、今世紀になるかもっと最近になってやっと、その結果が人類の体質に明らかに現れ、退化し衰えていく危険が脅威となって、科学的な観察者のみならず平均的な知性を携えた個人の注意を引くようになった。歴史上の説明は必要なく、この箇所では、かなり急に肉体的な不適合が起きた理由付けもいらないだろう。簡潔に、文明社会はここ数百年でそれ以前とはまるで異なり、それはどこかひとつの国家や帝国に限定されたことではない、と記しておこう。過去の世界史では、知的な文明として例えば、エジプトやペルシャ・ギリシャやローマなどが滅びたのは内的な原因のせいで、その主因は特定の倫理観と肉体の衰退であり、国家として差が出来るところまで衰えて、闘争に当たって、相手側はより若く元気な、そしてこれが大切なところだが、野性的でより自然な民族だったから、そこに敗北した。従って、我らには信じるに値する原因があり、こうして示した危険は、まだほんの始まりに過ぎないけれども、過去の文明が衰退した際の決定的な原因であった。それにしても、我らが看過してはならない事実があり、破壊的な戦争と大きな災害が人類の過去の歴史にしっかり刻みこまれているところで、後者（災害）は進化の道具として不適応者を破滅に追い込む作用をし、前者（戦争）は人口を減少させることで主導権の役目と残存するエネルギーを放り投げて必然的に肉体的な質を活性化し、それが全ての種類にわたる生産形態に及んだ。

さて、そうした状況は入れ替わった。偉大な科学的収穫はあらゆる方向において、かつて知られた以上の戦いをしてきたから、おそらく将来的には、大きな災害のせいで都市の多数の人が死亡するような出来事を克服するだろうけれどももう一方では、より高次の倫理的な考えで常に対抗し、戦争によ

る恐ろしい憎悪に満ちた破壊行為があり、文明化の拡大したところでは東洋でさえも、我らの知覚はひどい混乱へ向かい兄弟同士で戦っている。

　百年ほど前にマルサス氏が、占い師でなければ預言者として、我らの危険に気がついており、そして、最近の四半世紀に理論家たちが提案した救済法もあり、こちらはマルサス氏が主張したものほどもっともらしく聞こえはしなかったがしかし、いずれにせよほとんど役立たずであった。そうした理論家に無意識的な反作用をしている人たちがおそらくいて、その人らは単純な暮らしへと、自然な食べ物や状況へ戻れと、際限なく様々なやり方で主張している。彼らの調査で自然な食物や状況とされているところに対して我らの指摘をすると、数えられない世代を経ているから我らは原始人とは隔絶していること、その長期間に我らの機能は徐々に新しい習慣や環境に適応したことが挙げられるから、もし仮に普遍的な同意が取れたとして、ヨーロッパ人がすぐに原始的な手法による生活へ戻ったとしても、その結果は道筋の裏返しと同様に悲惨であろうし、それは、突然にわれらの文明という脅威がやってきて、素朴な部族の身の上に何が起きたか、最近の実例に限ってもわかりそうなもので、北米やニュージーランドや日本の先住民（アイヌと呼ばれる人々）はどうなったか、あるいは、いまから急速にどうなるかといえば、絶滅、へ向かっているではないか。

　従って、人類の適合能力をこの関連で指摘しておくと、強調しておくことはその遅さであり、こうした適応性は緩慢に子孫へ伝わり、そうすれば比較的に永続性のある新しい能力が得られる。我らの目的の為にこの議論を適正に書き留めるなら、獲得形質の伝達可能性を許容しようが否定しようが、我らの指摘によってどちらの例でも、道筋は緩慢である必要があるし、そしてもし仮にこの仮説が真であり単純にもっと速められたとしても、緩慢である必要がある。

（註　詳しい解説で遺伝に関する見解を載せた第6章を参照。）

　原始から文明状態に向けて人類が通過する際に、私の言い方では、たいへんに緩慢であった、だから、通過の初期段階には困難も変化も十分に目立つほど起きず、我らが認知しているように自らを無理強いすることもなかった。言い換えれば、こうした変化の主題は彼らには無意識的であったし、そ

して、習慣的に依存しているこうした感覚的評価（「体調の感じ」とか「感じている気がする」とか）が支配的であったのは、原始的つまり無意識的な方向へ行く状態が中心に据わっていたからであり、それが確実に残存して文明社会の経験に組み込まれ、その結果、今日の人類が歩き・話し・座り・立ち・行動するなど、実際に、数えられないほどの機械的な行為を日常的にしていても、そこに精神的な道筋と身体的な道筋の両方が含まれるという考えに及ぶことすらない。

　そんな結果が不満足と証明されても驚くにはあたらない。個人的な悪癖による害悪をなくそうとしても、一日や一週間ではなんともしがたく、おそらく一年かけてもダメで、さらにここに記しておくと、良い習慣のもたらす利益も真実である。民族的な習慣の結果を私はいまから記述するが、それは、気付かれないままで何世紀も継続されていた。しかしここ百年でこの害悪があまりにも顕著になったので、その結果がついに自らを現わして、我らの注目を集めることになった。失敗となる潜在意識的な指導があり、それが近代的な文明社会に見られると、さてこうやって広く認知されたからそこで、この事実をよく考慮するといくつかの論理的帰結が導かれ、それは、意識的な指導や調整をすればひとつの手法として自分を適合させ、現在の状況だけでなく、考えられうる限りどんな状況が生じようともうまくいくというものだ。我らが動物状態を乗り越えて進化するなら、もう昔へ後戻りは出来ない。

　そうした理由から、もし我らが首尾一貫してやるなら、すぐに全てを拒否することが必要になる、つまり、我らの未来を望ましい状態へ改良するつもりの提案であろうとも、反作用と捉えられる可能性があるなら、どんなものもやらないことだ。こうした短いまとめで人類の歴史を省みたところにさえひとつの傾向が十分明確に立ち上がる、すなわち、前進しようとする傾向がある。最初の突然変異が主流派から抜け出て、知の新しい能力を発展し始めると、ある形式が生まれ、必ず進展か衰退かのどちらかを授けられる。先祖返りは心理作用による妨害に違いないし、反作用は先祖返りの一形式である。逆戻りして初期の状況になっても我らが神秘なる生命の泉に知識は溢れてこないので、その代わりに、未来へ伸びる発展の道で、調整する理解に基づいて、世界法則の組み立てを援助してもよかろう。

　人類の肉体的・精神的・霊的な潜在能力は、今までに我らが気付いてい

Part I　人類の最高遺産

たよりずっと巨大であり、おそらく、人間の心が現在の進化段階で気がつくことの出来る能力を超えている。そして、現在の世界的危機において、有効な証拠が確実に揃っているところで、慣れ親しんだ道筋を我らが文明化や進化と呼んでいたとしても、実はそれだけには収まらず、たとえば意思を用いて、我らが優れた遺産に分け入り、この遺産で完璧な調整をして、我らの自己潜在能力を発揮することもできるだろう。ひどく驚くべき害悪が人間の思考に数々見られ、そのひとつを挙げると、新しくことを興すのに、急いで遠大な再改築に取り掛かって、宗教的・倫理的・道徳的・社会的・政治的・教育的及び産業的な側面で人間行動を変えようとしながら、その一方で参加者ひとりひとりは、こうした再構築を実践的で効果的にやることを目標に据えながらなお潜在意識的指導に依存しているから、全てをそこに内包したまま作業を継続している。こうした企てをなしてきた男も女も常に、ひとつの基礎的な原理に関してほとんど無知だったがしかしそこで、この原理が進化の水準として興されていたのであれば、こうして再構築を推し進めているつもりの人々をよそから眺めても、その人らは進化上ひとつの段階から次の段階へと無事に通過して、危険もなしに、精神的にも霊的にも肉体的にも均衡を失うことなしにいられたであろうに。

　なぜなら、人類のこころには秘密があり、その能力は抵抗し克服し最終的に自分の生命環境を治めるためのものだから、そして、この秘密を発見することだけが、もしかすると、人が完璧な状況に完全に気付くこと（*mens sana in corpore sano*）を可能にするからだ。

Man's Supreme Inheritance

2
旧式の治療方法とその副作用

引用
　……ヘンリー＝テイラー氏が病気だと聞いたとたんに、カーライル氏は薬のビンを携えてロンドンからシーンへとあわてて出発したが、この薬はカーライル婦人に効いただけで、ヘンリー＝テイラー氏が何の病気かという最小限のことも、この薬が何に効くのかも知らずにいた。
　　　　　　　（テニソン男爵著「アルフレッド＝テニソン卿の回想録」より）

　こうした精神的・神経的・筋肉的な衰弱は危険であり、その原因は我々の発達傾向に根ざした特定の状況にあり、そこから結果がもたらされたと過去の50年間で広範囲にわたって認知されてきたから、そこで、我らはしばらく別の角度から熟考する、つまり、身体療法として良かれとされ世の中で広範囲に採用されているとしても、「身体文化」「リラクゼーション」「深呼吸」（"physical-culture," "relaxation" and "deep-breathing."）という言葉であらわされている現象をいろいろな角度から見直さないといけない。
　（訳注、身体文化は体育と訳すこともできる。我が国における「体育」教育の印象が強すぎるのであえて「身体文化」を採用した。）
　「身体文化」を観なおす私は、何か特定の体系や訓練に限定して言及するつもりではなくこの用語をもっと広範囲に扱うつもりだと、皆さんに確実な理解をしてもらわなければならないので、ここに、この「身体文化」という用語は特定の不具合を打ち消すためにされようとしている運動であり、ダンベルを使った筋力訓練のように最も単純な形式にも、高度で複雑に連続して発達していくように計画された運動にも同様に採用されるものと定義してお

こう。私の採用したこの用語が誤解されるといけないからもう少し説明を続けると、「身体文化」とこうやってわざわざ「カッコの中にくくって」著すときには、「一連の機械的（mechanical）練習、単純なものでも複雑なものでも身体機能を強化させる為に設計され、特定の筋肉群か筋肉系全体を発達させようというもの」という意味あいで使うが、しかし逆に、身体文化という用語をこうしてカッコでくくらず使う場合は、全体の均衡を省みず偏ったエネルギーを肥大させるような手法はどんなものでも必ず除外される一方で、体系全般を改善して身体全体が経済的に協調するように、体系全体で調整されている場合に限られると意味する。

　私がすでに記述した事柄によりすぐお気づきになられるだろうし、現在の「身体文化」学派の基盤となっている理論があっても、別の観点からその理論全体をみると、退行の一種として我らの非難する呈をなし、自然に逆行している。そんな試みでは、我らが新たに知の発達を身に纏うつもりになっても滞ってしまい、この線を続けると、いわゆる「自然な訓練」という旧式の服地を纏うだけになる。「身体文化」という用語を定義するなら、人工的な状況によって生じている病気への自然な対処療法として、この手法が提示されるようだ。単純な理論で、主に筋肉とエネルギーがうまく使われていないか誤った使い方にあるから肉体的な不具合が生じているという前提に基盤が構築され、これは人工的な文明社会のせいで起きているから、そこで、筋肉やエネルギーが自然状態となるよう継続的に呼びさまして生活の手段にあてようとするものだ。

　そこで仮に明確な議論対象を示すとして、たとえば、人工的で機械的な手段によって訓練を構築した人がいて、この人が一日2～3時間こうした筋肉群を訓練すれば自然な機能が戻ってくると結論付け、その通りにやっているとすれば、答えが見えてくるだろう。というのも、満足の行くように穴埋めされるはずがないからだ。論理的な結末に至るまで議論を続けると、これが誤った推論だとはっきりする。ここで議論されているこの手法では、この人の肉体内に市民戦争が生じるからである。協調作用がまったく無いならば、なるべくして結果は不和となる。特殊な例を持ち出すよりも、よくある典型的なケースで示せばこの論点がすぐにはっきりすることは間違いなく、たとえ話として以下に示そう。

ジョン＝ドー氏（訳注、英語でごく普通の人という意味）の事例としよう。屋内の職場でずっと神経を使い精神的にもせかされながら、ジョンさんは午前9時から午後6時まで職務を続けてきたとしよう。35歳か、もしかするともう5年か10年早い段階で、ジョン＝ドー氏は辛くなり、なんとなくやる気がなくなり、消化不良・神経衰弱・慢性疲労・不眠症・心臓が弱いなど、他にもどれほどの症状があるか知れないほどになる。彼の肉体機能は整っておらず、筋肉系は部分的に萎縮して鈍くなっており、神経はいらいらして、全般的状況はどうにも「神経質」すぎるとしか言いようのない状態だ。
　おまけに彼の心も、いろいろな方面でうまく働いていないと述べておかなければならない。精神的態度も悪くなり、毎日の身体動作をするのが億劫でしょうがない。彼にとって自分の身体が機械とすると、その機械が複雑に絡んで働いているのに検査をしようと立ち止まったことさえない一方で、駆り立てられ強迫的に動く際には、一連の助長されたやり方で、自分が今までの経験で得てきた行動と常に類似した種類をやる。こんな機械はうまく働かないのに、もっとがんばって刺激するか、もしくは、「お休み」を取ったあとに以前と変わらない手法を推進力としたまま再び強制的に動かしている。
　さて、治療法を調べることさえ延々と先送りにしてきたジョン＝ドー氏だったが、ここでやっと、とれる時間が少ないこともあって朝と夕方の1～2時間でやれる訓練に限られるにせよ、「身体文化」課程を受けてみることにした。はじめは自分が素晴らしく良くなった感じがするし、もしかしたら周りの友人らに自分のようにやったらどうだと吹聴してまわるかもしれない。ドー氏は利益を得るかもしれない、と私は喜んで認めるしさらにすすんで、もし仮に彼が訓練を継続していくならば元からあった神経症的状態へはもう戻らなくなる可能性があると認める、がしかし、彼の治療はそれ自身に持続する要素を内包していないことをここではっきりさせておきたい。彼の肉体構造において、単に手に負えなくなってだいなしになるかもしれない。というのも、もし全然別の観点から彼の事例を見直し我々が熟考するならば、見えるに違いない事柄があり、すなわち、ドー氏は人生における二つの体系（もしくは手法）を同時にかなえようと試みているけれども、この二つは自然と一緒にうまく働く性質のものには成りえないからだ。まず一つは、彼が一日あたり数時間かけて自分の筋肉系で機械的な発達を促す練習をして

いても、やり方（manner）について全く何の考察もしないまま筋肉系が強迫的に動かされているならば、刺激を受けて血流が増加し、酸素供給の増加が強要され、心肺機能の増大が余儀なくされるし、手短にいえば、彼がこうした機能やエネルギーを訓練するにあたり、一日の大部分を歩きまわるような暮らしをしていて必須物質が供給されていること、それが前提で必要な状態だ。もう一方で、職業上の必要や食事・読書・屋内での楽しみなどのために彼が座位で行う作業は一日12時間あるいはそれ以上の時間にわたっているし、その際には古い神経エネルギー配分や調整中枢に基づいた要求によって動き、新たに発達させようとしている能力を怠りつづけている。ジョン＝ドー氏の物理的身体はそうなると二つの存在を持たねばならないだろうから、激しい行動で筋肉が動的になるところでも、二次的に神経が静的になるところでも、自然状態の休息は除外される。

　こうして二つの存在は協調せずに拮抗するし相互扶助せずに衝突する。ジョン＝ドー氏の肉体は市民戦争の舞台となり、このように対立する状況にあっては、あちらを立てればこちらが立たずというような絶え間ない戦闘状態で心臓や肺やその他の半自動的な器官は絶え間ない調整に追われる。こんな状態に長期間置かれたら、人間が全体に向上することなどとてもできない。

　後ほど順に紹介するところで、ジョン＝ドー氏および類似した事例の全てにおいて、筋肉機構の使い方という観点から、ご本人の問題意識は未変化だ。もし仮にある人が毎日6時間もの訓練をしていたとしても、普段の仕事に帰ったとたん即座にダメになる、というのも、こうした職種に就労した関係上獲得したために、以前と同様の筋肉的習慣に舞い戻るしかないからだ。ジョン＝ドー氏が誤った精神的な態度を持っているのは明らかであるし、独自の使い方をしている筋肉機構で日常的にやっている動作に気付いていない。この人が仕事をするときにずっと使ってきた筋肉群は本来そこで働く筋肉群ではなく、一方で継続的に別の筋肉群が運用されてこなければならなかったにもかかわらず、そちらは未発達で怠けたまま不完全な調整状態にある。まさに、この人は苦しんでいると言えるけれども、自分のからだを使うという観点で、精神的にも身体的にも妄想の中にいるからではあるまいか。ここで数ある現象からひとつだけ記述して置くと、この人には気付きがない、とい

うのも自分の筋肉系における真の使い方や機能について知らないし、アタマを前にやるときも後ろにやるときもいつでも自分の肩を一緒に動かしているのに、この肩の動きにご本人は完全な無意識で未認識で、そこが動いている事実を全然分かっていないと、我々は気づくだろう。さて、こうして精神も肉体も妄想状態にある不幸な男は、この機構において何とかしようともがいても調整不能であるのに、なんらかの肉体的訓練をするだけで自分の身体は治癒し身体的健康を完璧に取り戻せると願っている。

　ジョン＝ドー氏が「身体文化」による訓練を初めて体験したころにはちょっとした利益があると、私も可能性を認めたのに、もっと詳細まで現れてくるとなぜその利益が持続しないのか、ここまで来たらもうお分かりになるだろうか。事実として、この人が消化器系統に深刻な問題を抱えていると気がついた時には、ただひとつの症状に気がついただけで残りは気にもせず、根本原因があるからそのせいで不具合が増大してきたことを知らない。正式な心身検査で覆いをめくられていくと、歩く時も眠る時も度合いの差こそあれいつも、この人は悪い習慣によって胸郭内体積を最小に低下させているとわかる、これを言い換えると、こうした最低水準は有害であり不適切であるばかりか、それに伴い実質的に生体器官は機能不全へ移行する。

　加えて、胸郭内が最低容積となったこの状況が本当には何を意味するのか熟考し、有機体全体に対してどんな影響を及ぼすか記しておくのも、価値がありそうだ。胸郭内にいろいろな生体器官が含まれている関係上、内臓器官の全ては直接的あるいは間接的に胸郭容量に影響されている。胸郭容量が最低水準にあるなら、そうした胸部器官は害が出るほど押しつぶされ、正常な心肺機能を果たす機会が奪われていることを意味する。心臓は害になるほどの緊張状態に置かれ、肺は適切な働きができずに能率的な気体交換がなされず、肺組織で機能低下が起きる。内臓の各部位に不必要な圧力がかけられ、肺からの供給物質が損なわれ、適切な血流は邪魔される。肺が血流を送り出す主要器官である以上、胸部容積が最低に抑えられているこの状況において、循環器系統や消化器系統全般も邪魔されると、よく理解できる。こうした人の呼吸過程は口から空気を吸い込むようになされている、しかし一方で、協調している人の呼吸過程においては大気圧によって胸郭の拡張が生じる、つまり、肺で少し圧力の減少したところへ大気圧で外気が送られる。（後ほど

の章で詳細を述べる。）腹腔内部に過度の圧力がかかり腹腔筋肉が力を失って有害な状態にある、ということは、内臓の活力低下すなわち肝臓・腎臓・膀胱などの機能不全、結腸・大腸・小腸など腸全体が停滞しすっきりせず張った感じなどが起きていることを意味するし、言い換えると、イキイキとした機能が全般的に損傷を受け、消化不良や便秘などありとあらゆる付随した不具合が起きる。

　胸郭と腹腔の空間について、ここでしばらくたとえとして、しっかりとした長細いゴム製の袋がありそこに様々に働く機械部品が内包されているかのようになぞらえて、それから、この袋の内側でそれぞれ特定の場所にひとつひとつの機械がくくりつけられており、その機械は相互に独立しながらも相互作用していると想像しよう。それから、我々の目的のために、この袋の内部空間は上部の方が下部よりも 10cm ほど大きい状況にあるとして、話を進める。さて、この袋の容量が全般的に確保されていれば、機械の作業能率は最大の水準を示し、そのように保持されるだろう。ここで、我らの心眼を用いて、この袋の上部容量を減らして下部を増やすことにし、今度は下部の方が上部より 10cm 大きくなるまでやったとする。そうなれば、この袋内部にある生体器官全体に及ぼされる効果はどうなるのか、すぐに我らは思い描け、過度の圧力により有害な症状があらわれ、血液やリンパや消化器官内に保たれている液体の自然な流れは干渉され、だいなしになるとわかるだろう。実に沈滞や動乱などいろいろなものが見つかるだろうし、そのせいで多かれ少なかれ精神的器官と身体的器官の双方に足かせとなる毒性物質が生産され、ゆっくりとこの有毒作用が進むだろう。

　さあここで、ジョン＝ドー氏の体験に立ち返ってみるとしよう。消化器の不具合への治療方法として家やジム（体育館）で身体訓練を開始した初期のころには、彼は解放感を体験した、とすでに示した。主に座業で就労していた彼には、これがあたりまえのように見える。ではなぜ、せっかくこうして訓練をしていても徐々に効果が薄れてしまい、最終的に彼が、肉体的治療はかなりの失敗に終わったと考えざるを得ないところに至るのだろうか。我らにはこの点が真に興味深いところだ。座業に就労している方々がある程度の身体訓練をすると開放感を得るが、しかし不幸にも、この開放感のせいで精神はあまりにも頻繁にひどく欺かれ、正しい方向へ向かう本当の変化が生

じなくなることは真実だ。たいてい信頼できる登録ではないし、見せかけの利益では解放の持続をもたらさない。我等が状況分析しているように、すでに人類は堕落した*筋感覚系*（kinaesthetic）へ向かって自分を発達させ、様々な知覚や感覚の質において欠陥のある登録を容認してきたから、自分が構成してきたのは誤った知覚なのに、この誤った知覚を用いて信頼できる見積もりを出しながら改良をずっと続けようとしている、従って、大変な困難になる、と疑問を解こうとする学徒は知る。彼の心配する通りこうした改善は持続しないし、この事実を彼もすぐに認めると、我らも知る。この結論は正確に受容できて科学的説明もつくからここで、もう少し突っ込んで解説しよう。この人が身体的訓練を開始した初期段階では様々な方向において実際の利益が生じたことを、我らの解説のためにも認めよう。ところが、このような利益が何であれ、そしてどれほど素晴らしい利益だったとしても、もし、この人がこうした身体訓練方法を続けていくならば、徐々に欠陥を発達させ、おそらく最終的には均衡を破り、我等の認めていた利益よりも欠陥のほうが重たくなると、時間の問題で確実にそうなると、私は主張する。

以下に理由を挙げてこうした主張の元となる論拠をしめす。後ほどの各章でもっと詳細にそうした主題を取り扱っていくつもりだ。

1．*欠陥のある筋感覚系*。人が見よう見まねで訓練するときには欠陥のある筋感覚系を用いており不正確な状況になる、そのように実体験を通して提示され、我らに証明された。人の日常生活において精神的な器官の使い方と肉体的な器官の使い方との双方に繋がりがあるから、単なる肉体的な訓練では誰も新しい正確な筋感覚を得ることができない。
2．*誤った先入観*。ある人が「身体文化」の線に沿って毎日の練習を継続している間に、誤った先入観に取り付かれると数限りない危険が起きてくるし、それを全部表すことは私には不可能だ。分厚い書籍の膨大なページ数をもってしても、この課題（先入観）に対する正当化は不十分になる。それにしても読者の方々に約束できることはあるし、これはやって見せることもできるような真実であり、最も懐疑的な人たちでさえ、実践的な手順によれば納得へ向かっていく毎日を私は経験している。
3．*欠陥のある知覚登録と妄想*。この深刻な欠陥は誤った先入観と相まっ

Part I 　人類の最高遺産

て存在し、精神にも身体にも妄想状態をもたらし、この影響は遠くに及び危険である。例を挙げる。再教育に先立って、ある人には肩を後ろに動かそうとするといつでも頭を後ろに引き下げる習慣があったとする。この人に、肩はそのままにして頭を前にやってくださいとお願いしてみると、この人は規則正しく失敗する、すなわち、指示に従わず肩を動かすところが必ず見られる。頭を前に動かしてくださいとお願いしながら、その間に教師がこの人の肩を動かないように保持していたなら、この生徒は頭を前にやる代わりに後ろにやる。

4．*精神的*にも*肉体的*にも調整に欠陥があること。ワークを教える際、こうした欠陥のある調整にお約束のように出合う。生徒が自分勝手にやってしまう代わりに、教師が新しい正確な知覚となるように、各部位で適切な使い方を与えようと頭・手・腕・足・脚を生徒の代わりに動かそうとすると、それが起きる。大方の人々は完全に能力に欠け必要な調整を速やかに得られない、と実体験から判明した。教師が生徒に腕を持ち上げるようにお願いする。生徒はやるのだが、しかしそのままでは過度の緊張を訓練することになる。この生徒に新しい筋感覚的な登録を差し上げ、必要な緊張だけで正確にやれるようになってもらうにはまず、教師は許可を得て生徒の代わりにこの腕を持ち上げる、しかしそのあと、この生徒が自分ひとりでこの行為をやるように求められた時には、教師がやったのと全く同じ行為をするという規則に従ってもらう。

5．欠陥のある*抑制*。度合いの差こそあれ全ての生徒に、抑制と調整する能力が欠落している、と実践する教師に見つけられ、そのうえでこの調整能力を得るにあたっては、再教育によって生徒側の立脚点から協調作用が起きてくれば、十分うまくいく。　ちょっと考えれば分かりそうなものだが、我々の日常生活様式とそこで一般に教えられている手法には、こうした抑制能力を発達させるように促すようなところが何もない。それどころか逆に、我々がこの方向へ進む能力はどちらかというと減少するほうへ進められており、例えば、どこでも読書をしている人を観察すれば外見にまで表れている徴候があり、深刻な結果がもたらされているとわかる。

6．*自己催眠*。大変深刻でありかつ山ほどの害悪があるのだが、実践的

な基盤において批判にあがっていない。一般論では筋の通ったやり方であると人々が話のたねにしたり書き物にしたりして、リラックス・リラクゼーションをしている、がしかし、日常生活に適用されると実践的な側面で全く何も良い結果をもたらさない。私がここで取り上げている自己催眠は特に、任意の時間に自分を甘やかす自己催眠のことを指しており、自分では気づかないうちに、生徒と教師の双方が授業中や毎日の暮らしの中で助長してきたものだ。考える時に目を閉じたほうがやりやすいと、人々は口々に言うだろう。これが、巷に流布されている自己催眠と自己錯誤の一形式であるし、こうやって夢見状態になると意識的に有害な状況を作り出すことになり、とりわけ深刻である。普通に夢を見ている人は無意識的にこの状況に入るのだ。

7．拡大する懸念。おそらくこれはもっとも深刻な状況であり、我らが強化してしまったものだが、詳細は後ほど、第2部第5章で解説する。ここに*偏見に満ちた論理と自己防衛*の企てがある。本当に脆弱さと偏狭さが人類に備わっており、関連してその手口が現れるなら、侮蔑となって、我々の知的な誇りを痛めつける。大変悲しいかな、いつでも世間体を気にする平均的な知性を持っているはずの方がここに当てはまるのは、事実だ。こうした人は議論に勝つためなら自分の望む方向へ平気で事実をねじ曲げ、それを基に発言し主張していると、我々全員が気づく。この人の屁理屈は、自分の感情と感覚的評価（その時の気分まかせ）に振り回されており、そうやって感じに訴えているようではすぐ中身がないと判明する。今まで人類の大多数は過剰な代償を払ってまでこんな方向へ進んできたけれども、今ここで理論に基づき、教育へ、すなわち今日と未来の子どもの発達へ向かうなら、この部分を直視しなければならないし、そうすれば、感情と感覚的な評価（その時の気分まかせ）に委ねた指導や調整をしている教育的手法を全て、我らが放棄しなければならないとわかる。

害悪となる概念をいくつか簡潔にまとめたから、みなさんの心が目覚めてもっとじっくり考えたくなり、ここ近年の結論として、こうした訓練体系は修正へ向かわざるを得ない、という傾向をはっきり認められただろう。

Part I　人類の最高遺産

　人々は暴力的な筋肉緊張を訓練し続けてきたし、今までもこれからも、これをやればやるほど、身体行動はますます不活性になる。このように「身体文化」では近年ダンベルを利用した訓練を推奨しており、さらにダンベルの重さを段々増やしていく訓練だとわかるが、さてここで、ダンベルには触れさえしない*温和な*（gentle）訓練があると私は強く申し述べ、この方法はおそらく適切に、私の主張が真実であるという証拠を示すだろう。
　次の事例を挙げると、それはすなわち「リラクゼーション」であり、効果がないどころではない。たいていの手順では、生徒は座っているか床に寝そべってリラックスへ誘導されるか、あるいは、生徒がリラックスと思い込んでいる状態へいざなわれる。その結果は常に衰弱となる。リラクゼーションは本当に過度の緊張という意味である、というのも、特定の筋肉系における各部位は自然状態において常に幾ばくかの緊張をしており、そこでリラクゼーションすると、自然状態ならもっとリラックスしているところもあればしていないところもあるのに、それが変えられるからであるし、そこで、そうした状況に対して全く安全な訓練をするならば、私が他のページで著したように、ある姿勢で機構的に有利になるやり方（the position of mechanical advantage）を採用すると良い。それにしても、様々な筋肉において適切な自然状態に対する正確な理解がないこと以外に、こうしたリラクゼーション理論が誤った想定に基づいているのはその他の治療方法と同様であり、どれかひとつでもそんな手法が採用されると、必然的に生命力（バイタリティー）の低下がもたらされる、つまり、普段の仕事に戻るとだるく感じ、結局は以前からの症状がますますひどくなった形式で現れる。
　最後の治療方法は、本章の冒頭に示したように「深呼吸」だ。この形式は「身体文化」の発展における後半部にあり、結果、正しい方向を制限することになる。この考えに基づいたままで論理的結末を迎えると、精力的にがんばって筋肉訓練をすることが結果的に新たな害悪を生み、おそらく治療したかった害悪を大きく上回る。「深呼吸」は実に正しい方向への一歩であるが、単なる一歩にすぎないからだ。いつも深刻な害悪をもたらすわけではないし、幾つかの事例で良いことも起きるだろうが、それでも、物事の本質に至らず、欠陥を除去するところに行けず、正しい認識をもたらさず、最重要な要素である身体状況を協調作用させる技術にはなりえない。次章で根源

的な要素を詳細に紹介していくが、まずここで簡潔に、明確にした論旨をさらってお知らせしておこう。

　暗闇を通ってヒトが初めて地球上に現れた中新生代の初期に思いをめぐらしてみるとしよう。そのころのヒトの姿を描くなら、素朴な要求と精力的な肉体習慣を持つ創造物であり、ヒトの動物性は全て残存し、原始性の中で自己意識の火花は燃え広がるほどではなかったけれども、そうしたなかで脳は増加し分化していった。ヒトの姿を今一度、広範に勇気と知恵を持って幾分でもはっきりさせるなら、武器の採用を自らの使い方にもたらしたことが上げられ、そうやって心の機能を特別なことに限定した200万年間、つまり遠い大昔から石器時代を経て青銅器時代を過ぎると、理知的になり計画的な生き物になったし、想像する力や思考する力を持つようになったが、しかし、それでもまだこうした能力を肉体的な使い方に向けていた。

　とうとう我々はヒト同士を区別し、ある階級と別の階級と分かれるまでになったところで文明の始まった有史時代に到達したとされており、こうして都市生活者の時代が来ると、ほとんど肉体的な能力の用いられない労働形態が特殊化された新しい習慣となり、食物調達にあまりエネルギーがいらなくなり、そして、ゆっくりと進化過程が進んだこの時代ならではの生産物がもたらされ、自己意識と方向付ける能力が新しく素晴らしい道具として芽生え、この進化が進むにつれ徐々に古いものと取って代わるようになった。

Part I　人類の最高遺産

3

潜在意識と抑制

　　人間が所持できるものに、大きかろうが小さかろうが統制を自分自身に及ぼす以上のものはない。

　　　　　　　　　　レオナルド＝ダ＝ヴィンチ

　ここ30年ほどでひとつの新しい学問が打ち立てられ、心理学（psychology）と名づけられた。一世代前まで心理学は、哲学者・形而上学者・詩人・聖職者などの関心事に過ぎなかったのだが、今では感度や反応速度やその他もろもろの刺激に対する反応が研究室で実験されるようになり、そうしたものは専門的過ぎるからここで説明しないけれども、こうした試験を実施するにあたり、綿密な道具や複雑に入り組んだ機械を採用し、そうした計画で*生命の隠された泉の均衡を測っている*とわかる。字体を変えて示した語句で私はわざとあいまいにしたのだが、その理由は自分が専門用語の誤用に陥りたくないからであり、そして、どんなものであれ演繹的な憶測によって自分が論争に巻き込まれるおそれを避けたいからであり、心理学は完全に自分の専門分野外の事柄である。ところが同時にわかりやすい用語の必要性は明らかで、採用するにあたり少なくとも耳なじみがあり、ある制限内なら十分表現できる言葉、すなわち、「潜在意識的自己」（subconscious self）にした。
　まるで奇妙に見えるかもしれないのは、どんなに正式に組み立てられていようと近代心理学を科学として扱うべきだといわれたら、ひとつの科学と見なすにはその働きが実験室で機械的に応用されてしかるべきであるから

だし、もうひとつの理由に、どんな説明であろうとこうした疑問は長期間にわたって厳格に聖職者の領分にあると見なされてきたからだ。しかし科学はティンドール氏が述べたように常識の別の呼び名に過ぎず、ちょっと思い直せば見えてきて、特別な仮説を私はずっと主張してきたし、それはすなわち、成長し発展する知的な調整であり、そこで要求する賞賛に値する品質の常識や理性があり、それを採用して解説し、こうした重要な問題全てに対応するべきだ。不幸にも我々は心理学に多くを望みすぎているようで、未だ幼少期にある心理学の試みが達成されたことなどほとんどなく、例えば、故ムンステルベルグ教授の理論を実験室や教室などで応用し実践的なワークにして世界に広げようとされたけれども、とても申し分ない成果があがったとはいえない。どの事例においても私の方がまだずっとましで、現段階で限界のある学問的心理学がここで熟考して潜在意識を取り上げたとしても大したことない。

特別な概念が成長したのはこの用語「潜在意識的自己」の周辺であり、数多い事例で興味深い具体的な形式が示される。よく誤謬が生じており、故FWHマイヤーズ氏のように熱心で高い志を持った人の作品「*人間の人格、及び肉体的な死後における生存* (Human Personality and its Survival after Bodily Death)」にも見られる。マイヤーズ氏の描いているものはひとつの実在の中にある実在であって、彼のワークは、帰納的な見せかけをとっているけれども、前もって決められた（アプリオリな）手法であって、その理由は、彼の形作った概念はひとりの個人的主観にすぎないのに、それを取り上げて客観的で物質的な枠組に当てはめているからで、自分で管理した自分の証拠を絶対的なものにしながら先入観に基づく結論へ誘導する。

マイヤーズ氏は誤った推論を何度も繰り返し表出している。氏の主論は本質的に不健全であり、この新しい知識を試験してみると氏の仮説は失敗に終わり、事実関係の解明ができない。しかしながら、マイヤーズ氏の概念はあまりにも分かりやすい図式で信じられそうに見えるので、一般人の想像力は強力に捕えられて、出版から8年が経過しても書物「人間の人格」を弱めることなく留意する多数の人々がいるけれども、この充分な年月に新たな発見や新しい知識もあった。そうした理由に基づき私が批判してきたのは、マイヤーズ氏の概念による潜在意識的（subconscious）もしくは彼の呼称で識

Part I　人類の最高遺産

閾下・潜在意識自己（subliminal self）としているものであるけれどもそこで、私の願いとして明確に理解してもらえるように開始し、私の使う用語で潜在意識的自己（subconscious self）としているところを取り上げ、氏とは全く異なる概念であると示そう。実にどなたでも、私の主論を追いかけてくださる方はこの点を推し量り、私の主目的はすなわち、人類が知的な能力を拡大することであり、我らの成長する方向は*意識的調整*（*conscious control*）であると必ずおわかりになる。徐々に調整しながら進化する子ども達がいるし、その生産物は常にこの結果へ向けられ、この手段によってそしてこの手段によってのみ、人類種の継続する満ち足りた喜びが肉体能力に現れ、ひとかけらの欠落もせず成長し知的な理想へ向かうことができる。

　この段階で必然的に皆さんから尋ねられるだろうから、「潜在意識的自己」と言い出した中身で何を意味するのか、返答しなければならないがそこで、出来る限りの能力でお答えするとなると、私は制限からはみ出さざるをえず、証明済の事象だけでなく、外により広く踏み出した仮説領域になるだろう。私のつもりでは、それにしても自分の原理にこと細かな証拠をつき合わせるような重荷を背負いたくないので、今から述べる事は包括的な見解であると読者に受け取ってもらわなければならず、ワークで私の明確にできる概略を示してももう片方に多少は未証明な部分が残るだろうし、そこまで確証に至るのであれば必然的に時を待たねばならず、将来の調査によって研究者がはっきりさせるであろう心理学領域になる。というわけで、まず初めにここで我らが見なければならないのは、潜在意識的自己は人類の占有物ではないことであるし、裏を返せば実際、もっと能動的に様々なやり方でずっときめ細やかに発達している動物世界がある。動物によっては危険への意識がとても鋭敏で、我らが予知能力とみなすほど達者だ。恐ろしい草原火災や洪水あるいはその前触れなど、動物が自然界の危険で生存を脅かされそうになると、明らかに人間よりはるか前に察知し、どんな徴候も感知できない人類は感傷的になる以外に携えていないのに、動物世界に意識的理性が存在し、明確にこうした「予知能力」が備わっていて、繊細な協調作用に由来する動物感覚がある。別のところで我等の目にとまるのは、動物が自らの能力を鈍らせることなく、何世代も飼育されてきたとしても、動きの大部分で「本能的（instinctively）」と呼ばれる動きをするところだ。動物の判断で、跳びは

ねる距離を驚くべき正確さでやったり幾多ある明確な可能性からたった一度の逃げる機会を選び出して一瞬の迷いもなく利用したりしていて、こうした能力は明らかに幾つかの実例で生まれて数時間あるいは数分後の個体でも観察されているから、獲得されたものは経験の結実ではない。

　この議論全体を証拠として、動物にもたらされた潜在意識的自己があり、どこまでも詳しく説明できるうえに、事実の観察を長期間なされてきたところに論拠がある。こうした少ない事例で挙げたのは、そこで単に絵にして見せて、質問の別側面が投げ込まれた点をいわゆる超常的能力と呼ぶところとするのか、あるいはこの能力がまるで遠くまで、人間的な理屈の向こうまで発達したと見るのか示すためだ。こうした現れに人類の潜在意識があり超越的な質まで含んでいる、そのせいでマイヤーズ氏は誤りに導かれたし立ち止まらなかったので、彼の寓話における潜在意識的実在を動物世界に応用していない。氏の応用によって向かおうとしていた証明では、「魂（soul）」（というのはマイヤーズ氏の真の意図があったところでしかしながら注意深く、氏が避けたかもしれない実際の用語）として、動物の魂はずっと高度に発達し、人類以上になってしまうかもしれない。

　第二に、それにしても我々の直面する疑いようのない事実があり、潜在意識は「教育」可能で、その段階は理性より低次である。動作を何度も繰り返して機械的になるまでやると人々は反復できるようになるし、何の知覚もなしに、意識的な気付きが操作者になくともできる。ピアノ奏者は一定量の練習をした後なら、演奏する高度で複雑なフレーズを、自分の注意の寄せるところを全然関係のない事柄にしながらでもやれるが、しかしそうなると、ここでの関連で特筆しておくけれども、このように音楽演奏のような芸術が機械的な反復に陥ってしまった時に、耳の肥えた人はすぐ気がついて音質が損なわれたと、つまり、一般的には変な「感じ」だと、要するに、そう表わされる。別の所で示されている複数例で、偶発的な暗示でも多少なりとも恒常的な印象の刻まれた潜在意識は起きうるし、恐怖と結びついた暗示の多くの場合ではさらに、事例によって、そうした結果がたった一回の実体験で生じるようだ。神経症的ヒステリーの被験者はもともと行き過ぎで、甘受している道案内は感情的なうえに、そうした人の好みで信じ込んでいるものは「本能的」で「直感的」であり、大変有害になる印象をこのやり方で発達

させると、どんな形の「恐怖症」にしても、的確な暗示で尾ひれが付いて形作られ、恐ろしい病気になるかもしれない。理知的段階の下位にある潜在意識で行なわれる「教育」があり、そこで二つの事例を示したけれども、他にいくらでも暗示の例がありそうで読者の実体験で見いだせるだろう。大事な点があり、事実こうした状態は存在しているし、そこに関わって我等の日常生活で助長すると、ごちゃまぜになった動物的本能や習慣を身につけてしまうし、それは、理知的段階の下位で単純反復と暗示によってなされることだ。一般論で潜在意識の概念を述べた本項を終わる前に、それにしても強く申し述べたい事実をまとめると、ここまでに見せた観点から我等の共有する質があるし、潜在意識的なこころは動物王国のものでもある。進化の低い動物有機体にできるのだから、人類もこうした潜在意識の教育が可能だ。自然科学者が観察を続け、現在では確証となった教条があり、鳥によってはヒナの内に、つまり、ツバメがとりわけ好例であるように、教えてもらって飛ぶようになるし、教育は親鳥によってなされる、それから別の例で、誰でも犬の訓練をしたことのある人ならよくご存知であろう「チンチン」など、あまりにも習慣的なのでまるで本能であるかのように現われる。

　総体的な定義はもう十分だろうから、次の観点で人間と動物世界とを分岐する指標を示すと、第一に明確な証拠があがり、使い方において筋道の立つ知的な抑制があるかどうかになる。

　さて明らかに、人類の発展上における初期段階で、潜在意識的な動物能力を抑制すると、危険や死の引き金になることが頻繁に起きたであろう。その理由は、まだ能率的な指示がなされず先を見通すこともままならないなら、非効率な操縦士だったからで、そうなると時には、本来なら前もってやっておくべきなのに、嵐になってから船を呼び戻すこともあっただろう。比喩をひとまず置いておくと、調整が不完全なら二つの選択肢の間を揺れ動くしかなく、直情（本能）的な指導を拒否するのは苦痛、というより破滅的だったかもしれない。しかし必然的に意識的調整は成長したし、その理由は、暮らしぶりの変化によりどんどん野生状態から離れるほうへ進んだからだ。これにはおそらくいろいろな原因があった、がしかし主要因は制限が進むような社会的な習慣ができ、そこで成長した必要から協調作用が生じたところにある。

この点をもっと簡潔に説明しないといけないし、その理由は、ここに抑制の誕生が標され、日常生活への応用が始まったからであり、そのようにやっていけば目に見えて原理は成長し意識的調整は発達するがしかし何千年も経た今になってやっと、我々は意識的調整を認知し理解し始めたにすぎない。
　証拠を伴った事実として、意識的な抑制は純粋な自然状態にもある。野生のネコ科動物が忍びあしで獲物に近づくとき、欲求を抑制している、つまり、準備ができていないうちは飛びかかりたくなる衝動を抑え、狙っている目標物とすぐにでも満たしたい自然な食欲への努力との間で自己管理している。それにしてもこのように、多数の類似例でもこうした本能的行動としての抑制は発達してきたし、何世代にもわたる必要性に応じてきた。飼われている子猫は生まれて数週間もすると、一度も自分でえさを捕まえる必要などなくても、まったく同じ本能（直情）を見せるだろう。動物に代々受け継がれた能力が存在する、ということは、人類にもこの能力があり肉体に受け継がれているがしかし、ヒトがこの可能性を発揮するとなると、実体験を積み重ね、意識的な使い方をして初めてこの素晴らしい力学になる。
　このように人類にとって初めての実体験は間違いなく、発達段階におけるごく初期にあった。どんな動作になろうと禁止されたり罰が与えられたりする行為があったとするならば、あるいは、ご褒美が意識的に与えられたとするならば、要するに、そうする必要が認識されたのは人に危険が及ぶからだとしても、そこには必ず思慮があり、意識的な抑制によって自然な欲望を抑えていたに違いないし、その役割が広がって同様な制限が筋肉や身体機能にも及んだだろう。社会的な欲求が拡大するにつれてその必要が日常的になり、何時間も抑制したまま自然な欲望を出さないでいる機会が増えて、当惑するほどの度合いにもう一方の側面が置かれた。最初の「タブー」が誕生し、続いて、大まかな形で倫理や社会的規範ができた一方で、より大きな能力への要求が生じ、競争心や野心のようなものを満たしたい気持ちになった。
　無限の多様性のうちにこうした影響が出て、自然な食欲やそんな食欲を満足させるやり方は時と共にどんどん征服され、そのように、潜在意識的自己や本能（直情）があるところで主導的に働いていたひとつずつの動作は低次元の動物世界で入れ替わり、意識の支配下に置かれるようになり、主導す

Part I　人類の最高遺産

る知性や意思が出てきた。この道筋にも見過ごしてはならない事実があり、これは優れて重要で、すなわち、人類がまだ肉体も精神も進化中であったことだ。従って明快に、この調整が得られたのは意識的なこころによるものであったし偉大な自然の法則をなんら侵していなかった、なぜなら、既知のものでも未知のものでも、そこでもし仮にも、獲得された調整作用に対立構造が含まれていたとするならば、どんなものであろうとこのように偉大な、我等に未だ全貌の解明されていない力学が司る法則によって、種の進化を遂げた動物で人類と呼ばれるものは絶滅していたはずだからであるし、それでは、まるで大昔の恐竜たちが広範囲に充実する目的の達成に失敗して、人類が地球上に初めて出現する以前に姿を消したのと同じ足取りをたどったであろう。

　ところで、潜在意識、これにどんな厳密な定義を我等が試みるにしろ、その前に、我等の明快な理解を要する用語として「意思」・「心」・「物質」があるので、ひとつのものが様々な側面に現れた同一力学なのかどうかを見てみよう。2000年以上の歴史をもつ哲学は形而上学者諸君を未だぼやけた観点に置いていて、三つの重要語句の関連性をはっきりさせておらず、個人的にも望み薄でこうした材料からは解決しない。以下の調査はいまだ発達段階だけれども厳密科学の形式に則っているし、現代心理学が科学として理解されているように、私の提示する説明で数多くの困難な問題も将来にわたりうまくやれるだろう。不確かな領域にある推論の哲学には触れないが、私なりにやってみるならその一方で、自分の概念にある潜在意識的自己をなるべく正確な観点となるように著そう。

　第一に、大変重要なことがあり、潜在意識的自己という概念は実在の中にある実在に付与されており、この主張は、潜在意識的自己が肉体的な機能を完全に管理していることに由来している。こうした主張の論拠として挙げられる証拠に、催眠や様々な形式での自己暗示や信仰治療がある。最初の表題として、我々が聞かされてきた話に、催眠術師がある方向へ向かうと肉体全般の機能が管理されるか入れ替えることができると言われているところがあり、例えば、皮膚を機械的に傷つけずに、傷が生じたり血が流れたりすることが挙げられる一方で、傷の治りが、自然で普通にかかる期間よりもずっと速くなることもありうるとされている。

（原註　アルバート＝モール氏による催眠術という書がある。チューリッヒ精神病院においてフォレルズ教授が紹介している例として、それ以前は何の傷も無かった皮膚に、暗示の結果、化膿やマメや出血が生じたとある。看護師である被験者に対してこうした実験が試行され、この人は健康な村人の娘でありヒステリーなどの無い人だったと描かれている。）

　二つ目の表題があり、そこに自己暗示の形式を全て含んで、傷跡（聖痕）という例があげられる、要するに肉体に現されたものであり、ヒステリーで強迫観念的な被験者が五つの聖痕を模倣したものだ。
　（原註　これにはかなりの実証が挙がっており、論争を含んでいるけれども、主要な事実を熟考しながら質問しなければならない。）
　実に、こうした治癒の例は、まるで我々の迷える心には奇跡に見え、それが信仰の力と結論付けられているようで、枚挙に暇がないのでここに取り立てて事例を挙げる必要はなかろう。こうした例や類似の現象に対する説明のために特別な仮説があり、隠された実在に置かれたこの仮説では、意思によって指揮されると全能の影響を及ぼすことができるとされ、利益になることにも悪事にも、素性の知れない手段であるこうした指揮が発動され、様々な現象がおきると描かれている。我々に即座に見えるのは、この概念にある隠された実在とは原始的な説明であって、初めから混乱した心に生じていることだ。我等に見つかる同様な傾向として、未開人は興味深い迷信を数多く持っていて、そこでは鳥や獣や石や樹木をあがめてトーテムにし、そうしたものに付与する能力に悪しきものと良きものがあるとしながら「隠された実在」をひとつひとつのかけら全てに見出し、こうした概念を伴った潜在意識的自己を自分で切り出した木の端くれや自分で人や鳥や獣の形をおおまかに作った泥の塊に求めている。
　私自身の概念は、多様性のある生命というよりもむしろ、統合に向かっている。しかしどのような試みになろうとも生命（Life）という言葉を定義するなどおこがましいし、もし定義するとしても、現段階の人類に可能な観点を超越しているだろうから、私の言及で単にここでの関連で生命という言葉を捉えるにあたり、最大幅の応用を鑑みながら読み進まれなければならないとしよう。そこで私に見えるように記すと、我らが進化として知る全ての事柄、つまり生命の発展、これで明らかにされ、生命は今まで発達してきた

Part I　人類の最高遺産

し今後も発達を続けるだろう、そしてその方向は自己意識である。
　（原註　ハーバート＝スペンサー氏著、教育、第11章、「人間性の発展は完全に自己教授によってなされてきた。」）
　我等がこうした生命統合や進化傾向を認めるならば、引き続いて、いわゆる「潜在意識的自己」にまつわる発言の全ては機能の表れであり生体に必要不可欠な生命力のたまものだとわかるし、それから、こうした機能は自動的な無意識を経て、理知的な方向、すなわち意識的調整へ向かう。この概念では必ずしも区別をほのめかしていない、要するに、調整されているものと調整作用そのものと不可分である。
　使い方を用語「自己意識」においたところで、以上の推察がなされるかもしれないが、この側面にある原理を持ち出しより深く解明するのは今ここでする議論に適さない。
　さて、こうして私にも受け入れ準備が整い、事実として、事例を挙げてきたような現象があり、催眠により独特な治癒効果がもたらされ、そこに何らかの結びつきがある手法として様々な形式でなされる信仰治療があるとしてもしかし、私は断じて拒否するし、どんな手法にどんな手順があろうと、必ず同一もしくはさらに特殊な現象を引き起こしているところをとりわけ徹底拒否する。
　（原註　さらに私が拒否するのは、催眠には成功する可能性があるかもしれないが比較的まれな事例であるからだ。普遍的な応用はきかない。）
　別の言葉にして続けると、人類が時とともに完璧な意識的調整をしてそれぞれの機能を肉体に及ぼすようになれば無用なことがある、つまり、「意識」という言葉に包括されるようにやれたら、トランス状態（忘我状態）に陥るような催眠手段を用いたり同じ言葉を何度も繰り返したり信仰告白を執拗に迫られたりするようなことは不要になる。
　自分が実際に経験した害悪を別にしても、催眠や暗示による治療であまりに多くの結末が出ているので経験則として立証できるし、やってみせられるほどの危険があり、こうした手法を適用した大多数の事例で私の見つけた自分の反論は、こうした実践の広範囲にわたり信じられ、議論の余地の無い基盤がある。そうしたトランス状態を得ることはある種の売春行為であり、客観的なこころは堕落し、そのようにないがしろにされ基盤を無くした主要

執行者になると、そんな理解となった患者の意識的な心で、直接的矛盾の運用される原理が進化に及ぶけれどもそこで、直情的な動物における偉大なる自己保存の法則が訓練されると、まるで以前そうだったように出会い克服し、切迫した危険が日々の存在にあっても乗り越えることがある。人類にはこうした生命への要求があり、それが影響を及ぼす治癒効果は絶大なので、私には決して誇張できない潜在能力があるし、さらに、この影響はすんなり覚醒し発達する。生きようとする意志について私の実体験から拾い上げると、あるご婦人が墓場に埋められようとする寸前に蘇った事例が挙げられるが、この女性は手術を受けた後に、事実、外科医から死亡宣告を受けた方だった。頭にふと考えがよぎったと、それだけのことだとおっしゃるのだが、実存への戦いが打ち捨てられようとしていた時、突然の意識で、もし自分が死んだら子供たちは十分に世話をしてもらえなくなるのではないかと思ったそうで、そのとたん、実質的な生命への要求が再び覚醒し、肉体は蘇生し、それまで医学的な技術でなんら手の施しようが無かった命が蘇った。

（原註　その２年後にこのご婦人は私を訪問したのだが、肋膜炎発作の深刻な後遺症から虚脱状態になっておられた。この方は尊敬に値する生徒さんと判明し、現在は完全に健康を取り戻している。この方の素晴らしい実例でこうした能力の存在が示されたし最終的に発達したけれども、その一方で、もし特別な知識がなかったなら、この方はその能力を最大に利用することなどできなかっただろう。）

それにしてもこれ以上の事例は必要なかろう。

こうした事実が認識されたにもかかわらず、いかにちんけな試みしかなされていないか、ここまで影響する力学による使い方や調整を及ぼしているのか。同じ主題を適用できうる例を挙げると、心の弱体化があり、一般的な休息療法におけるひとつの要素としてみられ、本当にこころを他所へやるように仕向けられ、偉大な再生への活力が行動からはずされている。

自分で定義した潜在意識的自己を振り返ってみると、私の観点ではひとつの現象であり、部分的な意識による生命の必須要素として機能すると時にはとても鮮烈になるけれども、全体は不完全であるし、そこから追いかけると、我らが努力して方向付けるべきなのは、完全な自己意識で生命の必須要素を獲得する方向だ。誰にでもこの目標を完全習得できる可能性があり、精神や肉体の調整能力と病害に対する完全な免疫系などがそこに含まれてくる

が、未来の夢物語のようだ。しかしいったん行くべき道が指し示されたなら、横道にそれるのを止めなければならないのであり、なぜならどんなに素晴しそうに見えても、横道に反れたら最後は*行き止*まり、必ず自分自身の足跡を逆向きに戻らないといけなくなるからだ。その代わりに、我らはエネルギーを全力で捧げて、指し示された道筋を進もうではないか、この道で本当に数多くの困難に出くわすばかりか曲がりくねった悪路となるだろうが、それにもかかわらず、この道は理想へ向かい、精神や身体の完全性へ向かい、ほとんど我らの想像を絶する所まで連れて行ってくれるだろう。

4
意識的調整

　　人は数え切れない魂が調和したひとつの魂
　　人の本質は自らの持つ神聖な調整
　　　　　　　　　　　　シェリー

　最近たいそう人気のある思考法があり、科学とは相容れないようだけれども、その考えで努力して教授するのは心の調整だそうだ。こうした教授法は一般的に「新思考」運動と呼ばれているけれども、そんな指導基礎はマルクス＝アウレリアスの考えにも見いだせるかもしれない。この教育運動はかなり流行のようで、米国はもとよりその影響によって英国でも次々と文章が出版され、この15〜20年だけでもかなりの分量にのぼる。この教授法における目標は習慣的に「正しい思考」を築くことに置かれており、それを得るためにこころを調整するそうだ。この「新思考」で教えている特定の考えがあり、恐怖や不安や怒りなどを厳密に心から取り除いて、代わりに注意を固定させ、その反対側にある勇気や充足感や穏やかさに置くようだ。ある程度の傾向が現れているこの運動に対して私にも共感するところはあるがしかし、この運動に一貫して携わっていくとたいてい、この「新思考」は原理への洞察を見失う、というより実に、原理が完全掌握されていたことなど今までに一度もなく、教義の形式に巻き込まれると頑迷になるという私の見解があり、元の目的から逸れて直接反対方向へ進む。初期からのわかりやすい典型としてラルフ＝ウォルドー＝トライン氏による原理のまとめがあり、そんな彼の仕事を一つ挙げるならば、*調和し創造主とともに、*(*In Tune with the Infinite,*) において中心的な考えが著されているがその一方で、最近の著述家

Part I 　人類の最高遺産

はこの主題を脚色しすぎ、元の評論における視点を見失っている。加えて私の所見では、「新思考」には適切な思慮による原因と結果が示されておらず、精神と肉体のつながりが適正に扱われていない。過去も現在も、こうした著述で誤謬（誤り）が著わされており、精神と肉体が何かしら相反し、お互いに敵対して戦争するかのように考えられ扱われているところにあるがしかし、それこそ私の見解では、この二つは完全な相互依存の関係にあると深い理解がなされなければならない以上に密接な結びつきがあるので、こうしてほのめかす文章以上のものだ。

　繰り返すと、彼らの著述で我々はある一つの言葉の真正面に立たされ、この言葉が強力に反復されるとひとつの効果が生まれ、読者全員のこころに作用を及ぼすに違いない。その言葉とは「信頼・信仰（faith）」であり、この言葉はたいへん重要であると同時にほとんど理解されていないから、ここでひとつ、私自身の原理の光に照らして解説するべきだと、それが必要不可欠だと感じている。

　初めに、おそらく決して私にやる必要もないし指摘するまでもなかろうが、この関連で扱っている信頼を、必ずしも宗教的な思想や信条に支えられた概念にせずとも良い。真実があり、この形式に我々がたいへん親しみ深いのは精神的治癒がなされているところで、その連想にある周辺からも言葉そのものからもたいへん一般的に誘導された我等に、この概念に関連する広範囲で全般的な影響があり、そうした思考を人類は文明社会の全ての段階においてやってきた。それにしても、治癒に一番重要なのは患者の心にある態度であるという証拠が我々の目の前にはあふれんばかりであるし、信頼がほんのわずかでも有効となるのは、ヒーラーや薬剤師や医療的な質で携わる人に信頼できる方向付けがみられる場合であり、そうすると例えば、コップ一杯の真水をもらっただけで、ある信念に方向つけられた最高の働きを示すことがあるとわかる。こうした事実に議論の余地はないし、後者に示した信頼形式こそずっと広く周知されているから、全ての宗教で基礎中の基礎に信頼が据えられているのも当然で、全ての形式のうちから多くの治癒が拾い上げられこの作用が効果を発揮するのも、純粋に具体的な目標に対して信頼が置かれたからである。私がここで示したい信頼とは、従ってその訓練に最大幅の知覚を伴うものであり、信仰心をいささかも損なうことなしにできる。

ここまでのところで我等の分析結果を、いわゆる動作として信頼のおける精神的道筋におくと、まるで二つの方向へ操作可能であるかのように見える。第一に純粋な感情面がある。患者が心底から信念を持っており、自分が苦痛や病気から自由になるように、ある手段によって、ある種の最高か具体的な作用かのどちらかで実体験した感覚に確実な解放と喜びがあったとしよう。この人の理解と信念では、自分側の努力なしに癒されたのは確実な奇跡がもたらされたからだとしているし、そのうえその効果が強力であれば、仮につかの間であったとしても、感情的な幸福感に浸るだろう。このように我らの手にしたものは厳密な同時進行であり、患者の治療が肉体的で具体的なことと改心による治療が霊的なこととの両者間で起きている。さてここに科学者や医療関係者全般に広く知られている事実があり、幸福感をもたらすこうした状況は苦しんでいる人には理想的な状況であり、こころだけでなく肉体にもたいへん有益な状況が訪れ、それにしても実際に、化学的変化により大変有益な化学物質が生産され、血液が活性化され、そうなれば有機体全体も活性化される。
　第二のやり方があり、こちらの信頼作用で操作すると打ち壊される全体枠に精神的習慣があり、その代わりに、新しい枠組みができる。新しい習慣は有益であったりなかったりするし、感情的な状態によって作られた結果からこの枠組みだけを取り出して扱っても、ほとんど長期的な維持は見込めないけれども、一連の古い習慣的な考えを打ち壊すことになれば一つの効果を生みだし、その影響で組織を形成する細胞全体で配列が変わり、そうなれば、癌のような悪い状況を消失させるかもしれない。
　このように我々は見てきたし、いわゆる信頼作用が現実的に純粋に具体性を帯びて働く以上、理由もなければ、なぜ我等は別のことをやるべきなのかと、なぜ別のやり方に交換してまで同様に大きな結果を生むようにするのかと、もしかしたら反対意見が出され、なぜ我らは信頼作用を退けるやり方を見つけるべきだなどというのか、疑いようもなく創造されこうして理想的な状況になる事例が複数あるのに、と疑問になるだろう。その答えは単純明快だ。信仰治療が危険なのは、いくら訓練しても不正確な結果になるからだ。危険というのは、大多数の事例で教授陣が第一に苦痛の軽減を求めるからである。その人らのやり方は以下のようになり、病気そのものには触れずにそ

のまま放置しているけれども、後ほど私が指摘するように、そうした事例で病気が継続すると徐々に患者を殺すし、もし仮に、うまく苦痛と闘うことができたとしても、そうなるかもしれない。信仰治療が不正確な結末を迎えるのもなぜなら、今挙げた危険に加えてもうひとつ、あるひとつの未調整な考え方の習慣を単に、信仰治療で別の未調整な考え方の習慣に置き換えているからだ。初めに新しい習慣であるのはそれが新しいからで、変化を起こしよりよい状況へ移ることもあるかもしれないがしかし、そうやっているうちに型にはまってくると、だんだん悪い状況へ導かれ、古い精神的な習慣で引き起こされていたものとそんなに変わらないものに取って代わるだけかもしれない。私の考えでは、上記の理由により辛辣にならざるを得ず、私の真に切望することは現在の概念を全部見直すことであり、それは、こうした取り巻きや職業的な信仰治療を洗いざらい放り出して、我々が正気になり理知的な道筋における精神的な治癒にたどり着くためだ。私がこうした運動にさらっと触れた理由があり、そこで強調される事実により我々はぼんやりと真理を掴もうとしているけれども、麻痺した試みを手にしながら未成熟な推測をしているところを、最終的には安全にしたいからだ。同時に信じられることは、水面下において、この教授法の取られる最近の運動「新思考」や「信仰治療」の全般（そしてこの二つに影響を受けたその他大勢による近縁種の手法も含めて）には必然的な懸念があることで、ひとつの懸念は虚偽へ向かいがちになり制御を失い理性が働かず、教義と儀礼が成長して傾向を示すとひとつの基盤が曖昧になるところにある。

　こうした派閥・政党・社会組織・宗教団体などは、要するに皆さんが思いつくもの何でも全ては、ひとつの共通の霊感（インスピレーション）を持っている、そうなると、もうこれ以上の証明は不要であろうが、共通の源から発達して数ある団体が生まれても、そのうちたったのひとつでさえその団体が完全で完璧であることなどありえないとわかる。よい証拠を挙げると、それぞれに新しく発達して専門化が進むとすぐに、真の源から分離され細かくなりすぎ、元になったワークは弱まり、元からあった原理は撤収され、主導的になるのは誰かの個人的な心で偏向されたものになる。以上がこの現象に対する私の分析である。続けると、我々が求めているものは本体・真理・真の思考であり、そうしたものはもっと基部でこうした様々な活動の元だ。

試みの前に、しかしながらこうした一般的な原理を記すにあたり私から三つの提言をするなら、すなわち、

1．私の公言で、最終的に完璧な理論を提出するとはしていないし、なぜなら、やりながら自分も開かれて同じ議論の壇上にあるべきで、私が他の理論に反論したのと同じ本質にありたいからだ。正直に言うと、我々の居るところは単なる理解の開始地点であり、私自身の願いは自分の理論をできる限り簡潔にし、教条主義をさけることだ。
2．様々な理由から、ここで他の手法と関連つけて自分の手法を示すつもりはないがしかし、これを応用すると、身体上の不具合や病気の除去、調整能力のゆがみや欠如の回復、そこから進んで、民族文化における科学や次の世代における心身開発に役立つものであると言おう。
3．こうした手法が最終的で絶対的なものではないと、明確に理解してほしい。私の望みは将来に機会が訪れて、私の挙げた理論全般の解明及び、私の実体験した特別な応用例で見られるように私の手法が特殊な症例に適用できることの解明だ、がしかし、自分に修正を受け入れるつもりがないなら自己の原理に忠実になるべきでない、つまり、ひとつやふたつ前提を入れ替えても、新しい事実によって自分が誤った推測をしていたと確実にわかったならば、考えを変更するつもりだ。

　さてこうして地ならしをして実験開始しようとすると、私の信ずるところにおいてあるものが第一で最大のつまずきとなり意識的な自己調整を邪魔する、それはすなわち、「硬直したこころ」である。こうした硬直の結末は型にはまった習慣的な思考やそこに付随する害悪をもたらし、数ある中で屈辱的なものは、機能的で筋肉的な習慣に向かう潜在意識的調整だ。
　硬直したこころを定義するにあたり私はしばし舞い戻って、すでに触れたトライン氏の著、*調和し創造主とともに、*(In Tune with the Infinite,) にある啓蒙的な語句に耳を傾けなければならないし、そこに現れている応用があるけれども、私がこの硬直性を問題にすると、そこに含まれる干渉がどんな形而上の概念であろうとも、身体的な関連に存在する。この引用語句における前半部がかなり重要であるというのも、「調和」していると聞いて私のこ

Part I　人類の最高遺産

ころに浮かび、皆さんのこころにも同じように浮かんでほしい印象は、考えのある感受性を伴った責任ある感触であり、「生命の機能全てが知的に和合していくものになる」時にそうなるだろう。この語句で言葉に込め提案したい考えは、開かれた心に在ることだ。これを読むだけでも、もし仮に、ある人があえて私の観点と正反対に自分を置いてみたならば、その人の希望はかなわず利益は得られない。それ故に私の欲することは、全ての物事の前提として男も女も少なくとも開かれた心で読むことである、つまり、勝手な結論付けなどせずに私が終わるまで続け、そこに、おそらくかなり顕著に見られるであろう干渉の大きい支配的な体質があり、それが過去においてあまりにも長く障害となり科学の進歩に及んでいたとしても、この箇所は本書の次章で取り扱うことにする。

　しばらくの間、こころの硬直性が身体機能に適用されているところを見直してみよう。ある方が私のところに来られ、つらい不具合があり、これは器官や筋肉群で不適切な使い方をしてきたせいだった、としよう。今まで私が不具合を診断し、その患者さんに示し、どのように使うと器官や筋肉が適切なやり方になるか教えると、いつでも決まってすぐに出会ってきたお返事は「でも私はできません。」だった。今この箇所をお読みになっている方やどこだろうとお辛い方にお尋ねしたい、皆さんの苦しんでいる不具合に対する態度は全く同じではないのかと。こうした返答で直接的に示唆されることがあり、それは、過去に影響を受けてきた調整能力は完全に潜在意識的だったことだ、そうなると、そこでもし仮にそうではないとするならば、失望した「私はできない」の代わりに、ただ単に希望的な「私はできる」に置き換えなくてはならないし、そうして問題を除去するべきである。（a）に催眠治療、（b）に信仰治療、（c）に「新思考」原理に基づく応用、とすると、患者はこうした事例で潜在意識的な調整に影響を受けているかもしれず、（a）においては催眠術師による機構的な手段として忘我や暗示が施され、そうなると意識的なこころは置き去りにされて全く元の状況のまま、変化も単なる一時的なものであるし、残りの（b）（c）においては習慣的な潜在意識により、客観的な心への強迫的な命令がなされる。もし仮に、ヒーラーがこうした命令を強化するように影響して暗示を行なっていたとしても、それだけでは、ある習慣から別の習慣へと反復が入れ替わっただけで何の理

解もなく、真の手法によって知的に変化することを知らずにいるか、もしくは、よく起きているようにもっと有害なものになっている、つまり、人々の閉鎖してしまう感受性があり、痛みへ向かうものは脳中枢から出ているので、そうなると過激な害悪は放っておかれ、もはや自然な危険信号さえ感じないままに患者の破壊へと忍び足で働くことになるかしている。簡潔にすると、こうした三種の手法全てが届こうとしている客観的なこころには、その対極に、押し殺された主観的あるいは意識的なこころがあるけれどもそこで、中枢部と骨格を私の原理と訓練においたならば、私の感じではいくら強調してもしすぎることができないほど、*意識的なこころは蘇るに違いない。*

　以上の発言をご覧になれば、私の理論はある種の革命的なやり方になりそうで、その理由は、過去の手法の全てにおけるあちこちで決められた形式を分類すると、柔軟に働く真の意識を行動から外したうえで潜在意識に到達しようとしていたからだとわかる。そうした手法で結末を迎えると、理論的にも必然的にも、その努力はひとつの悪い主観的な習慣を取り替えるだけで、一方、客観的な（事実に基づく）思考習慣は未変化になる。こうした教授手法は「新思考」や数ある信仰治療において十分明らかに提示されているし、患者は治療に先だってまず正しい考えをしなければならないけれども、そうなると人々の組み込むのは、自動的に、運用する教授方法で処方される「肯定感」やある種の「自己暗示」になり、この双方ともにある種の自己催眠の域を超える効果はなく、そのうえ、こうしたもので堕落した一義的な機能の知性になる。

　私自身の実体験した単純な事例を示して、わかりやすく描いてみよう。匿名の患者さんエックス氏が私にところに来られ、この方には頑固な吃音があり、どうしようもないほどの不具合があり、それが顔・舌・喉の筋肉における協調作用に見られた。エックス氏は話そうとするときに必ず、上唇を引っ張り下げていた。これは外見に現れた徴候であり、一連の退廃した行動が繋がり絶え間ない筋肉運動になり、それがある徴候として、思考運動中枢の働きで誤った指令伝達をされた影響が及び、特定の部位で問題行動になって発話されていた。こうした指導法が影響して、エックス氏は話が全くうまくできなくなり、そして実に同様の働きで、こうした部位で懸念のあるやり方をするなら、他の誰でも同様な結果が起きうるであろう。こうした事例

Part I　人類の最高遺産

において、「私は話せる」とか「私はどもらない」とかエックス氏に執拗に迫り、繰り返し告白させ、仮定における全知全能の潜在意識的な自己へ届くための努力で害悪を打ち消そうとする訓練があるけれども、そうすると分離された知性が獲得されるという憶測に基く。私がこの事例で着手したのは、エックス氏の知性に働きかけることだった。

　さて、まるで奇妙に映るのは（この興味深い倒錯を次章で取り扱うつもりであるが）、エックス氏が客観的な知性へそうは簡単に届かずなかなか影響もされない、と現われるところかもしれない。この人は自分の唇を引き下げる筋肉的習慣を形成しており、それを自分の意識的調整と分離してやってきたから、話そうと思うとすぐ一連の暗示が組み立てられ誘導され、反射行動が起き、複雑な筋肉群が発動する。エックス氏はこうやるように自動的に習得してきたから、最初はまるでこうした唇の筋肉を調整できないような気がするし、話そうという願いが起きてきたときにそう見える。

　この事例において私ならまず、停止を続ける方へ努力を方向つけるに違いなく、抑制能力によって、話すという考えにまつわる精神的な連想が浮かんできたら全て止め、全ての過ちを除去する方向へ行きながら先入観を捨て、エックス氏が心配している自分にやれるかやれないかとか可能か不可能かとか、そういう思いをやめてもらう。私の次なる努力は、正確な意識的指導や調整をエックス氏に差し上げることに他ならず、懸念に関連した全ての身体部位で、ということは唇や顔面の筋肉においても当然こうした調整能力を獲得するために、この人は完全で厳密な理解を必要としているので、問題のあった動き全てにわたり変更していく。そしてこうした理解は前もって予防的になされなければならず、そこに、どんな概念であろうと「話す」最中に適用されていた全ての指導的命令が含まれる。いくつかの新しい考えを根付かせるために古い考えを取り代えることになり、上唇を引き下げるところで、当初は古い連想を打ち壊す必要も出てくるかもしれず、新しい指令に基づいた手段を用いて、例えば、唇を上へ持ち上げる、口を開ける、あるいは類似した筋肉行動などをあえて練習し、以前には不慣れであったとしても、そうやって応用しながら発話動作へ取り入れていく。そのうちこうした新しい命令に入れ替わり、発話指令になる。エックス氏への指示は、発話とはならない一方、唇を持ち上げる、口を開けるなどとなる。きっと理解してもら

えるだろうし、私の割愛した詳細があり、相互依存している各部位の問題に触れていないがしかし、ここでお伝えしたいのはこの手法における必須要素であり、そちらが生理学的な働きを説明するより大事だ。常に念頭に置いていて欲しい事柄があり、それは、大自然はひとつの全体であって一部分ではないことで、害悪となる真の原因がいったん見つかって除去されたなら、影響を受けていた機構全てはほどなく回復し最大能力を発揮するだろう。こうしてエックス氏は完全に吃音をご自分で治されたと記しておいてもよかろうが、さて、氏の場合とりわけ頑固な事例で、事実、主な原因は幼い子供時代に誤った習慣を強力に身につけたからであった。

　単純明快な実例を選んで、こうして私の原理における最重要な観点を描き出したけれども、これで可能になる大変広範囲な応用があり、充分広いので通常の調整で動く筋肉群のみならず、半自動的な筋肉群の動く生体臓器にも働く。数年前にケンブリッジ大学のマックス＝ミューラー教授が、インド人のヨガ行者を調査したことがあり、こうした権威筋によると、この行者は自分の意志で心臓の鼓動を止められ、それでも苦しみや有害なことは起きなかったという報告がある。

　明快に理解していただきたいところでそれにしても、私には全く賛同できない異常行為であるし、肉体に危険なごまかし訓練を施したという私見を持つし、ごまかしなのでまったく感嘆に値せず追従しようとも思わない。こうしたヨガ行者の行為に私が全く感嘆しないのも、よく知られた体系の呼吸訓練や彼らによる教授法は、私見によると間違いで基本的に粗野であるばかりか、私の懸念では傾向として元からの不具合をより助長し、我らが苦しみの20世紀になるからだ。ここにヨガ行者の事例を引用したのは、単に自分の仮説を支えるためであり、それは、肉体の機能において意識的な意志力の調整下に置けないものはなにもない、というものだ。

　実にこれは事実であり論ではないとする私の主張に躊躇はなく、さらなる主張で、この原理を応用し意識的調整をすると、もしかして、時とともに進化して完全に肉体を統御し、その結果、肉体的な不具合は全て除去されると言おう。こうした調整能力をある視点で眺め、そして、今まではなぜこれが手に入らなかったのかという理由を考え、次章で展開しよう。

5

意識的調整を応用する
（当該原理の概念を含む）

　この用語「意識的調整（conscious control）」は、いろいろな人が様々な概念で利用し伝達している用語だ。この概念は特定の調整を示すことが多く、例えば、筋肉を意識的に動かしたり、運動選手が人前で身体技能を公開するために訓練したりするときに当てはまる。繰り返すと、意識的な動作は、指・つま先・耳・その他の特定筋肉群や四肢などにある。

　当該ワークで「意識的調整」という語句を用いるときの意図で、意識的調整や指導の価値や使い方を差し示すと、これは第一に*普遍的*であり、第二に*特別*のものであり、後者が常に依拠する前者は実践的な手順にある。

　さらに運用し、単なる指示で指導や調整を適用し、日常生活の動作をするかもしれないけれども、疑わしい厳密性をひとつやふたつの方向へやるだけでなく、もう一方で普遍的な適用もされて、厳密に全ての方向にある全ての側面で、精神や肉体に現れる人類の諸問題に関わるかもしれない。

　拙書の*意識的調整*を出版してからというもの読者からのお手紙をたんといただくようになり、皆さんは、意識的調整を実践的に応用するやり方に関心があり、それから、私の概念に含まれた原理にも興味の観点がおありだとわかった。

　「意識的調整のお話は全部ごもっともですが、しかしどうすればそれが手に入りますか。」とある方のお手紙にあった。別の方は「どれほど広範囲に応用できますか。」と、そしてまた別の方からは、「もし貴兄の実体験で証明されたように、意識的な指導や調整によってこれほど広範囲に利益のある結果が得られるなら、貴兄の概念は、ちまたによく受容されている概念よりずっと総合的に違いありませんね。」と。別のお手紙では、「私の友人にひど

いかんしゃく持ちがいまして、自分でもその事実に気が付きました。それでこの方は医師や霊的な指導者にも助けを請いました。専門家筋は彼に価値ある助言を山ほどくれましたがしかし、その結果は満足にはほど遠いものでした。」と。

　我らのよく知っている事例があり、男女を問わず飲んだり食べたり度を超している人がいる、と同時に知られているように、自分らの不健康な欲求でこうした方向へ行くのを乗り越えられる人はその中にほとんどいない。検査してみると、誤った指導下にいる大多数の人に隠されていた事実が浮かび上がり、それは、こうした人々がひどい協調作用にあるという事実、それから心身の状況に現れていることは、専門家にかかりそこで案の定バランスの行き過ぎた状態になり、ひとつの方向か別な方向か、潜在意識的で非理知的な欲求が主導して、意識的で理知的な調整が弱いことだ。

　こうした事例にすんなり成功するように関わるならば、基礎を意識的な指導と調整に置いた側面から、再教育や再調整や協調をすることになる。

　ここで調整を得るにしろ、ある傾向でアルコールや食べ物に自己耽溺しすぎているところは大変困難な問題であり、一般の人類は動けずに自分自身をひどい協調状態においている。これは失敗によって示され、いつまでもうまくいかない不幸な人々の結論で、習慣を打ち壊すのは不可能とされるまで続く。

　そんな人は、そうこうするうちに段階の進んだ状況を迎え、神経炎・ノイローゼ・消化不良・リューマチなどの症状を呈してくる。実に、こうした悪い状況は耽溺した結果が即座に現れたものであるし、指摘するまでもない。

　こうした不幸な事実に我らは直面せざるを得ず、こんな人々は実践的な調整能力に欠けており、こうして失敗ばかりが取りざたされると、一般論で、こんな人間は意志薄弱だといわれる。私の意見では、これは本当の真実ではない。

　たとえ話として、ある人が泥棒をして引っ捕らえられ、罰を受けたとしよう。この人は改心するつもりだと、友人や親戚に告げる。しかし、この人は本当にそうするつもりだろうか。すぐにはこの質問に答えないでおいて、この人が問題をどう捉えるかという見解次第としよう。そこでふたりの兄弟のたとえ話をしよう。ひとりは泥棒であるが、もうひとりは泥棒でない、少

Part I　人類の最高遺産

なくとも人生で一回も物を盗んだことがないとする。この人はそうした行為を蔑んでいるけれども、ためらいもなく自分の契約相手の友人につけ込む。自分が友人に対して不正を働いているとこの人は気付いてさえいないかもしれない。事実として、この人の熟知している詳細や可能性があり、ビジネスにおける問題はこうした契約書に表わされている。この人は自分に優れた知識があることを重々承知であるので、それをわざわざ利用してでっちあげた契約文章で、結果的に自分が確実により多くの利益を略取できるように取引しようと経験の少ない友人を陥れる、がしかし同時に、この人は完全な理解で、契約は、しかるべき線に沿って確実に対等な利益がもたらされるものにするべきであると、わかっているかもしれない。これがこの男の呼称するビジネスであり、泥棒とは言わない。

こんな友人につけ込むようなやり方を、泥棒が軽蔑していることもあり得る。そんなわけで、「泥棒の名誉にかけても」とどこかで聞いたことのあるセリフがある。

そうなると、兄弟の片割れを意志力がないと言えなくなるけれども、この関連でこの男と彼の泥棒兄弟とのふたりの間で、どこに差異があるのか。

泥棒の場合では改心する約束がなされた。この男は繰り返し盗みを働くから、周りの人は普通に「あの人には望みがないし、意志力がないから改心なんて出来やしないさ。」と言う。私としては既に示したように、これが正確な結論ではないと危ぶんでいる。

なぜなら仮に我等が認め、双方の事例において全てが依存しているのはひとつの観点であるとするならば、驚きにはあたらないからで、単に改心するという口約束は無益となり、我らがもっとずっと奥まで気が付かなくてはならないことは、変化した観点を王道にすれば改心へ向かうことだ。同時に、人類の思考統合における実体験から我々の教わったことがあり、もっとも変化が困難なのは、潜在意識的な調整下に観点を置いている人間だ。改心する能力の欠如は結果であり、たいていは潜在意識的な精神の機構に部分的な失敗があるせいで、この側面に必要なのは筋の通った判断だ。

実は、この男の所有する意志の力やエネルギーはみなぎるほど特定の方向へ向いていて、おそらくそれと同じくらい他の方向へは欠落している。これは彼の兄弟にも等しく応用でき、多いか少ないかの程度こそあれ、全人類

に当てはまる。同時に私の考えでは、我々が正当に結論つけると、この泥棒は、この人の兄弟と比較すると、自分のエネルギーや意志力や潜在能力の訓練を、しかしながら限定的方向に向けただけだ。こうした適用は、全ての人の呪われたいわゆる犯罪的な傾向に出ていて、対照的に、ずっと幸せな同胞としての存在にも出ている。こうして我らはある場所に到達し、そこでまたしても我らが直面した誤った方向へのエネルギーが見られ、それを狭い溝へ集中させる異常な傾向が示される、そうなると、過度の補償作用が必然的に後から追い討ちをかける。

泥棒は残念ながら、自分の邪（よこしま）な視点に自分のエネルギーを閉じこめすぎている、要するに、結論的には誤った視点であるのに、人生に必要なものを得る妥当な手段としている。彼の邪な視点からは、他の人から単に物をもらっているだけで、よく考えると他の人と同様に自分もそれを所有する権利があり、自分が十分に賢ければどんな手段を指揮してもそいつをもらって構わないとしている。特殊な社会主義を標榜する派閥に、同じような視点を表明しこのやり方を正当化して理論化している輩がいると聞いたことがある。彼らの観点は実質的に泥棒のものであり、彼らの理論で取引するなら、同様の手引きが必要になる。我らの知るところにいる男女には、何年間も盗みを続けているのに疑われたことさえない人も居て、誰にも疑問を持たれずこうした嫌疑から逃れているし、そのわけは彼らが確実に、たぐいまれな意志力・エネルギー・潜在能力・勇気・決意・行動力の様々な形式を所有していたからであり、もしこれが正しい手続きへと方向つけられていたならば、最高水準に成功した価値ある社会の一員となっていたであろう。

忘れてならないことがあり、もし泥棒が見つかったら受ける罰は恐ろしく、法的に課せられる罰だけでなく、泥棒は社会的な各方面で軽蔑とあざけりを受け、彼の血族までもがこの人を一般人と一緒にせず、邪魔者扱いするだろう。

それから明らかに、こうした問題の解決に向かおうとしても、この泥棒や他の犯罪との関連において問題となるそうした人間の心身状態があり、その影響で犯罪の方向へ向かわされているから、いくら罰を与えてみたところで失敗するしかなく、この人の視点を変更させることも出来なければ、この人の素晴らしい精神や身体に授けられた能力を正直な価値ある側面で表出さ

せることも出来ない。

　我ら全員の気づいていることで、保守派が進歩派の視点に切り替えてみることなどほとんどないし、一日たりとも、いや一月、一年たってもそのままであり、逆に、進歩派が保守派の視点に切り替えることもない。もし仮に、こうした精神的変化があったとしても、潜在意識的に管理されている人ではほぼ例外なしに少しずつであるし緩慢である、要するにその理由は、その心身的な自己に要求される再調整が莫大なうえに、依存状況の現れているその人自身がやらなければならないからだ。ある特定の状況が現れたままで再調整の道筋を進めるなら、協調しない方へ行き、深刻な危機を呈する場合もあるかもしれないと言える。こうした種類の人が実体験をしていくと、しばらくの間、今まで以上の危険にさらされることもありうるし、この期間は人によってまちまちの長さになる。

（原註　この関連で興味深い引用をしよう。「汚れた霊は、人から出て行くと、砂漠をうろつき、休む場所を探すが、見つからない。それで『出てきた我が家に戻ろう』と言う。そして、戻ってみると、家は掃除をして、整えられていた。そこで、出かけて行き、自分よりも悪いほかの七つの霊を連れてきて、中に入り込んで、住み着く。そうなると、その人の後の状態は前よりも悪くなる。」聖書新共同訳、ルカによる福音書第11章24〜26、「汚れた霊が戻ってくる」から。）

　再調整の道筋における全側面で意味付けされるものは、即座におきる干渉であるし、この力学が強さや弱さとなって現れ、本件の泥棒問題で力学の強さを考慮すると、そこに結びついた精神や身体の奇癖をやっている男に害悪をさせる要素となっており、多かれ少なかれ彼を管理している、つまり、こうした力学の寄与する指導や方向付けに彼の事例がある。彼が肉体や精神でなす行動の全てはこうした有害要素に刺激され、彼の実体験では最大の信頼になり、そちらの方向へ能力を発揮している。

　さて、この人の弱さを問題にするなら、彼には頼るものがほとんどない。彼が改心するという試みは再調整への要求となるから、この意味を言い換えると、ある期間、彼はかなりの信頼感と方向付け能力を消失する。もし彼が新たに努力するなら、必要とされる方向付けは、ある回路で自分の信頼感を失うところへ向くばかりか、自分に最大の苦しみとなるし、それは補償のや

りすぎだった過去の実体験によるものだ。現実的に自分の支援を突然引きはがされ、別の方法に置換させられ、自分の良き隣人や親族の考えた大いに優れた完全に信頼できる方法とやらをやらされることになるだろう。周りの人の人生で実体験され明らかにされ、彼らには満足の行くやり方になろう、そうなるとしかしながら、周囲の人の経験は彼自身の経験ではなく、隣人の強さは彼の強さではなく、隣人の弱さは彼の弱さではないだろう、そうなると、帰結されることはこうした事実の積み重ねにより、潜在意識的な調整は失敗に終わること、そして、理知的な意識を用いた調整が必要とされることだ。

　私が自分の視点をうまく明確にできたとすれば、読者の皆さんも気が付き認められるように、この不運な泥棒の危険がある。彼は、ある種の同情をされるに違いないこんな男であり、自分自身の過ちではないところで方向つけられてきて、長い間にわたり自分ではどうすることも出来ず、慣れない複雑な経験を繰り返しながら、妄想的で堕落した潜在意識によって振り回されてきた。もし仮に、もう一方にある意識的で理知的な調整を代わりに運用して、再教育や協調作用がなされていたならば、その道筋で再調整に現れる困難や危険が最小になっていたであろう、と我らは事例を挙げた。

　ここまでの記述を省みながら、我等は正当にごく少数の例外を除いて変化に期待が持てるのか、この泥棒が、自由派や保守派に一般的な手法である潜在意識的な基盤におかれているところでやれるのか、と質問する。実体験から証拠を挙げると、命題に反する。

　例に挙げた保守派と自由派はこの泥棒とどっこいどっこいで、どちらも同様に、潜在意識的な指導や調整に依存する傾向の被害者であり、有害なものやいろいろなものが既に発達し確立されているところをお約束のように認知せず、理知的能力の萌しもない。従って、我らはもう一度よくよく注意を向けなければならないし、こうした心身の道筋すなわち習慣とよばれるものを、発展性も含めて、意識に根本がおかれたものと同様に、潜在意識から湧き出てくるものも扱うことになろう。

　たとえとして、生まれながらの泥棒だと我らが呼ぶかもしれないある男、この話をしよう。言い変えると、彼が呪われているのは、潜在意識的に異常な要求もしくは習慣があるからだし、それがこの男を生まれつきの泥棒にしている。

Part I　人類の最高遺産

　その一方でもしかすると、彼は生まれたときには全く正常だったけれども、幼いうちに単純で明らかに有害な小さなやり方を知り、不注意にも健全な訓練を受けることもなかったためにゆっくりこれが発達し、心配する人にも友人にも親族にも観察されないまま過ぎてしまっただけかもしれない。
　周知のように、男女を問わず薬物中毒になってしまう人がいるが、たいてい初めは薬物で引き起こされる感じを経験したいという単純な気持ちからだ。ほとんど間違いないやり方で、将来的にも何度か繰り返される。当初は無邪気であったのに、薬物習慣にまで発達することがあまりにも多い。
　明らかに強い意志を持つ科学者において、初めて薬物使用したときには純粋に科学的な視点から無害に見える方法だったのに、それにもかかわらず、急速に薬物習慣の被害者になってしまう例を、見聞きしたことがおありだろう。全く同様の道筋が用意され、多数の中毒者が作られる。
　重要なことを留意しておくと、男女を問わず人それぞれで、他の誘惑的な影響が心配されるところで完全に制御できる人でも、場合によっては、別の刺激や薬物の被害者となってしまう。
　例えば、A氏はある種の薬物において常習的な中毒状態になっているけれども、この人が若いうちからたしなんでいた飲酒に置いて一度も行き過ぎになったことなどない。この特定の薬物に遭遇するまで、潜在的な異常性、というか脆弱さというか、なんと呼んでもかまわないが、彼にそうした物が全面的に現れたことなどなかった。別の例で、B氏は中国に長らく滞在した頃、現地人と一緒になってしょっちゅうアヘン吸飲していた。そうして1年も過ぎたころ、このアヘンで特に問題といえるような習慣は何も生じていなかったけれども、その一方で、お茶の習慣が彼にとって危険になった。お茶への自己耽溺によって彼の健康は著しく損なわれ、茶の過剰摂取によって特定の問題が生じているという見解を医療関係者からもらい、かなりの苦しみになっていることを自分で重々承知しているという事実にもかかわらず、この人は大量のお茶飲用を継続していたから、これではまるで、他の人が薬物や酒やそうした種類の物質影響下において見せている状態と全く同じだ。
　この点まで達したら、エマーソン氏の表現で人々が「コミュニケーションを理性から外して」いる状態であり、要するに、潜在意識的な傾向が出ている。こうして困難なうえにこれに打ち勝つことはよほどでないと出来ない

と解き明かされたが、そこで、この困難を残さず平らげるなら、潜在意識的調整を取り除く代わりに、意識的な指導や調整を有機体全体に行き渡らせることになる、要するに、実際的な手順を踏んで、人生にこうした意識的な指導や調整を含めていくなら、「もう一度、人々のコミュニケーションを理性に呼び戻し」、そこで供給する「そのとき最適な手段（means whereby）」により上手に整理し直すことになる。

　人々が「コミュニケーションを理性から外して」いることを示す事実を挙げると、人々は自分でも深刻な病気であると知っているうえに医者からも指示され、健康を回復したいなら特定の食品や飲料を慎まなければならないにもかかわらず、そうは慎まないところにある。人が何らかの内的な渇望を満たすように自己耽溺を継続すると、この渇望こそが支配的な要素に成長して人間の理性に逆らうようになるし、そうやって人が潜在意識に管理されているということは意識的能力がない、そうなると、潜在意識的調整（本能的・直情的）の結果が実体験として様々な側面に現れ、そこは動物的感覚を訓練し偉大なる調整と方向付けに影響を及ぼしていた初期段階の人類進化になる、そうなるとその一方で、意識的調整（理知的な実体験）が再教育・協調作用・再整理などを経て得られたら、結果として人生に、使い方を理知的な能力にした指揮が及び、この手段を用いた戦いで、人類は自らの異常な欲求による有害な知覚経験に挑めるかもしれない。

　事実、文明社会の人類はワインや砂糖や薬物を摂取し、気が付けば健康や性格を徐々に蝕んでいて、これを積極的な証拠とすれば、身体が主導して精神的な自己を抑えつけており、石器時代と全く同じだ。

　砂糖の事例で示されるように、例えば、人々は味覚の被害者になっている。言い換えると、特定の感覚を作り出す味覚の影響が出て、しまいには人々の指揮系統を支配するのだが、この関係に置いて、その代わりとなるように人々の指揮は理知的能力によってなされるべきだ。人々が発達させてきた退廃的な感情複合体（コンプレックス）があり、そこで偏向した身体的感覚が満たされているに違いないし、さらに代償として精神や肉体を病み、ひどい苦痛になっていることも多い。

　こうした心身統合体の状態では満足のいく進展へ指示されず、進化段階上で現段階に至るまで、さらに将来的にも、より大きな確約などできそうに

なく、未来はこうして同様の潜在意識的な方向下となるだろう。特定の偏向した感覚が主導すると、別の興味深い位相が露呈し、こうした感覚を求めている間はきわめて多くの場合で、そこに関連してかなり表面的な感情複合体（コンプレックス）がある。

　事例を挙げると、ある人が苦しんであり、その病的な結果は砂糖摂取量が有害になる分量だからとしよう。もし仮にこの人が決意して、味覚的な欲求を満足させるのを慎み、甘い物を控えることにして、本当に一週間か十日ほどすると、よく起きるのは、以前に砂糖で得られた魅惑的な気持ちよさを失って、そのあと発達してくると、積極的に砂糖を嫌うようになることだ。

　こうして明らかにされることは他にもあり、それは、大多数の人々が信頼に値しない感覚に頼っていることで、味覚の他にも様々ある。もちろん、全ての事例でこうした信頼に値しない性質は異常性によって引き起こされているし、おかしな方向がひとつやふたつ大抵はもっと多数あり、そこで以上の事実によって強調される絶対的な必要性があり、正常な状況を確立し、要求される意識的な指導や調整による維持管理を文明社会でやる、すなわち、この状況で意図して除去や予防へ向かい、異常な欲求や要望をどんな方向からもなくすことになる。

　今まで述べてきたような現象について友人や生徒諸君と話し合っていると、しょっちゅう尋ねられる質問がある。要するに、

　「何なのか、つまり、特定の徴候が強くなったり弱くなったりするいろいろな人がいるところで、我等は何に帰属して、特定の異常な感覚が問題とするのか」、「なぜなのか、つまり、ある特別の知覚経験に溺れると自分でも健康を害し日常的に苦しむとわかっているのになぜ人は行き過ぎになってしまうのか、それから、もう一方に別の人がいて、この人にも同じく異常で行き過ぎた証拠が挙がっていて、自分の仲間に起きている失敗には逆らう一方で、なぜ別の種類の知覚体験には屈してしまうのか。」と。

　これは単純に、その人の心身問題は個人的に成り立っているからで、遺伝的な傾向やその人の人生全般に置ける経験や、様々な環境によるからだ。筋感覚系が堕落し妄想的になっている人間の全員が発達させる形式に、偏向や異常性を伴う感覚がある。真に重要な点は除去し予防すること、つまり、上記のような筋感覚状況で不可能になっている人類が支配されている感覚を

やめていくことだ。
　別の観点があり、一般人の心理訓練で、たいへんな苦痛を伴うからといって結果的に異常な自己耽溺をする方向へ進んでしまってからでは、なかなか抑止力が働かない。
　もちろんもし仮に、こうした不運な人々が自らの理性と交流し、従って意識的な指導や調整を受けるならば、こうした苦しみは予防され、同じ結果を繰り返すような経験はなくなるだろう。
　人々がもしかして学習によって、こうした興味深い位相にある精神や身体の現象に至ったとしたら、まるで自分らがこうした苦しみから満足感や喜びを見いだしていたかのように見えるだろう、そうなると、もしかすると人によっては結論として、自分の経験において同じ行為を繰り返していたのを止め、続いて実際に引き起こされていた苦痛や不具合をなくそうとするだろう。
　それから確実に、とても筋の通らないところなど何も見あたらない示唆があり、それで見えてくるとほぼ疑いなく人によっては*不健康状態*がごく当たり前で、これは他の人で*健康状態*がごく当たり前なのと同じであるとわかる。
　これが単純に意味しているのは、ある試みで、一部に自然の働きがなされるところの状況が*異常*であるとそこに関連して、同一の道筋に*正常*な部分もあることだ。
　後者（正常な状況）を楽しんでいる人は痛みや苦しみをなるべく避け、理知的に苦痛を予防しながら行動していて、そこに全く矛盾しない我らの知識と経験によれば、人間有機体には異常性があって、そうした考えに傾いて異常な傾向に苦しんでいる人々は、偏向した形式にある苦痛のなかに喜びを見いだしている。
　さて、全てこうした提案を提出したのは当該理論を支えるためであり、第一原理は全ての訓練でごく幼少の頃から、ずっと意識的な段階における協調作用・再教育・再整理において確立する正常な筋感覚にある。
　異常な状況を参照してきて、多かれ少なかれ潜在意識を通過した感覚によって支配されているとわかったから、我らが覚えておかなくてはならないことがあり、偉大なる調整能力は動物王国で主に*肉体的*であるという点だ。

それは純粋に動物段階の進化に限られることであるから、この段階よりほんの少しでも先へ進むなら、そこで要求される均衡のとれた能力へ徐々に移行し、精神を優勢にしなくてはいけない。

調整や指導にあたる能力は、野生の四つ足動物と野生の黒人種とにおいて実質的に同一であるし、進化的な立脚点からこれを示すと、精神的な成長はこうした種でまだ踏み出されておらず、身体的な進化において野生動物の段階から野生人類の段階へ進んだようにはなっていない。

ここで私の主張における急所へ皆さんをお連れしたが、意識的な指導や調整という観点を最大の意味あいで受け取れば、まさしく、普遍的なものになる。

どこであろうと、我等に見つかる支配要因として潜在意識的（直情的）な調整があるならば証拠が挙がったようなもので、生命の低次元な進化段階に置ける肉体性が強大な調整力学を示している、そこで我らは十分に気づき、この状況では不確実な発達になるのに高い段階の進化へ向かおうとしている、ところが、進化を目標にして文明社会の成長や発展をするべきで、人類は疑いようもなくこの目標へ運命つけられている。

黒人種には不適切で相対的な発達段階にある精神的進化を示す種族もいるが、彼らの精神的進化と身体的進化とを比較し、彼らの周辺にいる野生動物と関連してよく考えてみたときに、これは全く残念な結果であるとみなす他ない。こうして確かめれば証拠として挙がることなど何もないので、人類が適切な歩みを進ねて進化段階をあげるには、文明社会でも、元からあった潜在意識的な指導と調整を継続して信頼すればよいことにはならない。

（訳注。黒人種云々という箇所は、翻訳していても正直つらかった。ただし、19世紀末にはまだブッシュマン・アボリジニ、日本でもアイヌ・サンカなど自然状態・野生状態に暮らす人も多かった。そうした人のことを指しているだろう。
翻訳者の個人的経験がある。ネパールのシェルパや先住民（いわゆるアメリカインデアンなど）と接した時に、彼らは大自然への深遠な理解もあり、賢者も人格者も多く、たいそう感激する扱いを受けた。ところが、同じ偉大な人が小学生程度のちょっとした金銭計算も出来ずにいた。別の事例。国際フェリーで親しくなったボツワナ出身の美人姉妹、二日間揺られてなんとかエール共和国ロスレア港まで辿り着いた。どうでもいい書類を山ほど出していたが肝心のビザがなかった。税関の見解を、行きがかり

上居合わせた私が代わりに丁寧に説明したけれども、姉妹に"I forgot"（忘れた）といわれた。せっかく時間もお金もかけてここまで来たのに、同じ船の帰り便に乗せられて大陸へ送還されてしまった。こうした思考方法すなわち「潜在意識的調整」では、文明社会はとても生き残れないだろう。)

Part I　人類の最高遺産

6

習慣的な思考が及ぶ肉体

　ある人が、どんな事柄についてもしっかり考えられると思い、もはや自由な評価が出来なくなっている事柄についてさえ持論を主張しているなら、その人は狂人である。

　　　　（アレン＝アップワード著、『新しい言葉』（*The New Word*）より。）

　第4章に吃音の症例を記述した時に触れたが、誰であろうと、その人の意識的な心理状態に影響を与えるのは簡単な職務ではない。問題点が存在する。自ら治療しようと医者や他の医療関係者にかかった患者（patient）は、言われたように*作業*することはできるかもしれないが、言われたように*思考*することはやろうともしないしおそらく不可能だ。通常診療に関わる医療従事者は患者のこうした精神的な態度を十中八九無視している。投薬・食事療法・体操などをすることになり、患者が従順に機械的な方向で示されたその処方を守りさえすれば、よい患者と見なされるだろう。医師が患者の考え方にわずらわされることはないし、もし例外的に百に一つ悩ましいケースが医師にあったとしても、おそらく重度の躁うつ病くらいだ。
　実に、私が続いて証明しようとしていることは、公立でも私立でも現在の「精神病院」における症例でかなり大きな比率として示されているように、そこで人々が受けている扱いにより、狂気は発達するように促され、そうした状況になる理由は精神的な態度が無視されているからである、という内容だ。今この興味深い題材である狂気について熟考する暇はないが、それでも書き留めておかなければならないことがあり、かなり大きな比率と私が述べ

たようなこれらの症例は本来許されるべきでなく、また、その状況に置かれれば必然的に初めから、人々は病院送りに至ると決っていたようなものだとここに記す。精神的な調整能力を欠いているというには程遠く、心に全く非凡な能力を携えている人は数多い。複数の症例で、その人らは初めおそらくわざとそうした態度を取って独りよがりな結果を得ようとしていたのであり、例えば、自分に向いていない仕事から逃れようとしたり、自分に甘えて欲望のまま過ごしたり偏執的感じに浸っていたりしていたところ、それを継続するうちに、初めはわざとしていた態度がそのうちに固定化された習慣となってしまい、その結果として、調整不能に陥ったのだ。

　従って、患者が意識的調整をできるように我々が求めていく際は、*実際の行動に対する指示に先立って、精神的な態度を改めることが優先されなければならない*。実行された行動はあまり重要でなく、そうやって実行するやり方のほうが重要である。特別な体系へ向かう患者、すなわち被験者はこうした事実に理解を示すかもしれないが、それにもかかわらず大抵の場合で、ばかげた習慣的な考えを変更するのにものすごい困難を伴い、本人と本人が明確に期待している利益との間にその習慣的な考えが立ちはだかる、というのも注目に値する真実だ。だから簡潔な説明によってこの明白に奇妙な謎を解くなら、それは、大多数の人々が機械的な習慣に基づいた思考に陥ると同時に、いともたやすく機械的な習慣に基づく肉体となり、その肉体上で即座に結果が現れる、ということだ。

　次に、皆さんの身近なところで起きている事象にするために私の専門分野以外から選んだ事例を挙げるが、それにしてもそこでも個人的には、ほとんど何の心配もなしに習慣的な思考を変更できるとはとても思えないし、今から事例に挙げていくどんな人にも同様だろうと見えるところで特に、良く知られた政治的な宣伝（プロパガンダ）を取り上げてくっきりと描写をし、指摘しながら概略をお知らせすることにしよう。

　というわけでご登場願うが、Ａ氏は根っからの自由貿易主義者とし、一方のＺ氏は保護貿易主義にこれ以上持てないくらいの確信と申し分の無い可能性を見出しているとし、両者がこの論点で議論している状況を想定しよう。するとすぐさま、Ａ氏が話している際には、Ｚ氏のしている努力は限定的であり、揚げ足を取ろうとしているか相手の論理的な過ちを探そうとして

Part I 　人類の最高遺産

いるかのどちらかで、一方、Z氏の話す際にA氏の取る態度も寸分たがわず同様なことに気がつくだろう。どちらの党派も自分の主張を変更する意図など無いに等しく、相手の提出している事実や論理を受け入れる素地もありえず、何を言ってもムダであろう。これは事実であり、こうした経験はどんな知的な（intelligent）人にも内包されている。論争者は自分自身の心に左右されすぎるあまりに、特定の印象を受け取ることすら不可能になっているわけで、ということはすなわち、もし仮に部分的にせよ彼らの知（インテリジェンス）が正常な感受性を持ち新しい考えを受け入れられるならば、以前の概念と新しい考えが対立していたとしても出来そうなものだが、そこが麻痺状態になっているわけで、ということはすなわち、知は閉ざされ動作しなくなっている。機械的に習慣的な心が形成され、相手側の議論は全てそこで解釈され、誤って捉えられ誤った推論に導かれる。ここに描いたどちらの論争者においても課題に取り組む意図と欲求は、開かれた心（open mind）のもっとも少ないやり方になっている。残念ながら、政治的な課題にのみ固定された習慣的な心が発揮されるのではない、すなわち、我々の日常生活における全ての考えと行動に及んでいると証明でき、習慣的な心が原因となって多くの害悪をもたらしていると論証できる。

　さて、この精神的な硬化という問題に触れるにあたり、とても有益な評論を頂いたから、引用してもよいだろう。1910年12月17日付のモーニングリーダー紙上に有名な演劇評論家であるウイリアム＝アーチャー氏による「オープンマインドの魅惑」というタイトルの評論が載った。それに対する私の返信は同紙1910年12月23日付で載った。この簡潔な議論によって全く明確に思い違いが描きだされる。この論点に関して、こうした誤解がたいへん容易に生じてしまうことを示すために、厳密に元本と全く同じ手紙をここに再び載せることにする。

The Open Mind 　（開かれた心）
ウイリアム＝アーチャー

　FMアレクサンダー著「人類最高の遺産」という本は興味深く、以下の一節にある箇所を取り上げて今週の評論を進めていこうと思う。そこで扱われ

ている「機械的な習慣に基づく思考」について、FM 氏の著書から引用する。

　……ご登場願うが、A 氏は根っからの自由貿易主義者とし、一方の Z 氏は保護貿易主義にこれ以上持てないくらいの確信と申し分の無い可能性を見出しているとし、両者がこの論点で議論している状況を想定しよう。するとすぐさま、A 氏が話している際に Z 氏のしている努力は限定的であり、揚げ足を取ろうとしているか相手の論理的な過ちを探そうとしているかのどちらかで、一方、Z 氏の話す際に A 氏の取る態度も寸分たがわず同様なことに気がつくだろう。どちらの党派も自分の主張を変更する意図など無いに等しく、相手の提出している事実や論理を受け入れる素地もありえず、何を言ってもムダであろう。……習慣的な心が機械的に形成され、相手側の議論は全てそこで解釈され、誤って捉えられ誤った推論に導かれる。ここに描いたどちらの論争者においても課題に取り組む意図と欲求は、開かれた心（open mind）のもっとも少ないやり方になっている。残念ながら、政治的な課題にのみ固定された習慣的な心が発揮されるのではない、すなわち、我々の日常生活における全ての考えと行動に及んでいると証明でき、習慣的な心が原因となって多くの害悪をもたらしていると論証できる。

　もちろんたいへん多くの事例で、実にアレクサンダー氏の主張する通りであるとはいうものの、しかしそこで、私はどうかと思うのだが、暗にこの「開かれた心（オープンマインド）」の理想として示されているような彼の描写を、我々は受容できるのだろうか。人生の仕事を有効に指揮するために、安定した確固たる信念は絶対に必要ではないのか。それから、感受性豊かな側面でも、固定化された側面でも、我々は同じくらいすぐに道から外れはしないのだろうか。たしか聖書の警告に、「なんでも教条主義の風に吹かれている」輩には反対しなさい、とあったのを思い出せるような気がしてきた。
　見直すことにして、開かれた心の分量を推測すると、それは自然に話題や論点の中身で様々に変動するように見出せると、私は思う。実際に問題となるのはもちろん、愚かにも先入観や偏見のせいで我らが真実を受け取れなくなる時であり、それはまさしく目の前で起こり得る。しかし、こうした事項は、一般に生じていると議論するようなものではない。近代社会における

Part I 　人類の最高遺産

　私の見方では、神学、これだけがほぼ唯一の影響を及ぼすものであり、そのせいで人々が目の前で起きている事実を拒否し心を閉ざすようになったり、様々な可能性がくじかれるようなところへ連れて行かれたりするというならよくある話だろう。しかし、人生一般における大切な論点は、ほとんどの場合で事実への疑問などではまったくないし、別の場合でも証拠が複雑すぎるか、証拠を得がたいか、目の前でやって見せることが人間に可能ではないと言わざるを得ないときで、ことわざに示されているとおりだ。嗜好（好き嫌い）を論点にして議論するのはくだらないと一般に良く知られているが、なぜなら、喜びの中身は受け取っている人とそう受け取らせている物事との関係にあり、これを強引に理屈で作り出そうとしたり、論証しようとしたりしても不可能だからだ。疑うまでもなく、「サロメ」を観劇に行ったり、ポスト印象派展覧会へ行くなら、開かれた心を携えていくべきだろうし、要するにその際は、頑固頭の無教養振りを発揮したり俗物的な気分で行ったりするべきではないだろう。それから、鑑賞後の議論にも開かれた心を携えるべきで、つまり、自分で自分を制限するような法則を定めるべきではなく、その際は、愚かで不誠実な人々を糾弾するくらいのつもりでいるほうが望ましいし、そんな対象となる人はポストワーグナー主義やポストマネ主義のなかに、（たぶん）我々が普通に付き合うよりもたくさんいるだろう。さてこれでは、開かれた心の性質を広げすぎたかもしれないが、もしそうだったとしても、疑いようもなく大量の気取屋や知ったかぶりが芸術界に存在しており、そこで、モールド氏やボスルウエイト氏などの作品を取り上げ、ひとつずつ自己判断で価値をはかろうとすれば脆弱でだまされやすいと述べておこう。エマーソン氏は、「たとえ古代の偉人がこの世界における運命の銃声と断言したとしても、豆鉄砲は豆鉄砲にすぎない。」と述べ、それなら、心の全く無い人などいないのだから、可能性としては誰でも心を開いた状態でいられるというところで、質と価値についての議論が枚挙に暇がないほど生じて来る。

　ここで今一度、アレクサンダー氏が描写した政治的な論点へ立ち返ってみよう。一般論にしては、これは確認できる事実に基づいた論点でない一方、思索か推測の域にある論点であり、想定された結果へ向かう道程において操作されている。相対的に、非常に複雑な論点であり、つまり、現在この課題が国会の両議会で単純に扱われたら珍奇なことになる。それから、ひと

つずつの論点はそれ自体が複雑であるのみならず、要するに、同様に複雑な他の論点でお互いが密接に織り交ざっている。そして、A氏とZ氏の両者で、単純な議論として関税問題のような話題を論じている際に、思考している彼ら自身の全体系が改革されるべきだと、我々は理知的に期待したり欲したりできうるのか。（私は場合によってこれは起きうると想定するが）、もしどちらかが転向したなら我々は転向者の開かれた心を賞賛するべきなのか。新たに転向しても以前の考えと比べて深く根ざしていると到底言えないならば、我々は敢えてその人の浅はかな心を哀れむべきではないのか。私が取り上げているように、ある人の政治的な見解は、どんな実態があり首尾一貫した意見であろうと、基礎的な原理からなるモザイクのような一組の塊であるし、またそうであるべきだ。苦心して拾い上げ編集しなおしてパターンを変更するようなことが皆さんに起きるかもしれないが、それにしても、単にちょっと一押しされただけでとても変更できるものではない。そうやって追いかけると、こうした政治的な議論は暇つぶしで、時間の無駄になるのだろうか。いや、まさかそうはならない。その力で我々は自分の思考を捉えなおし、意識的で明確な関係によって基礎的な原理に対応することができる。我々の議論をふるいにかけ、そうやって、相手側の過ちを探すことで、自分自身に気づきを持つことがめったに起きないとはいえない。もっと進むと、議論によって、長い道のりにおける一部ではあるが、思考が形成されてきたり、感覚の進化が起きてきたりするかもしれないし、そうするうちに真に価値のある会話が最終的にはもたらされるかもしれない。自分は全く相手の論証に左右されないと思っている人があるかもしれないが、それでも潜在意識的（subconscious）な影響は残るかもしれないし、時が過ぎるとそれが表に現れてくるかもしれない。自分では気がつかないうちに、心のモザイクのひとかけらかふたかけらかが緩んでくるかもしれない。このこと以上に大きな成果は、複雑に政治的な論点についてどんな議論をしようとも、欲することがほとんどできないくらいと思える。疑いようも無く、一度や二度は完璧に開かれた心になってこうした関税改革のような問題について学ぶのはたいへん望ましいことであり、要するに、こうしたことは我々の多くが既にやっていることでもある。私事で恐縮だが正直に述べると、チェンバレン首相が最初に不一致の果実を我々のど真ん中に投げかけた折に自分ではっきりと気

がつき、自分の自由貿易主義には単に伝統的なだけで非理知的な性格がある と認められ、ということは、私には先入観があったし、自由貿易に反するど んなものにも、向こうの過ちをほじくりだそうと完全に準備していた。私は 実際に議論をしてきたわけではないし、それは不十分で非知的な学習のせい だったかもしれないが、けれども絶対に、開かれた心がどこかで欠如してい たなんていうことにはならない。

　最後にひとつの限界を示すが、理想的に開かれた心について一言ある。 特定の論点の中には、我々が安全に心を開いていられないものもあり、なぜ なら、そうしたやり方には狂気が横たわっているとわかるからだ。ある日、 私はマサチューセッツにあるコンコルド市で過ごし、そこで友人と議論に なった。その人は占星術の信奉者となっており、私の星占いをやってあげよ うようとたいへん熱心だったからだ。そのこと自体に異論を挟む気はないの だが、彼の意見を受け入れるために、私が一瞬でも自分の心を開きわかった ふりをするのは出来ない。より困難な症例はベーコン＝シェイクスピア理論 であるが、つまり、そんなものにまで開かれた心を続けるべきなのだろうか。 私は「ありえない」と返答したい、というのも、一旦我々が事実の掌握を失 えばすべてが狂気になり、正気の沙汰（folie lucid）に渦巻く奔流におぼれ てしまう危険にさらされるからだ。妄想の元となる心理的状況を完全に明ら かにしよう。実に、たいへん奇妙なことだが教育的に進んできており、これ は歴史的にみて人類の失敗であり、その意味で学ぶに値する。貧相なベーコ ン氏が無理やりに奉られたのは本人のせいではないが、彼にボヤキ主義文学 の地位が与えられたこと、それから、最近のオンスロー氏・ワリー氏・ケ ニーリス氏が主張し彼らがベーコン主義と信じているところについては、ど うなのだろうかと私は疑う。しかし本当の「開かれた心」という論点で私の 思いつくことは、これは奇跡的な人たちの途方もない愛情の現われであり、 それで不完全に物事の真実を覆い隠してしまうということだ。論点によって は均衡をある程度崩すことなしにはひとつも心を開いていられない、そんな 論点もある。（以上）

開かれた心
モーニングリーダー紙編集者殿に
FM アレクサンダー

前略

　お世話様です。ウイリアム＝サーチャー氏がかなり誤解したまま、私の見解に対する評論を書いていらっしゃるにもかかわらず、こうして返信をしたためているのは私の持論を押し付けるためではありません、といいますのも、本当にたくさんの肉体に現れる害悪でひとつ、この論点が根本に横たわっていると私が信じていないのであれば、この論点はそれゆえに、軽率に放っておかれてはならないものになりませんが、それにしても疑いようも無くこのままでは、アーチャー氏の控えめな、明確に論理的な論証を多くの読者が熟読し追従してしまうおそれがあるからです。私は、「明確に」と申しましたが、なぜなら、この方の演繹法・三段論法が十分に展開していたとしても、私の見解を彼が曲解しているところに基礎を置いているがために、誤った前提に基づいておりまして、これはすなわち、疑いようも無く私自身のせいであり、私が完全に理解できるようにしなかったことが悪いので、お答えしようと思う次第です。

　まず手始めに自分でもすぐ認められるのは、この論点全体が相対的であることです。アーチャー氏がほのめかしている例で、「なんでも教条主義の風に吹かれている」男を挙げていますが、私の見解からすると、この事例は柔軟性があるというよりも硬化したものであり、そうなると、この男は必然的にヒステリー性の神経症で、ほぼ全面的に自分の潜在意識に基づく過程に依存しています。さて全く、この潜在意識に基づく過程で制限される故に、意識的で理知的な中枢調整は使えなくなりますし、そうなればすなわち、これがいわゆる習慣的な思考を形成し凝り固まってしまうせいで、理知的な調整はほぼできなくなり、そうなればすなわち、極端な例では、以前に知的所有物だったものを取り上げて、これを固定化した考え（idee fixe）で強迫観念として偏執狂的な傾向を持つように仕立て上げることもあります。

　それにしても、こうした極端な例を無視することにして、日常生活から私が事例を挙げてみても、アーチャー氏のおっしゃるベーコン＝シェイクス

Part I　人類の最高遺産

ピア論争がたぶんこれよりふさわしいものがない好例として提出されていますし、他のいろいろなものからアーチャー氏が選び出したように、この主題は十分に我々の意味づけを転覆させ、我々は試みを続けながら、その観点で開かれた心を持つべきなのかと問いかけます。

　実のところ開かれた心として、ここでこの方の思いつくものは、その心の傾向として、もっともらしい論証により曲解（もしくは、改変）をするものです。この事例に従った正しい態度によって開かれた心になると、「ベーコンの著作に見られる課題を私はよくよく考えたが、それでは不十分だとわかったので、新しくより良い証拠が挙がるまでは、私は継続して自分が今まで持ち続けてきた観点を保持していくつもりだ」となります。

　この関連で、私の非難する硬化した態度がありますが、それは「どんな新しい証拠を持ってこようとも、私の意見を変更するのはムリだ」というものになります。ひとつの結論に至り、そうなる証拠も挙げられる事例を出しますと、それはすなわち、意識を用いて道理にかなうようになるためには、訓練し続けて自由に扱えるようにしていかないといけないということです。潜在意識で態度が固定されてしまうと、どんな危険が生じてくるかしれません。いったんそうなってしまうと、ある人がシェイクスピア理論を決め込んでいるつもりでも、確信できることはなくなり、どんなに新しい発見や証拠に接しても使えません。それにしても、世界を歩んでいくのに開かれた目でありながら同様に開かれた心で進みたいと誰でも思っているのでしょうが、一般の男女による大多数の意見は潜在意識的な習慣に基づく思考から発生していることを、疑うことなどできましょうか。

　自分の仕事を通して実体験してきましたから、習慣的な思考が、肉体的に健全に回復する際の妨げ、というよりいかに巨大な邪魔となるか、私は思い知らされてきました。私の著作、人類の最高遺産の全編には目的がありまして、アーチャー氏が引用してくださった箇所では、進化の過程で得た傾向を示し、その方向へ行けば我々が意識的な調整能力を自分の心身に取り戻すことができるという内容を提出しており、それから、この調整能力を唯一の手段として我々は人工的な制限を乗り越えられるという議論を展開し、多くの場合でこうした制限は肉体上の障害として現れており、それは近代化の中で強いられてきたせいであると述べています。従って、こうした理想的な意

識を用いる調整能力を一切認識できていない人は存在しており、そんな人は誰でも潜在意識的な習慣に基づく思考によって導かれて制限されており、結論として、その人々は全く訓練していないから自分の知を自由に使うことが不可能になっていると、私は確信しています。

　さてこのように、この開かれた心によって私が意図したものを、アーチャー氏が全部理解していたのではないと思いますし、それから、開かれた心には意識を用いた道理にかなう適正な使い方の訓練が必要で、この使い方が存在するのは希少な例外として、非常に限定された法則に従うと、述べましょう。

草々

　上記の手紙に対してアーチャー氏からの返信は無かったが、それにしても、この簡潔な往復書簡によってかなり適切に網羅されて、私の見解において見せたように、「開かれた心」に対して生じる一般人の反対意見がわかるし、そうした反論に対する私の返答も示された。

　さてそれで、私の自身の領域であるセラピー的（治療的）側面に立ち返ってみると、もはや、特別な事例を出して持論を展開する必要がほとんどない。ここ数年間に亘り多大な注意を払って、精神的態度がどのように病気に影響するか調査してきたところ、ひとつも明確に決定された治療方法が進展していないにもかかわらず、その状況に対する診断が下されていたことが判明した。「固定された考え」（固定観念）・妄想・強迫観念というような用語はすべて、不健全な状況を著すために敢えて用いるが、それにしても、こうした用語は事実をより広く掌握するために運用されなければならず、これまで見過ごされていた小さな精神的習慣に対しても、著しい発達をするとわかっている大きな害悪に対して使われるのと同様に、適用されなければならない。精神的な習慣が助長されて「私は話す前に唇を閉じられない」という結果をもたらす事例がX氏にあるとすると、この事例は、A氏とZ氏が例の論点で議論するときに向けている態度と同じで、それが別の側面に表れたと見られる、要するに、双方はほとんど同じ種類の精神的態度から生じている。こうした習慣が積み重なり、いろいろな事例にとても特徴的に現れており、そ

の際には潜在意識にある自己を自分本体と見誤っているからそのせいで誤った推論に導かれると、我々にはとても容易にわかるし、この潜在意識としての自己をとことん分析すれば、獲得された習慣や他の古い習慣を材料として作られ、そのなかに直情的（本能的）習慣と名づけられるものもあり、この直情的な習慣は我々がこの世に生まれる前から携えている素因からなり、祖先から長い連鎖で引き継いだものだから起源をずっと遡っていくと、初めは能動的な暮らしにおいて稀に起きる緊急時に生じていた。幸運にも我々がひとつもこうした習慣的な精神を持ち合わせていないなら、その結果として現れる習慣的な肉体に陥らずにすむし、この望ましい状態が変更されないようにするには、機構的に有利になる原理と私が命名したものを徹底的に学び、この原理を得て、真の均衡が肉体に現れるようにして、（原註　いろいろな視点から、この原理について書かれた箇所は本書の第2部にある。）協調しながら働き、抑制的な意思の力を理解して客観的になり、そうした手段によって様々に誤った習慣を抑止しながら昇華して、意識的な調整へ向かうであろう。肉体が誤った均衡で支えられ続けると、呼吸は誤った不自然な習慣でなされるようになり、数多くの障害を引き起こす原因が生まれ、そうなると、明らかな病的効果が心肺に現れるだけでなく、筋肉系が不活性となり、部分的な欠陥が活動中の内臓器官に見られ、不健全に膨らんだ状況が外見上に現れ男性でも女性でも人類として損なわれ、様々な症状がすべて複合して衰弱の原因となり、病や死に至ることもあるし、これは誤った習慣に基づく思考とそれが及ぶ肉体におけるひとつの帰結であるが、誤った習慣が我々と意識的な調整の間に立ちはだかっていたとしても、これを我々が一旦きれいさっぱり洗い落とすことができれば、こうした症状の全てを変更して、正確で有益な習慣へ向かうことができるかもしれない。

　最終的には自分が全部開かれて、習慣的な反対者からの攻撃を受け止めることができると信じているし、本当にこの人たちとわかりあいたいと私は熱望する。反対者に指摘する機会を差し上げて、私がすぐ前に述べている箇所で、「それにしても FM 君、君はある習慣を別の習慣と交換しているだけだ。習慣的な精神が悪いと君はほのめかしているようだが、それならなぜ、習慣というもの自体を奨励しているのかね、もし仮にそいつが、君の言うように、『正確で有益な』習慣としても、おかしいとは思わないのかね。」

と突っ込まれたとしよう。

　さて、この点がいちばん大事なところだ。それにしても、いちばん大事なのは違いを理解するところにあり、習慣とはいえ、認識されわかっているものと、そうではないものとはお互いに異なっている。この違いを先ほどから述べている事例に当てはめると、はじめの事例は意志によって変更可能であるが、後のものは不可能であると言える。本当に意識的な調整を手に入れたら、「習慣」を固定する必要が全く無くなるからだ。実際に、固定された習慣が全くなくなるが、それにしてもそこで、ある指令もしくは複数の連続した指令が出され、従属した調整が肉体に及ぼされる際に、取り消し命令まで含まれるだろう。

　従って、「習慣」という言葉を一般論で理解しようとしても、新しい原理には当てはまらないとおわかりだろうし、私の目的はこの新しい原理を打ちたて、自分に普段から存在する潜在意識の領域まで働かせることである。以下にそのための道理を二つ挙げる。

1. 意識を用いて知的に悟り指導する指令（orders）を下せるようになるには、何年も練習を常に継続し、そうやってだんだん効率的にして、本当の基盤になる指導や調整を確立することになり、それを我々が言葉で理解するなら、成長と進化になる。
2. 心配への刺激や恐怖への反射をもたらす興奮を消去していくように、特別な手段を用いて、教師は生徒へ教えていくことになり、いわゆる、*正しい「訓練」*とか*間違った「訓練」*とか、いずれにせよそうした思考を取り去ることになる。

　上記の二つ目にある記述には、それにしても、もう少し説明が要るだろうから、下記に私の生徒が書いた解説を載せようと思う。これなら訓練したことがない読者にもはっきりするだろうし、どんな技術的な説明よりもふさわしそうだ。
　W＝ペニーマン牧師のお手紙から引用する。

　　アレクサンダー氏のシステムにはひとつ素晴らしい特徴があり、実践していくと、各々で全てに現れている緊張をなくせるようになる。生徒は完璧に

Part I 　人類の最高遺産

「しなやかな」肉体へと向かい、ということは、すべての緊張やこわばりは消え失せ、生徒の肉体が働く際にまるで油を差した機械のようになる。それ以上に、彼の手法では患者の精神にまで結果が反映され、一般的な状況が軽快で自由になり、実にイキイキとした精神になってきて、以前のくすんだ精神状況と入れ替わっていく。新しいワインを注いでいるようなものだが、瓶も新しくないといけないし、そうでなければ割れてしまうにちがいない、というのはまさしく、アレクサンダー療法がもたらすものである。新しい瓶が作られ、そこに新しいワインが注がれると、自由に十分に行きわたる。

　しかしながらこの引用は結果の記述となっており、その際に運用される特別な条件下に限り得ることができる。第一に、生徒は自分が苦しんでいるのはひとつもしくは複数の欠陥のせいであるから、これを根絶する、とはっきり悟っていなければならない。二番目に、教師はこうした欠陥に対して明確な所見をしなければいけないし、関わる際にはしっかりした手段を決定しなければいけない。第三に、教師と生徒の間で、現在の状況と改善にいたる手段について満足のいく理解がなければならない。

　上記の3点に予備的に気がついてやっと、本当の心身統合に大切なのは生徒の精神状態だと示唆される。生徒は開始するにあたり、心身統合的な有機体である自己を主に潜在意識的な要因によって導き続ける限り、制限され信頼できないと、しっかり自己認知しなくてはならない。実に、精神的な妄想によって自分は苦しんでおり、それが身体の行動に現れ、自分の感覚的評価（つまり自分の体感覚）は不完全で間違った方向へ進んでいると生徒は認知し、ここを別の言葉で述べると、簡単な日常生活における行為でさえも、自分の感覚で必要と登録されている分量の筋肉緊張をやって行動すると、間違いで有害となり、そこには自分の精神的な概念が作用しており、例えば、我流でリラックスしたり集中したりしているから真に適切な運用が不可能になっていると、生徒は気がつく。

　疑いようもないことであるが、人類が潜在意識の水準にあるから、現在、自分の心身統合的機構における堕落した感覚に頼りきり、感じや感覚的評価に指導され、そうやっているうちに徐々にますますバランスを崩すほうへ行き、感情主導的になり、たいへん有害で行き過ぎた結果に陥っている。

個人は努力して正しいことをしようとし、誤ったことをしないようにしていると推測されるに違いないけれども、この結果は実にすべてが明白である。だれかこんな人はいるだろうか、定時に出発する列車に乗ろうとしているときに、完全に不正確とわかっている時計を見て、それをあてにする人だ。だれか正気な人間だとしたら、温度計の目盛りを読むときに、そのメーターが壊れているのを知っていて、それでも、あてにするだろうか。否、それにしても、欠陥が有るために感覚的評価では正確な登録ができないだけでなく、こうした過失は意識的な心に記録されないということも、我々は認めなくてはならない。こうした理由から、新しく補正された指導と調整が中枢で働くように生徒に与えられなくてはならないし、ごく単純な行動であっても生徒自身の考えや判断に従って行動するように要求できるのはずっと後になってからのことである。

　こうした少々技術的で実践的な詳細部まで理解することは不可欠であるし、明確な考えを形成して、単純な言葉である「習慣」とは何を意味しているのか、ずっと議論している原点にあるこの「習慣」について知るために、すなわち、この手法全体の分析をするために、第2章で示した事例にまた立ち返って、関連付けて述べてみる。害悪になる邪魔な習慣は根絶する必要があるのだが、これが普通の経験ではいつまでたっても認識できない場所にあると、まず強調しておく。事例によっては当初もっともな理由があって生じたのかもしれないが、しかし、こうやって形成されたものが習慣になると、常に永続して潜在意識に刻み込まれてしまう。一方で、代替的になされる機能的なやり方もあり、そこに全く正常に全く同じ名称で「習慣」と呼んでもいいやり方もあるが、これは、うまく行っている会社内で毎日の主な仕事を調整していくために、そう呼ばれているものである。通常のビジネス界ではいくつかの規則が確立されて指導されているが、しかしながら、必要に応じて規則を破ったり自由裁量で加減したり全く自由にできる人は、取締役でなくてはならない。一般事務員たちに優先権を与えいろいろな重要案件を裁量させてしまうような上司は、確実に徐々に、商業的な失敗へ進んでいく途中にあり、実際に私は、伝統的な手順に対して誤った譲歩が加えられた会社の実態を複数例あげることができる。

　さて今度は、私自身の実例からこの原理を描写しよう。ある患者さんが

Part I 人類の最高遺産

私のところへお見えになり、この方は誤った呼吸習慣を身につけていたのだがそこで、新しい手法に対して柔軟に準備し、しばらくしてこの方は私からの指導的な指令を受け取り、まもなく意識的に習得し、適切な使い方で呼吸器官を統括している筋肉系メカニズムを動かし、一言で描写すれば、このメカニズムが肉体でうまく働くようになったとしよう。そこでもし仮に、もうやれるようになった後にまで、毎回自分の肺が働くたびにわざわざこの方が心配するべきだとしたら、まるで、職務上有能な部下が基礎的な仕事をこなすところを課長は忙しく常に監視するべきだ、というのと同じくらいに不条理であろう。この方が手に入れたのはそうやって働く意識的な調整であり、本当に、それにしても、いったんこの調整を習得すれば、実際の動きが引き続き与えられ、「潜在意識的な自己」の管轄にさえ及ぶ、とはいっても、それは常に取り消し命令であると理解され、どんなときにも必要に応じて与えられるだろう。しかしながら、そうした取り消し命令が出されるまでは、もし仮に出される必要があればいつでも意識レベルに上ってくるかもしれないけれども、肺の働き方で全部の内容と効果は潜在意識に基づいている。そうなると、新しい習慣と古い習慣に差異があると見えてきて、古いものは主人として我々を支配していたのだが一方で、新しいものは召使として我々に尽くすから、疑いも無く光明となり常に静かに控えめではあるけれども我々の利益になり、指令を出せばすぐに従うとわかる。

簡潔にすると、潜在意識をこのように応用できるようになれば、確固たる常規的な仕事（routine）として我々が最終的に採用した習慣、この習慣と潜在意識とは単なる同意語となり、こうした確固たる常規的な仕事を踏み台にすれば、急速に適応性が増して新しい考えを吸収しながら独自に発展すると、私には見える。一方で、意識と心の自在性とは同意語であり、未発達の潜在意識的な調整が先走るのをこの自在性が防ぎ、自在性によって我々は身体的に活性化され精神的な見地を得て、我々全員が生来持っている能力を取り戻し、より新しい広い喜びに至ることが可能になるのだが、しかし、あまりにも頻繁にわざわざ発育が妨げられ、おろそかにされている。

この点をよく頭に入れておいてなおかつ応用しながら、第2章にいた一般市民のジョン＝ドーさんに再び登場してもらおう。ひとりよがりな精神的態度が変更され、自分の筋肉を意識的に使えるようにこの人が習得したとし

たら、すなわち、自動的に行動してしまう筋肉緊張だらけの訓練の替わりに、筋肉を調整して協調するやり方を自分の心身を捧げて理解したら、自己の知識を日常生活に運用できるかもしれない。彼がほとんど座ったままで仕事をしなくてはならないとしても、やろうと思えば自分の筋肉系を使って練習することも可能であり、しょっちゅう暴力的に歪めることなどやらないでも、腕を回したり足を動かしたりいろいろ出来そうなものだし、それから、外へ出て外気の中で散歩する時間を作るなど、もっと普通の自然な運動だって出来ないはずはないと、どうしても私には思える。それに彼の場合で緩やかな形にして回数を増やして運動を続けるのが必要だとしても、それでも、こうした運動に精神と肉体の力は両方用いられているし、そうした行動を通して彼は自分の筋肉系にあるメカニズムを必ず使っているはずで、そのやり方をよく追いかけてみれば、単純な動作に使い方を応用することも出来るだろうし、例えば、椅子に腰掛けてデスクワークするにも、使い方を考慮に入れてやれるはずだ。そうなったときには、いわゆる「市民戦争」が自分の身体に生じるやり方は問題にすらならない、すなわち、肉体の組織全体が協調され、彼の暮らしで応用されているだろう。

　前述の段落において、特定の精神的であり肉体的である妄想のせいでジョン＝ドー氏が苦しんでいるところを指摘し、こうした妄想がどのように作用して彼の健康回復を害しているか見せるのに苦労した。そこへ今いちど戻って、彼の事例をもうひとつの成功例として扱えるように、正しい手法の紹介をしてもよろしいだろうか。自分の筋肉機構における様々な部位を意識的に正確な認識に基づいて正しく使うことがジョン＝ドー氏に欠けていて、そうやって誤ったやり方で自己を使っているかぎり体操や訓練をやればやるほど欠陥を増やしてしまう。実に、この人が誰か他の人を真似してこうした体操をやろうと表面的な運動を真似すると、そのままでは、体操をする時に自分自身の意識も手段も筋肉機構の使い方も変更されずに残存している。従ってどんなやり方になろうとも、肉体的な発達へ向けて自分で発見しなければならないのだがしかし、自分の計画でやってしまう前に誰か他の人を見つけてきて、その人に自分の誤ったやり方を発見してもらい、使い方を指摘してもらうことも出来る。こうしたことが終了してから、彼が進まなければならないのは、抑制して、自分の感覚で指導するのをやめていく道であり、こ

Part I　人類の最高遺産

の感覚が原因で機構の使い方が不完全になっていたので、そうなるとすなわち、彼は、ある姿勢で機構的に有利になるやり方を理解しなければならないし、そうして、新しく正確に指導する指令（感覚より指令）が使えるようになると、やっともたらされる正式な使い方で自己の筋肉機構を完全にラクに動かせる。機構的に原理が働いて正確なものとなれば、どの動作も最小の努力でやれるようになり、そうなればかすかな緊張でさえ意識に上らなくなる。時が経つにつれて認識が深まり、新しい正確な使い方が機構で働き、毎日の日常生活で、動作にはいる前からこうした使い方ができるように採用される。

　例えば、欠陥を取り除かければならない、もしくは、行動様式を変更しないといけない、と我々が決意したとしても、そこで、我々が通常のやり方で進めて直接的に欠陥をなくそうとしたら、どうあがいても失敗に終わるし、それには理由がある。身体の均衡に欠陥が現れるのは筋肉機構の使い方が原因であるから、人間の表面に傾いた釣り合いが表れている場合は、それ故に、筋肉機構のある部位で*固める*のをやり過ぎており、必ず関連してよその部位で*ゆるめる*のをやり過ぎている状況証拠とわかる。特定部位をむりやり義務付けて動かすと、筋肉機構に固めすぎた箇所がいつでも見つかるし、自然な行動が起きてくる場合と比べると、結果的に病気を受け入れやすい機能となる。

　ハーバート＝スペンサー氏の筆によると

　「それぞれの身体能力が健全に機能するためには、機能が発揮するように運用されていることが必要である、ということはすなわち、そうやって機能が発揮されるべきところに代わりのやり方が採用されていたとしたら、要求されている調整はひとつも自然に生じないし、逆に、自然な形が崩れ加工された調整となり、自然な調整とすりかわる。」

　本人は意識して努力しているつもりでも、残念ながらその肉体での行動全てが原因をこじらせ、大多数の現代人は筋肉系の緊張のような問題で、既に現れている欠陥を減少させるよりはむしろ、もっとやり過ぎる方へ導いている。従って重要になるのは、再教育という枠組みで特別な弛緩作用が起きるように仕向けることであり、そうやって、やり過ぎで硬くなっている部位に働きかけ、誤った協調作用が不適切なやり方で働いている部位を変更し、筋肉機構における正確な使い方を保証していく。

事例を挙げ、今度は、散歩をするときも座っているときも何をやっているときも、生活一般で習慣的にクビを固めている人としよう。この人は努力してやろうとするとクビを固くしてしまい、そうなると、特定の他の筋肉でも身体を固めて、とりわけ背中を固める作業をしているに違いない、というひとつの徴候がある。さてこの人が、こうした固くしている筋肉を、クビでリラックスして下さい、と言われてこの指令に従おうとしても、こうした単純な行動によるリラックス効果がひとつくらいはあるかもしれないけれども、この人の意識を活性化することにはならないし、だから、彼は使うべきところで正しい機構を使えないし、リラックス状態になれない。首の筋肉を固めたくなる欲求があっても、それが出てくる前に予防的に抑制するべきであり（これは、直接命令して筋肉をリラックスさせるのと同じには、全くならない）、それから、ある姿勢で機構的に有利になるように、本当の使い方が筋肉機構で、つまり身体を支える手段として学習されなければならないし、そして、このワークが自然と様々な筋肉にまで伝わり継続して運用された時に、クビは無意識でもリラックスへ向かう。意識的な指令とは正しい筋肉系へ指令が下されるという意味だが、この事例における意識的な指令は予防的な指令であり、起因と結果が適切な順番で続く。

　もうひとつだけ記述しておこうと思うことがあり、一般人を想定したジョン＝ドー氏もその内容に関わってくるが、それにしても彼はほとんどの大衆を代表する立場にいる。緊張の登録という用語を、エネルギーを節約し効率的かどうかという論点で、機構的に釣り合っているという意味の言い回しとして使う。もし皆さんが誰かにお願いして、紙で出来たハリボテの大きな偽ダンベルを、持ち上げられないくらい重たいとその人に信じさせるのに成功し、それから持ち上げてもらうようにやってもらうと、実際にはずいぶん簡単に持ちあげられるにも関わらず、その人はがんばって最大の努力で持ち上げる力を発揮しようとするだろう。度合いは減るだろうが、大多数の「体育学科」の学生も実質全ての大衆が日常的な仕事をする上でも、同様に、不必要な力を浪費しながら行動している。こうした筋感覚系の機構が教育されていないから正確な度合いで緊張の登録をすることができない、言い換えると、筋肉の努力がいる分量を正確に測定して特定の行動をするような教育がされていないから、いつでもやりすぎになって努力を浪費し、必要以上にが

Part I　人類の最高遺産

んばっており、だから、訓練されていない器官は調和が欠落する顕著な例を示す。事実として、誰でも興味を持てばこの応用問題を簡単に調べられるかもしれない。誰か友人に頼んで椅子か何かを持ち上げてもらうのだが、がんばらないといけないほどではなくてもその物体にはある程度の重量があり、やる間に疑いようもなく筋肉でエネルギーが必要になるようなそんなものでやってもらう。すると、お友達がその課題に近づいていくところで一定の先入観に基づいて、自己の肉体で必要とされる緊張の分量を決めてかかっているところが、皆さんにすぐ見えるだろう。自分の目の前の目標とそれをうまくやるための手段の代わりに、自分の筋肉努力の課題にその人の心はあまりにもとらわれているだろう。まだ物へたどり着く前から、腕や背中やクビなどの筋肉を踏ん張ってきつくしているだろうし、行動するときにその行為で自分をおいている配置が実際は、機構的に不利な姿勢となっており、この人のやろうとしている間はずっとそうなっているだろう。こうした準備はもちろん全てまったく不要であるばかりか、この課題に向かう心理的な態度も全部誤ったままだ。こうした事例では、どんな先入観によって度合いを測り必要な緊張を測ろうとしても的外れになる。もし、我々がエネルギーの浪費を最小限にして重さを持ち上げたいならば、物に近づいて掴む際に緩んだ筋肉のままでおり、機構的に有利な姿勢が最大限に可能となるように想定しながら、筋肉のエネルギーを徐々に発揮して有効な力を出し、抵抗に勝るところまでたどり着くようにやるべきである。

　今一度見直せば、偏見や先入観という習慣が心にあるから、我々は初めから邪魔されているとしょっちゅう気が付き、そうすると、すぐにこの偏見はいろいろな興味深い形式となって現れてくる。率直に客観的に、「さあ、これを全部は信じないけれども、そう思えばそうかもしれないなあ」というセリフでたまに表わされる。この形式では、まだ探していないところにひとつでも結果が見つかれば、たいてい不信が軽信に変化するのに十分である。「軽信」と私がわざわざ書いているのは、あるタイプの心には反応がほとんど無く、どんなものになろうとも不信を公言するよりは、そこに何かの反応があるほうがましだろうと思ったからだ。必要とされるものはどんな方向になろうと偏向にはならないし、逆に、冷静で・明晰で・目を開いた・知的で・準備が出来ていて・適応できる外観を持っているので、不明瞭な意思

や不確実な先導はこの外観に内包されていないと信じて欲しい。

　意思の欠如を原因として別の偏向が形となって生じることがあり、精神的な習慣がこの状況と相まって進行すると根絶はたいへん難しく、とりわけ、それまで治療を受けていても、もとからの意志薄弱が進行して憂鬱病や神経症に至るときさえあり、根本的な害悪は軽視され続けていたとわかる。表面的な調査でさえ大抵そんなに困難を伴わずに理解出来そうなものだが、どんな手法になろうとも、課題の解決のために治療方法を訓練するならずっと向こうから誘導する手法になる、とはいえ、他の治療法には元からあった害悪を増加させるだけのものが多いと私には複数の事例を挙げられる。意思の欠如が運び込まれて培われたままで約6週間の治療期間が終了とされて、患者が自分の仕事に戻り日常生活を送ろうとすれば、以前にましてさらに乖離が進み、変な行動になる。先にも申し述べたが、全く注意の払われていない部分があり、生物の本能である自己保存行動、つまり生きる意志がないがしろにされている。これこそが人生における原動力であるのに、現代社会は過保護過干渉を基礎としており、繰り返しこの原動力がリラックスするように仕向けられているから、活動休止になる。そこは本来、活動再開へ向かうべきであり、ずっとリラックスし休んでだらだらしている場合ではない。我々の教育的な手法を用いれば即座に効果が現れるのだが、この意思の欠如は不幸にも全ての階級でとても一般的であり、それにしても、仕事に就いていない人や仕事に就いていても機構的な基礎として仕事中に自分から率先して行動する練習をやっていない人に活動休止が著しい。こうした広い階級にわたって、治療されたいと本当には思っていないようで興味深い。様々な肉体の不都合があり実際の痛みから人々は苦しんでいるかもしれないし、そうした痛みや不都合から解放されたいと真剣に訴えている人もあるかもしれないし、なかには強く訴えている人もいるかもしれないがしかし、客観的な願望がそこに本当にあるというにはあまりにも意思が弱すぎ、実践的な目標へ向けてまったく何もせずにいる証拠が挙がると、認めざるをえない。多くの症例で病気に服従する態度があり、ひとりよがりの強力な習慣が結果に現れている。問題が何であれ、初めは耐えられる、ということは、厄介ではあるがたぶん、耐えられないほどの邪魔ではない、そうなると、これを取り除く努力を何もせずにいるから、そのうちだんだん問題は大きくなり、何かが必要になるま

Part I　人類の最高遺産

で放置される。そうしてとうとう、日常生活の全てが脅かされるようにまで問題が増大した時に、苦しんでいる人は治療法を探す。しかし、服従する習慣は強力すぎるほどに発達し、そのうえ病気が保持されていた一定期間に、戦う努力は何もされていなかった。当然ながら治療を職業とする同業者でこれは最も一般的な症例である。ある患者が治療を受け効能があり、それで完全な健康に向かっている途中にあるとする。そのときに逆戻りする。「あなたは治療を続けていましたか」という初めの質問に、もし患者が正直に答えるなら、「忘れていました」か、「もう気になりませんよ」という返答になる。私の友人である医師が、ある患者に対してできるかぎり新鮮な空気にあたるのが一番重要だという処方をし、それでその患者は良くなってきたけれども、再来した患者が吐露した所によると、家に一週間閉じこもっていたら症状が再発した、と最近こぼしていた。ひとりよがりな習慣に服従し、そのやり方が成長し、強力になりすぎて客観的な心が弱くなり、指導する役割は無視され、勝利できないことを単純に物語っている。処置や一連の治療がなされても、こうした患者には何の効果ももたらせないし、もう一方にある意識的調整の範疇に入っていけるようなやり方が個人的習慣とならない限りはムリだ。別の症例で自分が心底好きな習慣に付随して生じている場合があり、健康への欲求に明白な欠陥が表れているが、もしも身体に正常な機能を取り戻したいならば、こうした習慣こそ投げ捨てなくてはならない。問題となる習慣は甘ったれた自己耽溺であり、切迫した脅威として生命活動を衰弱させるものであるが、それにしても、付随する中身があまりにも強力になったせいで、弱くなった客観的な心は、ここに反対する努力をするよりも、この習慣で死の危険へ向かい続ける方をずっと好む。症例によっては直接追跡しても害悪が見られず、著しく影響を及ぼしている習慣が見当たらないこともあるが、それでも、全般に無気力で怠惰になる習慣が全てに浸透して強力になると、どんな処方が下されてもやる気がしないのは当たり前で、そこに含まれる訓練で力を発揮する、というより発揮しなければならないのに、多かれ少なかれ、だらけて失敗するかやらないままだ。

　偏向する習慣についてもうこれ以上の事例を挙げなくてもよさそうだがしかし、この部分で自己反省をほんの少しでもやって読者諸君は自己診断し、自分自身の奇妙な精神的習慣にまず気がつくべきであり、そうすれば害悪を

取り除く第一歩となる。いつでも念頭において欲しいことは、人類の大多数は偏狭な生活をしており、毎日全く同じ行動と全く同じ思考をしながら暮らしており、それだから、我々が意識的調整を獲得して精神と身体の能力を全体で高めていくというこの事実がとても必要になるのだが、もしそうしなければ、我々の才能は危険な状態にさらされ、人類の発展にこれほど重要な要素である多彩な才能であるのにそれは台無しになる。

　この点で読者が心を傾けてみたいなら、こうした習慣を分析してそれを調整へと向けるために、「いわゆる集中にはご用心」と予防的なアドバイスを一言提案しよう。

　この提案は原理全体に対してあまりにも適切なので、念には念を入れて理解してもらうほうがよろしかろう。誰か知人に何かに集中してもらうとしよう、場所でも人でも物でもその課題は何でもいい。お友達がこのゲームに参加し、誠実に努力して心を集中してくれたとしたら、その人はおそらく、額にしわを寄せ、筋肉緊張し、腕組し、目を閉じるか部屋のどこか一点を見つめるかのどちらかをしているだろう。結果として、客観的な心から同じ指令を出し続ければこの状態を維持できるが、その人の心はこの普通ではない身体状況に対してたいへん忙しくなっている。端的にあなたの友人は自分では知らないうちに、心を集中して使っておらず、その課題についてあなたが集中して欲しいと頼んだようにしていないけれども、普通ではない身体状況をよく考えてみれば、その状況をその人は「集中力」と呼ぶ。*注意している態度でも真実であり、学校の子どもたちに要求されているところでは、脳を、まとめる代わりにばらばらにしている。*どんな集中であろうと努力を要するものを、私は個人的に信じない。願望して意識的に欲求し、何かをしたり何かを思ったりすれば、結果として適切な行動になる。スペンサー氏が*第一原理*を著し、ダーウィン氏が人類の系譜を著した際に、彼らがムリに固めて狭くなる努力をして、自分の心をこうした課題に留めたということなどあり得るだろうか。作品によっては、こうした人工的な勤勉さが必要とされる状況下でなされたものがあることを否定しないけれども、それが最高傑作だというのは否定する。この見解に反してまでウォルター=スコット卿が論理的に議論できるという事例なども、私は認めない。ウェイバリー氏の小説が書かれたのは本当に真剣な願望があったからで、もしかして元々は自分の負債を

Part I 人類の最高遺産

払うためであり実際に書く行為から喜びを得るために小説への欲求があったのではなかったとしても、それはゆるぎない。「集中力」という言葉で我々のやっていることは、簡潔に、誤った状況と病的資質との衝突になると示され、すなわちこれは、ひとつの物事に目標を置くこととは全く別である。皆さんが腕を伸ばすのと曲げるのと同時にやろうとしたら、筋肉でかなりの努力をする練習にはなるかもしれないけれども、何も結果は得られないし、この類推で、集中力とは脳の力を制限する努力をしながら同時に脳の能率を最大にしようと訓練するものであると、適用できる。この努力は、「やらなくてはいけない」と「できない」という二つの要求の激突を表し、そうなると、この争いはあいまいなまま継続され、がんばってもどこへも適用されない努力として常に浪費される。考え方に表れる精神的な習慣が根絶され、この努力は必要ないと思えるようになれば、そして、もし「願望」の意味が理解できて以前からの矛盾に取って代わるようになれば、以前には困難だったものが容易になり、苦しみの代わりに喜びがやってくる。我々が培わなければならないことを簡潔に述べると、どんな仕事でもこころ全体でやるように意図的な習慣付けをし、暮らしで必要な動作を毎回うまく達成できるように運用し、その場に応じて毎回気付く力が発揮されるような要望を持つことだ。使えば使うほどこの力は発達し容易になり、一生続く傾向になっていたかもしれない病的な執着を変更するのも、つい最近までやっていたほんの小さな悪癖を変更するのも、同じくらいたやすくやれるようになる。

次の興味深い体験談としてある生徒さんとの実例を載せると、この人は強力な傾向で集中力とその価値を信じていた。この正統派概念を信条としずっと練習してきたようで、そこに反する私の挑戦と、この人は精力的に戦った。彼女は常識的な論点を前提としているからもちろん私はことごとく失敗し、彼女の精神的な態度にどんな印象も与えられず議論の奥に潜む悩ましい論点に到達できないままだった。しかしとうとう、初日から何日経っただろうか、機会が訪れた。その時、直接には集中力について議論しておらず類似の話題として、人生上の好き嫌いに対して人々が採用している態度に関して、その生徒が話し始めた。彼女がちょっぴり誇らしげに言った独自の計画とは、自分が同意できない課題に関わらないといけない時にはいつでも、自分の心を他のもっと喜ばしい課題に置くことだそうで、今まで培って

この習慣を伸ばしてきたから、この習慣のおかげでうまく行っており、どんなうれしくない課題に対しても同意しがたい感覚を経験しなくなったと語った。そこですかさず私は一つ二つ質問し、他にもありそうな事実関係を説明してもらったら、この生徒はもう何年もも読書の時に「集中」できない状態が続いていたし、最近この問題が常に顔を出すようになってきたと判断できた。幸運にもこの瞬間に彼女の知性にかけられていた鍵が外れ、これまでの議論では届かなかった所まで行けた。この方が最大の害悪となるような精神状況をどのようにして培ってきたかというと、人生上の特定課題に集中して自分を喜ばす必要があるかのような精神的状況を作ってきた、と示された。秘密の小部屋をせっせと作り上げた心は内側から毒され、検診に現れていない腫瘍が身体の健康を侵すのと同様に、自分全般の健康に有害だった。この人に真実を認めてもらい、私が元から取っている立場をわかってもらえたから、この人にも私の提案どおりに運用努力してもらえるようになり、悪癖を矯正することになり、私はほっとした。

　いろいろな努力で精神的な習慣を捕まえ調整するにあたり、以前からの惰性を克服することが全部の中で最初にぶつかるたった一つの真なる障害であるし、そこで、ひとりよがりな習慣と向き合うことが出来る。脳が特定のやり方で思考することに慣れきっていれば、同じ溝にはまって働き、行動に移る際に慣れ親しんだかわり映えのしない道に沿ってずるずる滑っていくが、しかし、そこでいったんこの溝から這い上がれば驚くことに、いともたやすく方向が指示されるかしれない。初めの内はつい古いやり方に戻り、機構的に不合理な操作を手段として用いる傾向が出そうになるだろうがしかし、この溝がほどなく埋まっていくと、その後にこの古い道を使おうと選択すればできなくはないにせよ、もう義務的に進むことはなくなる。

　結びとして簡潔な記述で、精神的な習慣について私の注目対象を少し移し、特に大多数の「私は今のままで全く満足しています」とおっしゃる方々に向けてみよう。その方々に第一に、まず皆さんは習慣の奴隷であるし、自分自身の心や体の主人になるかわりにそのまま奴隷でいることに満足していらっしゃるなら、自分自身が素晴らしい遺産を引継いでいて、生まれながらにして理知的で知性溢れる男女であるという事実に気付くことさえない、と私は言おう。それから第二に、これが重要なのはもっと広い世界に対してだから、

Part I　人類の最高遺産

皆さんのちっぽけなお友達クラブに限定されないし、「子ども達はどうするのか」と私は言おう。おそらく自分が自分の遺産を両親から剥ぎ取られたように、子どもから遺産を剥ぎ取ることに皆さんは満足しているのか。子どもたちに病気のうつる命令や幼稚な習慣に依存させ、自分自身の要求を調整できないようにして、肉体的な退化の道を進むように前もって十分整えてから、世界へ送り出そうとしているのか。うれしくも私は、惰性が活性化する手法を供給できるようになったと信じている。誠実な人々が優生学や民族学における論点でも討論（ディベート）しているし、現代において、肉体的退化という全体問題はかつてないほどじわじわ広がり大衆の心を蝕んでいる。私はこの問題を何年間も実践的に学んできたし、本書における主な課題として責任をもって次の章でも扱い、発達する意識的調整の原理と繋げながら、今まで述べていないような輪郭でお知らせしよう。

7
民族文化と子どもの訓練

　どんなやり方で肉体を扱うか、どんなやり方で心を扱うか、どんなやり方で我々が動作をうまくやるか、どんなやり方で家族を構成するか、どんなやり方でひとりの市民としてふるまうか、どんなやり方でこうした材料を自然からもらったように幸福に利用するか、そのようにして、どうやって我々の能力全てを使い最大の利益を得ていくか、……すなわち、どうやって完璧に生きるのか、そう質問する。すると、そのために我々が学ばなくてはいけない大量の事柄が存在する、ということは、こうした大量の事柄を教育によって習得しなければならないと帰結される。我々が完璧に生きる準備をするには、教育によってこうした機能が解放されなければならない。

（ハーバート＝スペンサー著、『教育』より）

　全ての子どもはこの世に生まれるときに偏向した習慣を伴った状態にあり、更に今日において子どもが誕生する際に、祖先が先天的に受け継いでいた遺産を所持しておらず、たった50年か100年前と比べても同じ本能的な発達をしていない。多数の事例で、近代の子どもに生まれつき認められる肉体的不備があるが、これは呼吸や生命機能が徐々に悪化している直接の結果として、親から受け継いだものである。

　性別や個人の資質によって期間の差はあるものの、何ヶ月にもわたり、こうした生命過程や行動が存在するのは、すべて実践的な目的として自立へ向かう意識的調整のためであるが、それにしても人類では、無力な状態におかれている幼少時代が他のどんな動物よりも長期間にわたる。この長期間におよぶ様々な子ども達の習慣が証拠として提出されており、そうして引き継

Part I 人類の最高遺産

がれてきた偏向に、初期成育時の環境や状況のなかで身につけた習慣があり、筋肉系の使い方や生命機能と適応の仕方に見出せる。もし仮に例えば、月齢 12 ヶ月の幼児においてこうした傾向の分析が可能であるなら、我々はすぐにでも遺伝学を修めることが出来るかもしれないが、現時点で断定するにはあまりにもあやふやで不正確になるし、それにしても、この子の潜在能力は細胞や組織のまとまりや連結のなかでひそやかにどんな分析さえ到達できないずっと奥深くに隠されている。こうした子どもを我々の題材にする、となると、特定の幅に制限して、我々が自分で望んでいるような型にはめてしまうかもしれない。誕生時からこの子を他の子どもと分け隔て、そうして我々の制限を拡げたとしても、それでもなお、固定されている。しかし、こうした制限内にあってさえ、それでも、我々の能力は良いも悪いもとても重要だ。

　子どもが学習する際には、二つの手法がある。第一としてごく幼少時に顕著な手法は模倣であり、それから、第二の手法は規則と直接管理的な指示によるもので、肯定的にも否定的にもなされる。

　第一の手法を観てみると、子どもが模倣する人々は幼少の特定期間に一緒にいた人々だけでなく、子どもは初めから周りの状況に適応しようと努力して、ほぼ際限なく模倣することがどんな階級の親にも認められる事実である。何千年にもわたって目に見える形で文明が存在してきたにもかかわらず、この世に生まれてくるときから本能として引き継いでいる人間はいない、つまり、生まれつき特定の文明に適応しているような子どもは誰ひとり存在しない。例えば、言語やマナーもそれを教えた人々の話し方や風習のまま完全にモデル（真似）される。百獣の王から下った子どもは言語を話すだろうし、東国の果てでマナーを受け入れ、こうした関係性で育てられたように育つだろう、たとえば、オーストラリアアボリジニの息子の場合なら、文明化された子どもというには制限のある行動だったとしても、英語人に育てられればその子も英語を話すだろう。

　この事実を否定する者は誰もいない、ということは、証明され承認されたのだろうが、だとしても、我々の知識はいったいどれほどの頻度で実践的な応用をされているのか。遺伝学なるものが未だあやふやで非断定的であるとしても、こうして多数の事例で示されたように、少なくとも引き継がれた

影響のいくらかは実践的に根絶されうると、理知的な人間には疑いようもなくわかる。観察から得られた事実によって私個人にはたいへん明確に見える、つまり、こうした父母の性格を分析して欠点や悪癖が判明した時でさえ、その子ども達には適正な訓練をすれば予防できる、すなわち、同一の欠点や悪癖を子ども時代から起こさないようにできるとわかる。

　子どもたちとの訓練効果を最大限まで利用するなら、幼子で最初の好み、いわゆる好き嫌いが開始されるのは誕生から数日後であると、まず我々の肝に銘じておかなければならない。幼子が一ヶ月児になるずっと前から、習慣は固定化された習慣となりうるしそのように発達するが、こうした習慣が有害でないならば、健全で良いものだ。第一の知覚は味覚として発達し、この知覚は非常に急速に発達するから最大の注意と気付きが必要になる。人工的な授乳はそれ自体にたいへんな危険を孕んでいるが、それにもまして配慮のない無知な人がこうした人工授乳にあたると危険は何百倍にも増加する。ひとつの事例を挙げると、乳に相当量の砂糖を加えるべきだという一般的な考えがある。そのようにされると、子どもは自然な欲求に反して、食物を摂取するようにしばしば誘発される。すると、この子は軽度の内臓不調に苦しむかもしれないが、その一方で、自然の処方が影響していれば、子どもは食物が不味くなったら採らなくなりお腹を休ませる。その時に、うかつな母親が子どもに砂糖を与えようとすれば、あらゆる内臓の問題が後に引き続いて生じてくるかもしれない。それにしてもこの事例で示したように、例えば砂糖のように、特定のものに対する味覚が助長された結果として直接の害が現れるかもしれないが、それにもまして、この習慣がこの子の征服者になると一生を通してこの子を支配する、そうすると、この子は実に、世界に送り出されるにあたり、好き嫌いという知覚の奴隷になっているかもしれない。

　6〜7歳になるまでの子どもらが非常に限定的な味覚を習得して有害物質に親しむように助長されている、と残念ながら十中八九の事例で示される。女性は母親業の側面で訓練を受けていないから、こうした重要な事柄に考えが及ばず気付いてもいない、ということは、自分の子孫がこの先ずっと健やかに過ごすためには最も基礎的な原理があり、それは、こうした食物を摂取する際に知覚を導くことだ、とは理解していない。子どもらは教えられていないから、栄養豊富な食物への健全な味覚を育てられないどころか、例えば、

砂糖を加えるようなやり方のように、初めから悪い習慣へ導かれていると、私は敢えてここに採りあげた。

　現在5歳の子どもで既に味覚が偏執的になっている子を私は知っており、これはある手法のせいか、またはある手法の欠落のせいか、私の示した通りであった。この子は牛乳が嫌いで相当量の砂糖を入れないと飲まない、そして、ミルクプリンや全粒粉パンのような食物は食べないうえにクリームは大嫌いだった。この子にはどんな野菜もほとんど食べさせることができないがしかし、この子はいつでも大量の肉と甘いものは食べられる。この子は既に劣悪な栄養状態にあり、深刻な内臓不調に苦しんでいる。内臓不調のほうは、ごく少量のオリーブオイルを毎日摂取するだけで大幅改善されるだろうけれども、ただ、この子にそうしたものを食べさせるようにもって行くのがものすごく困難だ。この子が両親とあと10年もこのまま過ごせば、虚弱で病的な少年に成長し、内臓器官の機能不全によって悩まされ、消化器疾患が最悪の形となって現れるだろう。

　ところでこの点について、あるロンドン在住の専門家からの質問があり、クラブ氏という私の友人でシドニー在住の医師が返答している事例を思いだしたから紹介する。一体何が初めの原因となって、子どもの筋肉系や呼吸器システムにおける自然な働きが不調に至るのかという質問内容だった。まったく躊躇なしに、「人口授乳の結果である毒性物質に拠るものだ」と医師は返答した。この医師の考察によると、体系全体でそれぞれの部分は相互依存しているし、神経の中枢から、感覚器官へとつながっていくから消化器系統と呼吸器系統の両方に調整を与えているそうで、当事例においてこの返答に見られる論理はしろうとにも十分納得できる。結論として、有害物質によってこの中枢での働きが鈍くなってしまうと、呼吸過程における動作に無駄が出るし、必然的に生じる悪い調整によって筋肉系における当該箇所は問題を孕んだままになり、そのせいで機械全体は歯車が外れたようになる。

　このような事例において示したように、子どもが大変幼少の頃から危害は始まり、ずっと増幅し着実に大きくなると見えてくる。赤ちゃん時代でさえ、ある種の規則と強制がもたらされるべきである。赤ちゃんが泣き出すときにたいていは、原因を見つけるような努力はほとんどされない。よく赤ちゃんは部屋の中であちらこちらへと抱っこされてあやされる。原因と結果

には基本的に関連があると赤ちゃんがあっという間にわかるのは、なんとも素晴らしい。ところが、不必要に構われた子どもは、泣けば何とかしてくれると習って、抱っこして欲しかったりあやして欲しかったりするといつでも泣くようになるが、このようにして、悪癖の土台が感覚的に即座に形成される。

それにしても、子どもが観察できる年齢になると、この子の習慣もずっと早く成長するようになる。親や乳母のクセ及び話し方を子どもは真似するものだと我々がすでに認めていたとしても、我々が肉体をどのように支えているか、筋肉系をどのように働かせているか、我々独自の呼吸のやり方さえ子どもが模倣していると、我々が立ち止まってよく考えるまでには至っていない。自分で立ち止まってよく考え、どうしたら正しいやり方で使えるのか自分の命令下に置ける場合に限って、模倣と適応の能力は素晴らしい力学であると言える。

大多数の人が誤った習慣を身につけたのは子ども時代であり、不完全なお手本が目の前にあったから、それを模倣してきた結果である。それにしても、正しいモデルを子どもの眼前に差し出そうとしている親はいったい何人いるのか。自分自身の欠点を根絶するように、じっとしているときも動くときも、自分が子どものより良いお手本となるような学びをしている大人はいったい何人いるのか。子守を選ぶ際に、自分の子どもに模倣してもらいたいような理想の若い女性を選ぶ苦労をいとわない人がいったい何人いるのか。ほとんど誰もいない。そして理由は簡単だ。まず初めに有害な結果や悪い事例に気がつく人がいないこと、そして次に、大多数の親御さんには真実への知覚が無く、そのうえひどい話だが、自己のひずみと欠点に無意識だから、こうした事柄に関して人間性のよいお手本となるような子守を選ぶことも出来ない。

子どもも然り、自分の親の持つ欠点を普通に尊敬して受け入れている。例えば、自分の父親の突き出たお腹は単に中年のタイコ腹に過ぎないが、その年齢になると疑いも無く自分自身も同じ状況に及ぶと、たいていは、12〜14歳の少年時代なら夢にも思わないだろう。その時が来れば、そのようなことが起きて、私が引き合いに出したこの父親の異常さのように、格好悪いと思われるようなこともあるだろう。こうした両親は現時点であまりに不

Part I　人類の最高遺産

　適切であり、自分の子どもを教育するのに肉体を入り口にすることなどとてもできないのに、ではそこで、何が我々に望めるのか。ここで、当該原理は幅広い応用が利き、幼少時代に限られず、肉体的により良い存在をお手本にして組み立て関連付けて、教師はどんな小中学校でも教えられると、書きとめてもよかろう。このテーマを念入りにやる必要は私にはなさそうである。一般的な学校を例にとって、子どもたちが肉体を通して訓練するのは許されるかという質問があるが、明らかに肉体的に不適応である教師がひどく目立つ。

　全体の質問をまとめると、我々は意識的な調整へ向かっているのに、まだ、この道筋に何が含まれてくるのかその全てまでは気がついていないということだ。文明社会はますます当たり前の状況として継続し、子どもらの元来持っている野性本能はますます減る。幼少時に子どもが潜在意識の側面ばかりを発達させると、二つの害悪にさらされる。子どもらが旧式の教育手法で訓練を受けるとどんどん指導者に依存するようになる、一方で、最近流行の手法である「自由表現」手法などの影響下（私が現時点でいくらか例を挙げて見せているように）へ気まぐれに放りだされると、不完全で不適切な潜在意識的機構の方向へ行く有機体全体で、心身統合体の機能は徐々に悪化するように引き継がれる。

　こんな状況下では子どもが自己指令を出すなど不可能であり、筋感覚的に自分を導く能力で本質的に満足のいくように自由な表現をすることにならず、実に、潜在能力を満足のいくように表現するのはいかなる形でもムリだ。直接の比喩として自動車にたとえるなら、正しい機械運動が誤った方向へ行くか減少させられているかして、重要な部品が邪魔されている所で、馬力を測定するようなものだ。

　今日の子どもはまず初めに全く無垢な状態として生まれ、特定の精神や肉体の習慣へ訓練され強制される以前なら、最大に適応力のある柔軟な生命体だ。この段階では意識的調整の潜在能力が完全に存在しているけれども、意識的調整が発達へ向かうのは、特定の遺伝的傾向や偏向が根絶される場合に限られる。残念ながら、大抵の手順では原因と結果に対する考慮がほとんど無いから特定の習慣を助長しており、そうなると、こうした習慣は知性的な指導領域を迂回して、潜在意識となるまで強制される。

ここで、利き手が右か左かという問題を、実例として挙げよう。この迷信はあまりにも古すぎて元がどこから来たのかもわからないが、子どもは右利きになるべきであり、左利きは避けるべきであるように言われていると、まず推測できる。この迷信が繰り返されて我々の心の奥深くに潜行したために、我々の言語に具体的に現れる。"dexterous"（右の、器用な、頭のいい、という意味）は尊敬をあらわし、"sinister"（左側の）には同時に不吉な、邪悪な、という質が見受けられ、今日でも左利きの人を信用しないと言っている無知な人がいる。この態度の帰結として厳密な規則がこしらえられて、書いたりナイフを使ったりする際には右手だけを使いなさいと子どもは躾けられており、多くの両手利き（ambidextrous：巧みな、二つの心がある、という意味もある）の人は制限されてごく少数となり、重大な事柄として、左手を好んで使っていた人は最終的に右手を使うように習うかもしれない。かなり広範囲な経験を通してさえ、例えば、親御さんが「うちの子は芸術家かピアニストになるかもしれないから、そうなると右手と同様に、感受性や操作能力を左手にも発達させる必要があるかもしれない」とおっしゃるのを私は聞いた覚えがないが、一方で私の知っていることに、人によって長い時間に問題が拡大し、人生の後ほどになってから左手使用を獲得しなければならなくなった事例は数多くあり、ちなみに、作家の腱鞘炎などペンを使う技能を生業としている人でこうした症例に苦しんでいる人がいる。
　右利き優先主義とでも呼べるこうした事例を示したのは、そこに幼児期の肉体機構にある従順な性質が公開されているからであり、そして、そのやり方ときたら、我々は考えもなしにやみくもに特定の手法を働かせ、そのやり方が適しているのかをどうか問うことさえせずにおり、その手法が適応されると人生の条件付けが起きて子どもの成長に関わってくるという点にさえ、全く立ち止まらず考え直してもいない。我々はがんじがらめの規則を肉体的な暮らしと精神的な概観に持ち込んで、子どもに無理強いしている。この規則が最良だとはとても確信できないどころか、まあまあ良い規則だとさえ言えない。自分自身の肉体においてこの規則があまりうまく働いていないこと、これを我々はたいていもう知っているか、あるいは、この問題に少しでも時間を割いてよく考えてみればわかりそうなものであるがしかし、この規則は我々が教わってきたものであり、これを他人に手渡す時に、命令したり自分

Part I　人類の最高遺産

の不完全さを棚に上げて模倣させたりしておきながら、そのくせ、なんでこんなことになったのだろうと、肉体の不活性が蔓延している原因を探っているわけだ、なんともはや。

　どんな意図でこうした手法を教育したかというと、正しいと推論されるレッスンを集中的に教え込もうとしたためで、過去の経験に由来している。様々なレッスンがあるのは真実であり、宗教や政治や社会的な色分けは親や教師によって異なるだろうが、しかし一般論で言えば、どの世代であろうと同一地点から開始できる第一の推論を立てることが出来るならば、その意図は十分に論理的であってしかるべきであり、すなわち、この推論を言い換えると、ひとりの赤ちゃんは全く同じ潜在能力を持って誕生し、全く同じ精神的な可能性があり、16世紀に生まれても20世紀に生まれても、確実に同一の肉体器官であるということだ。

　たった100年前でさえ、この推論は論拠を挙げて構築されていたかもしれない。その変化はごく小さく進化はごく遅かったので、ほとんど注意を引かなかった。同じような状況の比率や発生を省みようとしても、19世紀の子どもと18世紀の子どもではほとんど差異がわからないだろう。

　この発言は、しかしながら、1917年の子どもには当てはまらない。教育の世界に不満足な状態が不断に生じ、そうして何十年も経過したからだ。新しい手法が試みられ、そのほとんどが旧い手法に覆いかぶせるように押し付けられたうえに、これでもかというほど実験が行われ、次から次へと古い伝統の上に積み増しされ、お荷物として捨てられる。こうした試みはすべて失敗に終わっている、という意見を私が持つのは、すなわち失敗はひとつの理由のせいで生じているからで、事実として、こうした教育者は肉体的に気がつくことも出来ないし、旧い基準で20世紀の子どもを図ることは出来ないという明白な真実も知らないからだ。

　真実は私にとってあまりにも明らかだから、わざわざ証明することが躊躇われるほどだ。私には信じがたいように見えるのだけれども、どうやら我々の世代の誰もが、自分自身が成長してきた過程と現代っ子が文明社会で育つ過程と比較して、その間に特別な差異があると気がつかないでいる。私にはやろうと思えばいくつでも事例を挙げられるが、とりあえずひとつ顕著なものを挙げよう。それにしても、この事例はとりわけ典型的である。自

分の経験がなんにせよ異常なものではないと記憶しているところで語ると、我々の世代では、子ども時代にたいていの道具や工具の使い方を習得した。ある種、金槌・のこぎりや刃物などの扱いに手馴れているのは、先祖から受け継がれた能力と言ってもよさそうな気がする。ところが今日において、もし仮に、2歳半から6歳までの子どもがこうした道具をある程度効率よく使っていたら、多くの親御さんがいたく感銘するだろう。今日の平均的な親御さんを何人か私も知っており、どんな事例であろうと、こうして自分の子どもが道具を扱う所をその人らが見ようものならびっくりして、きっと友人や親戚への自慢の種にするような出来事だろう。

不幸にも、真の差異はずっと根深いところにあり、今挙げた表面的な結果はきっかけを示したに過ぎない。現代っ子の初期的傾向として、例えば、生活に必要な動作としての、歩く・走る・腰掛ける・話す、といった肉体に寄与される働きにおいて、彼らの動作水準は低下の一方であり、一世代前とは比較にならない。筋感覚的な潜在能力の水準低下だ。ここでは構成要素まで追いかけないが、それでも最低限述べておくと、進化論に基づく豊穣な土壌において、過去30年にも驚くほどの干渉（じゃま）が続いており、この干渉の結果、現代っ子の潜在意識における能力は明確に傷ついた方へ移動した。

このように、誕生したばかりの幼子の時でさえ、我々の問題は旧い教育者の持ち出していた問題と全く同じではない、言い換えると、二つの世代間で子どもたちに第一の問題として上記の差異が存在し、過去に継続されてきたように、現在も継続しながら、英国でも米国でもどの階級でも、自立への子育てのやり方がよりひどい方向へ向かいつつあると示される。（欧州圏の国などでも同様な悪効果が発生し続けているのは疑いようも無いが、しかし、私は自分自身で観察してみっちり学んできたところに限定して話を進めたい。）お金持ちの家には親たちが、子どもから全ての責任と自主性を奪い去ろうとする傾向が今でも存在する。初めは子守が後には家庭教師があらゆる行動を監視し、子どもの問題になりそうな事柄を起きないように制限する。子どもはゲームのルールさえ自分で作り出すことが許されない。際限なくおもちゃが与えられるばかりか、そうした高価で精巧な玩具は動かすために想像力の必要が無く、ほとんど自動車や列車や動物を小型化して似せたもので

Part I　人類の最高遺産

あり、それから、誰か大人がいつでも一緒にいて、子どもを楽しませるために、どうやって遊ぶのか教えてあげるのだ。あまりに馬鹿げているので、前文最後の箇所をイタリック体にしなければならない。大人の考えに基づいて子どもじみたやり方を代わりにやってあげることを求めるつもりでないなら、いったい、こうやって教えてあげることに何の意味があるのか。私の子ども時代には、古びたレンガのかけらが列車にも馬にもなったし、そうやれば、断固とした概観の下に実在を見るような精神の働きが必要とされ、我等の想像力は訓練された。そうして、私も仲間の子どもたちも、あまりにも貧相な代替品では満足しないように育ち、経験を積んでくると想像力が刺激されて表現されるようになったので、*発明し作り出し*より良いものへと工夫して、子どもなりに現実へ対応するようになっていった。だから、我々は体験を通して成長した。子どもなりに小さな責任があったし、どうやって遊ぶかだけでなく遊びを実生活に生かして社会性を持たせるには現実にどのように適応していくかも、自分たちでだんだんわかった。しかし、子どもの幼児期を通して自立する実体験が一瞬たりともないとしたら、そんな子どもにいったいどんな道具を備え付けてやるのだろうか。親から譲り受けられると思っている富が、突然無くなったり取り上げられたりした時、いったいそんな子どもはどうやって成功した人生が望めるのか。誰もが答えを知っている。近代において文明化された大都市であるロンドンのスラムやニューヨークの貧民街にこの結果が見える。幾世代もこんなことを教えられれば当然、我々は分化された別人種を所有せざるを得ないほど無力に成りさがり、これでは奴隷を所有する蟻と同じだ。

　それにしても、この正気を失った手法による教育と監視が今も実施されている一方で、それに対する反動も既に英国と米国で組み立てられつつある。不幸にも通常そうなるように、この反動はあまりにも暴力的だ。ひとつの極端として、子どもらに独自の考えや行動する機会を一切与えないやり方が許可されるのだからと、もう一方の極端も許され、その原理は「自由表現」なる名称で知られるようだが、こちらの自由原理と行き過ぎた管理原理とは同じくらいに有害であるとお見せしよう。実のところ、「自由表現主義」の方が肉体的な表現において子ども達が心配で、管理主義の学校以上に更なる危険を孕んでいる。

英国でこの「自由表現主義」運動は結晶化されていないし、完全なプロパガンダまでには至ってない、にもかかわらず、思慮深くはあるけれども不幸な非専門家の親御さんがいらっしゃり、家庭内でこの原理を採用しようとしている。ショー氏は、自著「(Misalliance) 誤った結びつき」の序文で、自らの理論と手法について、非常に明快に確信を持って表明している。彼の主論調は、「子どもとは何か。実験である。第一に人を完璧にするための新鮮な企画であり、すなわち、人間性を神聖なものにすることである。従って、ほんの少しでもそいつを止めようと企てたり、本来の素晴らしい形に手出ししたりするならば、この実験は損なわれるだろう。……」とある。ここで示されていることはもちろん、ひとつの理想的な態度であろうから、英国で理想主義に燃える親御さんでショー氏の著書「両親と子ども」にあるこの序文を読んだ人は、すぐにでもこの原理を実践に移そうとするだろう。さて結果だが、この原理が持続されていたならば、悲惨なものになるだろう、というのもすなわち、どこでも親御さんは実体験を通して、七つかそこらになる前には子どもがやんちゃをしてたくさんの失敗をしでかす所に出くわすにもかかわらず、私が見てきた特定の事例で目の当たりにしたのは、明らかに度を越えた、七歳とは思えないほどのひどく誤った行為がなされるところであり、すなわち、欠点と悪い習慣がそれまでにしっかり擁立されてしまったために、もはや場合によっては、根絶するのが非常に困難になっているところだ。
　それから、米国においてはこの誤った行為がもっとひどい。いわゆる「フリー」スクールが乱立し、詳細ではそれぞれ違う手法を用いているとしても、基本的には同じ原理が横たわっている。私の調べた範囲で、そうした学校の行っている原理と実践、その目標とは以下の通りである。

1．外界からの干渉や抑止を可能な限りなくし、子どもを自由にする。
2．子どもを正しい環境において、それから、その子が「自由に自己を表現できる」ように材料を与え行動を許す。

　さてここには前提があり、第一に、子どもがひとりに置かれれば能力を発揮し、自己表現を適正に自由にやれるというもので、第二に、この表現過程において子どもは自己教育が可能であるというものだ。上記の前提は二つ

Part I　人類の最高遺産

とも誤った推論であると、どこまで誰に理解してもらえるのだろうか、現時点までに挙げた実例で私の議論と引用についてきて下さった方に尋ねているのだけれども、それにしても、この問題は重要すぎるから、もはや私は躊躇せず更なる証拠を突きつけ、この新しい危険な手法に反対するために、私の論点を確立することにしよう。

　ここから実践的な側面として、特に新しい手法が運用されている学校での実施が強力に推し進められている、自己表現、における二つの分野を記述し注意を喚起するが、それはすなわち、踊り（dancing）と絵画（drawing）である。私の友人にいつもこれを、トゥーディーズ（2Ds）（訳注。Toddy：砂糖入りホットウイスキー、口あたりは良いが飲むとすぐふらふらになる。）と呼ぶ人がいて、このダジャレで正確にこうした二つの破滅的な形式を表現しているがしかし、これは教育的な基盤として2Dsが置かれた場合だ。

　「自由表現主義者」の手法では、音楽を芸術一般の中で第一として関連つける。今日、皆さんご存知のように音楽と踊りは興奮であり、高度に進化した民族よりも、未開民族の方が興奮によって強い感情を起こす。そんな民族がこの二種類の刺激に影響を受けると無感覚となり完全に自我喪失に至ることもあるが、文明社会ではどんな酔っ払いでさえそこまで到達できるものではない。ところが、特別な学校で私は証人として子どもたちの演技に触れたことがあり、初めからこうした未開民族のエクスタシーに見られる狂気の兆しを見て取ることができた。この関連では、音楽は人工的な刺激であり、強力である。人工的な刺激を通して、理知的に特定の形式で現される喜びがあって、訓練された大人がこれを導くのは許されるかもしれないが、しかし、六歳児の教育に使うには常軌を逸した危険な扇動である。

　音楽は人工的に強力な刺激であると、これ以上記述して弁論する必要が私にあるのだろうか。大戦中のドイツ兵が戦闘にあたり酒と薬物の影響を用いていた、と言う報告がある。

　しかしながら、もっと以前から戦時に音楽によって得られる効果が最大限に利用されており、兵士たちを無我夢中にして過度の野蛮状態へ陥れるとよく知られている。そして疑いようもなく、近代になるずっと前から恐ろしい銃の響きにかぶさって音楽が聞こえてくるようになされていたとしたら、

昔からあるこの刺激のほうが、ドイツ軍が薬物を応用した以上に好まれていることになりはしないか。実際に、音楽隊が可能な限り用いられているところを私は聞いている。音楽で「酔っ払う」ことも可能だと大人になった男女なら認められるだろうし、ここで、私が「酔っ払う」という意味は、潜在意識の動きが支配的になるほど興奮し完全に優勢となり、理知的な能力に取って代わるまでになった状態のことだ。酒類による結果は末梢神経系における部分的な麻痺にもたらされる一方、音楽とダンスでは全体の筋感覚系に過度に高揚した状態がもたらされる。しかしながら、音楽とダンスをちょっとやったくらいでは悪影響は全くもたらされないし、この課題に理知的な同意や服従をしていないなら大丈夫だ。ところで、野蛮人や幼子はこうした同意を差し控えるやり方を習得していない。

　それから、中毒状態なのかという疑問を脇においても、（というもの、誰でもがそこまで多感ではないからだが）、こうした気まぐれで無指導な努力によって子どもがダンスさせられると非常に有害であると大方は証明できる。ピアノ演奏で初めの曲それから次へと、変化する意図として曲ごとに異なる形式の刺激を伝えているところに私は立ち会ったことがあり、自分に指令を出しながら反応するのに、多かれ少なかれ子どもの筋感覚の能力が制限されていると認められた。というよりも、このチビッコダンサー全員が多かれ少なかれ不完全な協調作用にあった、すなわち、思考と運動の中枢から常に適正な方向の抜け落ちた考えが投影されていた、すなわち、潜在意識的な努力によって小さな首が仕事をしており、本来は小さな背中でやるべきことがそうされていなかった、すなわち、害になるほど喉頭が押しつぶされ、適正な呼吸への努力は吸気も呼気も空けっぱなしの口からなされており、鼻腔でなされていなかった、すなわち、若くてまだ柔軟な脊椎は、徐々に後ろ向きに曲げられ身長が短くなるように仕向けられ、満足のいく美しい結果のために必要不可欠な状況は完全に正反対になっていた、と私にはたいへん明らかだった。

　子どもらが理想的な肉体状況となるような適正なやり方について、こうしたレッスンに携わっている教師は完全に無知であり、そのうえ哀れにも、こうした努力でダンスさせることで誘導される危険な欠陥についてもまったく無自覚であると、我々が気付いた以上は、こうした自由表現主義という形

Part I　人類の最高遺産

式を訓練し続けることでどんな利益を得ようと想像していたにせよ、支払わなければならない代償をはるかに高くするように後押しているにすぎないと、我々は認めざるをえない。

　ここに、私が直接関わったものから一例を挙げよう。まず、六歳の少女が筋感覚的な検査をして欲しいと私のところに連れられてきたから診たら、本当に素晴らしい身体状況にあるとわかった。その後この子は学校へ行かされ、そこでダンスに興味を持った。その学校でのダンスには自由表現主義が採用されていたから、その子は自分自身の動きを方向性のないままでやるように後押しされた。その子が反作用するように様々な曲層が演奏されると、この少女は学校生活の中でこの授業がいちばんのお気に入りとなり、たくさんの時間をさいて練習し、自己表現として選択したこの子の芸術形式は他の誰よりも自由だと見なされるまでになった。こうした自由表現主義の学校で採用されている重要な原理がいくつかあるが、そのひとつに、子どもが自分で行動を選び、望むままどこまでも実践し追求してもよいという原理があると指摘しておいても良かろう。

　しかし、しばらくするとこの子の全般的な状況に母親は満足できなくなってきた。興味深いがいくぶん心配になるような肉体上のゆがみが身体にいくつも発現しつつあったからで、とりわけ、この子が頭を片方へ傾げたまま修正できなくなる傾向として顕著に現れた。再検査のために、とうとう母親はわたしのところへこの子を連れてきた。

　一年もたっていないが前回には、身体における正しい協調作用の稀に見る優秀な実例として、私はこの子に太鼓判が押せた。ところが再びこの子にお目にかかると、先天的な退行例と同程度なほど、良い協調作用などほとんど見られなくなっていた。

　以前はこの子の筋肉系に流暢な協調作用が見られたのだが、それが全て消失しており、その代わりに、硬化した腱や硬直した筋肉群が発見され、そして、誤った習慣による指導と調整のうちで最悪だったのは、胴体と脚の筋肉を司るには無関係である首の筋肉を固める習慣だった。（ついでに言えば、首は、人類において大方の場合で不適切で誤った調整の指示器となると、ここに記しておいてもよかろう。適切な理由がいくつもありなぜこの症例でそうなるのかも説明でき、先験的（アプリオリ）であるけれども、本稿で取り

扱うには専門的過ぎる。）より深部にも特定の欠陥があり、腿の上部に緊張と収縮が見られ、そこは胴体との連結部であり、この欠陥によって捻じ曲げられこの子の身長は短くなる傾向となっていた。最後に、すべての中でもっとも顕著な変化があり、この子は一年前には朗らかで物怖じせずにはっきりとお話できる子だったのだが、今では臆病で内気となってしまい、ひどく言葉を口ごもるので、私にはこの子が何を言っているのかわからないほどになっていた。

ここに、最高の肉体的な状況に始まったものの、その後、正しい環境と考えられたところへ移されて、自由行動という名の訓練が許されるようになったひとりの子どもの事例を取り上げた。有害な結果はあまりにも必然であり、誰でも真に経験していれば、ほとんど絶対的な確信に近いほどの予測がついたと、私は強く申しあげたい。

第二の愚劣な恥かきは、お絵かきであり、これでまた別の破滅へと導かれ、肉体的な効果よりも精神に及ぼす効果が問題視されるが、まず肉体的な害悪に含まれるのは、子どもたちが不適切な姿勢を受け入れてしまいそうやって机に向かうようになることと、そして、思考や運動の中枢が誤った方向へ行き、鉛筆を持つために重要な指へ少数の神経が届きながら、それにも関わらず、それより多くの神経が醜悪にも鉛筆を持つ以外のところでよじ曲げるために使われることだ。子どもは自分の舌の動きに沿って鉛筆を導くようにするべきだ、という意見は素人目には小さなことに映るかもしれないが、しかし、ここで機能が混乱すると果てしない潜在意識での困難が数え切れないほど招かれると専門家筋にはわかる。

「フリードローイング（自由お絵かき）」レッスンの実践例をここでひとつ紹介するとしよう。教室のいろいろなところにある机の上に、鉛筆や紙など文房具が置かれてあり、そうしたものを使って子どもにお絵かきしてもらおうと指導者が望んでいる。とある日、ひとりの生徒が鉛筆を持ってお絵かきをしようと試みると、他の子も例に倣ってやるようになり、次々と生徒全員がある程度の努力をして、こちらの方向へ行ったとする。

さて最近の分析によると、絵を描くという行為は機構的な道筋であり、それは、指をうまく取り扱うこと・手と前腕の筋肉が協調して反応すること・脳で思い浮かんだある特定の視覚イメージに対応するように創造力を用

いて紙面へ投影することなどになる。それからこの関連において、人間の指や手における機能水準は、腕や胴体や関節にある筋感覚がどの程度発達しているかというところに完全に依存している、すなわち、この水準は、実際に有機体全体における協調作用に依存している。従って、多かれ少なかれ協調作用を欠いている子どものうちからひとり選べば、その子にほとんど考えが及んでおらず、どのように鉛筆を持つのか、つまり、意思を持って自由な能力で調整する指令を下し、自分自身で正当な製図家になれるようにするのか、そのやり方がわからなくても驚くにはあたらない。

　注意深く思慮深い観察者がいて、こうした子どもが直線や曲線をいろいろに試みている所で、指・手・手首・腕、首と胴体全般に起きる動きや姿勢を見てみたら、こうした身体部位に協調作用が欠けていることを見逃すはずが無い。おそらく、指を動かす時に腕まで動かし、肩は丸くなり、頭は一方向へ捻られているだろう。まとめると、身体機構にエネルギーが投影されていても、お絵描きへの欲求を満たす動きとはほとんど無関係な部位へ届いているなら単なる浪費であるし、そうしたエネルギーが投影されてもこの目的を台無しにするためにのみ有効であると見えてくる。

　自由表現主義では適切な手段を手に入れることはありえないと、私は既に十分言及し証明している。おそらく、子どもの心には正しい衝動が存在するのかもしれないが、しかし、子どもにはまだそれを表現するだけの身体能力が追いついていない。近代において一万人の子どもを調べたとしても、生まれつきお絵かきが出来る子はひとりも存在しないけれども、「自然の光明によって」という言い方のように、もし例外的な子どもが居たとすれば、初めてやるときから賢明な指導をもらって自分の課題をずっとラクに進めるだろう。

　それにしても、お絵かきをこうやって教えるのに私が反対している主論点は、これをやると無益な夢想を助長するからである。お絵かき（絵画）は芸術であり、我々の知っている特徴として芸術をする人にいくらか非難されるようなところもありそうだがしかし、素晴らしい芸術家で全く模範的でそうした特徴のない人も数多くいる。そうした特徴とは、極端・均衡を欠いていること・自己催眠力・全般に非論理的なことなどだ。それにしても、芸術家はこういった障害を上手に表現することがあるにもかかわらず、障害があ

るから芸術家になれるわけではないといくら強調してもしすぎることにならない。私の例に挙げているこの特徴とは、芸術的に天才なるが故の副産物である。誤った構想と過度の集中を通してこの特徴（悪癖）は助長され、特定の創造的な行為に現れ、それから、世界史で何度も繰り返されているように、こうした副産物のせいで本物の天才が不能になり穢され破滅する。

　私には自分の実体験からこうした自由表現手法を判断できるが、それにもかかわらず、子どもらは描く才能を得る手段として奇妙な習慣をつける訓練を後押しされていて、この原理は、競走馬を育種する際に肺の弱いものばかり集めて種選びするやり方とおおむね同様で、理由は特別に速い馬がたまたまこの特定の欠陥を持っていたからとなる。奇妙な習慣を後押しすることは天才を育てることではないし、奇癖で捻じ曲がることがなければ、天才は自分自身をずっと自由で創造的にする。少なくとも、理知的に原因と結果を理解しよう。

　私のトゥーディーズ（2Ds）はもう十分だろうが、それでも、「自由表現主義」全般に対する私の批判はまだ終わらない。私は現場で証人としてこうした学校で起きていることに立会い、ショックを受けたことを吐露しなければならないからだ。いろいろな年齢の子どもらが絵画・舞踏・工作など自分たちで楽しんでいるところに、私はいくつも立ち会って、（数多くの事例でなんとも不適切だったが、）たったひとつの事例でさえ、こうした子どもが正確に、言い換えると*自然な*やり方で自分の身体機構を運用しているところに出くわしたことがない。おしなべて人工的な行為である絵画や工作にまで適用されているとしても、*自然な*（natural）という言葉の使用に私はこだわっている。なぜなら、鉛筆や大工道具を手にして取り扱うには、最大に能率的になる正しいやり方があるからだ。しかし、私が子どもらを見ていて、つまり、ある姿勢で機構的に有利になるという観点において、通常まったく最悪の座り方や立ち方になっていたし、それから、この子らが鉛筆や工具を持つやり方においてもはっきりと目に見える形となり、こうした道具の扱い方を訂正しない限り、最低のぎこちない結果を作り出す以外には何も望めないほどであった。もっとひどいことに、こうした子どもらは身体的な習慣を形成しつつあり、この習慣が進展する大多数の症例で確実に病気に至る。子どもが自分なりに鉛筆を扱う自己指導をしようとして、頭や舌や肩で不必要

な動きを身につけてしまえば、ずっと遠くの病気へ向かってまっしぐらに準備するやり方になっているのかもしれないし、この起源はよく視点からはずされている。

　こうした事例のひとつに、恐怖の反射で苦しんでいた三歳半の子どもの実例が私にある。誰か知らない人が自分のいる部屋に入ってくると、その子は泣き出してお母さんか乳母にしがみついた。海辺で他の子達に続いて海水浴をするような段になると、この子は水に近寄るのさえ怖がった。それから、他のやり方でもこの子が理知的でない恐怖をたくさん表わしていたことから、こうした症例において通常見られるような一般的な診断を下すなら、この子の背景にある原因は恐怖であると、とりわけこの子の話し方にも症候がみられ、なぜならほんの少ししかはっきりとした言葉を発話できず、しかも非常に不完全であったところからも、推測された。

　私がこの子を初めて検査した際に、この子の唇と舌で適正な調整ができていないこと、そして、内臓器の機能調整が主に夜中に悪くなっていたことが明らかにされた事実だった。それから、こうした特定の身体部位における調整欠如が直接の原因となって、この子の心身統合体における状況に現れていると、私の施術によってたいへん決定的に証明された。意識的な指導と調整、及び、再教育と協調に施術の基礎を置いたら、この子は急速に前進し、それからこの子はおおよそいわゆる普通といえる状況へと成長していき、生まれつきこの子が経験してきたものと比べてずっと良くなった。興奮しても、恐怖反射はどんどん減少していき、カンシャクを起こすことが減り、感情の変化をずっとうまく調整するようになり、泣き叫ぶようなことが表に表れる回数はずいぶん減少した。

　この事例を提示したわけは、どんなに奇妙な精神的結果が沸き起こっていても、そこには明確に純粋に身体的な原因があるとお知らせするためであり、それにしても実に、こころ＝からだ、としてあまりも統合されているので、この構成要素を分離するのはムリである、すなわち、片方で見られるものは必ずもう片方に現れる。この少年の事例において、当初には、この原因によっておそらく時々問題が起きる程度だったであろうが、しかし同時に、よりひどい問題が生じてくるかもしれないのであり、もともとの欠陥がずっと些細なものだったとしても、もし、自由表現で主張される線に沿ったまま

子どもが自分でこれを発達させるように置いてきぼりにされて、この当初からの習慣が強められ結晶化されるまで使用したら、私が恐れるこの事例のようになる。例えば、今示した症例で全く確実であり、この子にまだ悪い協調作用が働いていてその影響が原因として残存している最中に、「自由な」行為をどれほどしようとも、この締め付けからこの子が解放されるなんてことはひとつも起こり得ない。

　それにしても確かにこの事例において私は十分な証拠を提出し、教育における最新流行とやらに反論した。もしかして仮に、理想的な世界があったとして、そこに理想的な能力を携える子どもらが誕生するのであれば、ショー氏の理屈も筋が通ったものになるかもしれない。この急速に変化する20世紀の世界で、それ以前とは比較にならないほど我々の待ち望んでいるのは、幼少期から子どもを指導し方向を示す体系だ。ここと矛盾しないように一定の自己監督をしていく手法を既に述べてきたといえよう。必要な修正をしながら身体や精神の過ちを正していく手法を私は主張しているが、これは、特定の先入観に基づく形式内に子どもを押し込めようとするやり方とは全く異なる。ただ今日の子どもに生来備わった本能的な調整能力は非常に弱々しいことに私はこだわっており、従って当然ながら、自由な行動へ解放される前に、なんらかの自己指導をする指令が確実に必要だと思う。そして、こうした方向はある原理に則っていなければならず、この原理によって、子どもは自分の様々な機構において最高の利益を得られるように毎日の行動を運用する。こうした方向に干渉がひとつも含まれていなければ、子どもが表現しなくてはいけないものに干渉がない、言い換えると、子どもらは、その時最適な手段（means whereby）を適正に見つけて自分の潜在能力を満足のいくように解放しながらまさに技を磨き発展し表現する。

　特定の禁止事項が必要であり、ここで差し控える原理に含まれなければならないし含むつもりなのは本当だがしかし、害悪の結果の代わりに、害悪の根本原因に関わる部分をこうした重要事項として選定するならば、旧いシステムによる害悪が表出しているところで、不要に継続する訓戒と「絶えざる悩み」を我々は放棄するし、もう一方にある害悪として、ある新しい教育で自由な子どもにするというやり方もやり玉に挙げている。

　まとめとしてこの観点から子どもの訓練について述べると、旧式の教育

者による手法の全てに渡って、彼らの頑固な禁止と厳密な指示によるやり方のほうがまだ相対的に害は少ないようで、もう一方にある近代の、極端な学校における子どもの直情的な反作用に教育計画が置かれているやり方よりもましと見受けられた。旧式の手法は失敗であると私は認めるし、ひとつの理由は、その体系でやりすぎになっているからであり、そして、命令と禁止は伝統に基づくので偏見や無知が見られ、理知的に導かれた科学的原理に従っていないから、という別の理由もある。しかし、新しい手法も失敗である、なぜなら、基礎が全く誤った推論に基づいているからであり、これは虚偽であると目の前で明らかに出来る。こうした開かれた批判にたいして、弁護できうる手法などあるのだろうか。

　子どもに意識的な調整や均衡を与えることが教育にとって不可欠な開始地点だ。教育の目指す結果にこの均衡をおいていないのは古い手法も新しい手法も双方同じで、均衡がなければ、環境によって子どもがよじ曲がり歪んでしまうだろう。幼稚園や学校の環境を選びたいと皆さんが思うにもかかわらず、実際には世界中で、望ましい環境を選べる人などほとんどいない。それでも大人は子どもに、均衡や理知的調整を身体的な存在に与えて、子どもがどんな人生上の課題もこなしていくようにしてあげなければならないし、そうすれば、子どもは素晴らしい能力を手に入れ、周りがどんな環境でもやっていけるように自分で適応する。そこでもし仮に、ある子どもがいて、生まれながらにして稀に見る天性がある、もしくは、個性的な理性力のある例外的な子どもで、自分自身の必要から人生の趣を凝らして、非常に確かに、自分の能力を押し殺すようなことからは全然離れたところで自由表現できたとするならば、大人はこうした能力を強化し完璧にし、この天才にある最高で最大の理性力を全て活用できるかもしれない。

　自由表現主義を擁護する者に対する私の最終反論は、彼ら自身が自由ではないということだ。喧伝者や教師連中は寄って集って、旧体制の形式に対して不当な不寛容を示している。彼らは実に、自分ら自身の精神的な態度に凝り固まっているから、想像的な余裕を見せることがない。これでは、ひとつの極端から別の極端へ飛び移っているに過ぎず、中庸にいれば十分広範囲にいろいろな意見に落とされた影を照らし出すことが出来るのに、彼らは間にある素晴らしい道から外れている。

新しい手法に対する意見をまとめて明確な発言をするなら、私個人は、正しい理解に基づくのであれば自由表現主義を強力に擁護する者である。しかし、訓練を受けていない子どもは適正な能力を携えておらず自由表現ができないと、長い観察を続け経験を通して確信した。特定の機構的な法則やその他の法則は存在するが、語られていない人類の何世紀にも及ぶ経験から推論すると、現代っ子がこうした法則に従い無意識的に自然な子どもである場合は非常に限定的事例においてのみだ。（この非常に限定的事例のひとつとして最近私の気付いた人に、ビリヤードのジョージ＝グレイ氏がいる。私の意見では、彼が採用した姿勢において機構的原理は科学的に目に見えるやり方となって現れ、彼がどんな姿勢をとろうと、ほとんど完璧といえるほど特定の目的にかなっている。私の観察では、グレイ氏の演技で表されているものはたいへん注目すべきもので筋感覚的な発達に見事な調整があり、私が今まで立ちあった中では最高級である。しかし、世界中に一体何人のジョージ＝グレイが創生されているのだろうか。写真参照）
　20年以上も前になるが、私がオーストラリアにいた頃に教えたものは今でも本当に意味のあるものだったと信じられ、それは「自由表現主義」だった。この事例で、生徒諸君は発声と演劇表現について私が行うレッスンに来ていた。さて、こうした生徒諸君が古い手法によって教わっていると、大変事細かなところまで先生を模倣するように、発声・顔面の表情・ジェスチャー・声の出し方を訓練するようで、そうなると、その演劇教師がやったとおりのやり方や手法を得ているわけで、どの生徒がどの教師から訓練を受けたかまで、誰にでもすぐにはっきりわかるほどだった。もっと言うと、生徒諸君がこうした手法で教育されるなかに、それぞれの詩や場面や決ったセリフの解釈もあり、その中身は自分の尊敬する演劇教師が正解と考えていたものの丸写しだった。
　当時、私の考案した手法はたいへん過激で破壊的とまで言われていたが、それは再教育によるレッスンを生徒諸君に与え、意識的な調整や指導に基礎を置いて協調作用が働くようにするものだったから、私のこのやり方によって、朗誦家や俳優など様々な芸術家は手段を得て、自己の発声・顔面や演劇上の表現・ジェスチャーなどを最大利用できるようになった。そうすると安全に許されて、役者諸君は自分で役柄を構築することができた。多少の提案

Part I 人類の最高遺産

によって解釈が必要とされることもあったかもしれないがしかし、個人的な振る舞いはその演技者自身のものであった。私の生徒には誰ひとり、偏狭な派閥を反映していると指摘されるような表現をするものはいなかった一方で、ほとんどの諸君は安定して自由に自分の演技をしていると認められた。

　この関連で読者にお知らせしたら面白がってもらえそうな事例があり、それは、1902〜3年に私が擁護しているこの原理を試験してみようと思い立ち、それで結局、ハムレットとベニスの商人の公演に至ったことで、出演者の若い男女全員を以前に一度も人前の舞台に立ったことのない未経験者から募り、私が特別にセリフの訓練をした。このときまでに原理を発展させ十分練習していたから、この原理を意識的な指導や調整において、若者全員の訓練を私がやった。友人や批評家連中からは「舞台恐怖症（ステージでのアガリ症）」の素晴らしい博覧会が見られるとなんとなく予期されているようであり、そうして、初日の幕が開いたのだがしかし実際には、若い生徒諸君にひとりも、ほんの少しも、そうした恐怖の徴候を見せるものはいなかった。その頃までに彼らは準備が出来ており「舞台恐怖症（アガリ症）」という考えすら、彼らにはすこぶる不条理なものと見なされるまでになっていた。恐怖症という状況なんて、何を意味しているのか彼らには理解さえできないと見えた。それにしても公演の夜に、私はプロンプター（訳注：舞台の影で役者にセリフを教える助っ人）さえ許さなかったのだ！この出来事を今までで最上の確信に満ちた公開デモンストレーションと見なせば、素晴らしい指揮によって自己所有していたものをこうやって原理にまとめて他人に教え込むことも達成できる、と私にわかったのかもしれない。

　私の指導で送り出した新人らの演技において、自分の個性を表現するところが観察できたに違いない。もし仮に、彼らが束縛され、際限のない「ダメだし」を出され続けるところに押し込められ固定された規則だらけで自分らの演技を進めていたならば、初めの2分以内でほぼ確実に、大多数の新人はひっくり返っていたであろう。あるいは、どうにも必要のない大混乱を思い描けなくもないし、それは、自由表現のつもりで全く何の訓練もせずに新人諸君をステージに送り出すことであるが、もしそうしていたならば、手の施しようもない貧相で無知な事例となったであろう。

　芸術の一分野だけを取りあげて教育のたとえにするのを差し控えたとし

ても、しかし、ここに子どもたちが関わってくるとなると、一般論として教育が必要不可欠である、という優れた示唆になる。今日も未来も、子どもたちが自己の筋感覚系にできる限り完璧な指令を出せるように、我々大人は教育を基礎として授けていかなればならず、そうすれば、人生のあらゆる側面における人類全ての行為形式で、「自由表現」が可能な限り最高水準で寄与される結果になるかもしれない。我々は協調と再適合を築き上げなければならず、そうすれば、人間機械で調和が保たれるかもしれない。自動車にたとえて、「調和の取れた（tune up）」と表現される状態なら我々全員にわかるだろうが、マシンを最高の状態で使いたいときのように、機械のエキスパートに自分らの「チューンアップ」する過程を任せることになる。ハックスレー氏が述べるように人類有機体が機械であり、この機械の潜在能力まで適正に現れて欲しいのであれば、「調和が取れて（in tune）」いなければならないし、我々はそう記憶しておかねばならない。子どもの筋感覚系が満足の行く状況となってはじめて、自分を自由に適正に表現することができると、我々の考え抜いたものが表される。ここで示しているのは、「そのとき最適な手段（means whereby）」を自由に最大に表現し、近代生活において常に変化する環境に適応するために、いろいろな事柄の全てにわたる必須な中身の二つだ。民族文化と子どもの訓練、それを記しながらこうやってかなり長く私は立ち止まっているから、これが子どものごく幼少期のところに限定されているかのように写るかもしれない。しかし、もう少し先のことになろうが、初等及び中等教育について、ということは、七歳から十八歳くらいの男女に対する学校の仕事についても、私にはまだまだ言いたいことがたくさんある。読者で、ここまで注意深く読み私の見解を真剣に理解しようとした方には、教育の必要性への疑問を呈する方はもはやいらっしゃらないだろうし、非宗教的か宗教的かという問題は私の領域外だとしても、精神と肉体はあまりに一体化して結びついているから、どちらか一つだけを分離して考えるなんてことは不可能だとわかるが、それにしてもくどいのではないかと批判を受けるのを承知で、この関連における私の事例を再び簡単にまとめて紹介する。

　私の仮説は以下のようになる。

Part I　人類の最高遺産

1．未来の教育では意識的な指導と調整を普遍的なものとして基盤にしなければならない。
2．現在までに表面化した文明と教育を見ると、到底、人類が適正に前進し低段階から高次の段階へと満足のいく進化をしているとは言えないし、これでは野蛮な獣の本能が主導的になり、どんな状況にあろうともあるいはどんな刺激に対する反応をしようとも、人類の先験的な傾向を追いやり人類相互の理知的な交流から外れる。
3．人類の発展にあたり、進化はある段階から次の段階へゆっくりと継続的に道筋を進むべきである。とりわけ、人が獣的な潜在意識状態からより高次の理知的で意識的な段階へ通り抜けるなら、この道筋において人は新しい潜在意識を開発することになり（これは培われるものであって、遺伝しない）、その際に、意識の指導に従い調整が増加していくようになれば、人の獣的な悪傾向は阻止されるだろう。
4．幼児期から青年期へと向かうところで進化的な成長がある、ということはその後の人生の過ごし方全体もそこで採用される道筋によって決定され、その成長比率はその道筋の効率水準に合致し、そして、こうした進化原理は民族レベルにも同様に当てはまる。
5．潜在意識的な発達段階にある機構（潜在意識によって指導や調整される状態）で満足のいく機能が得られるのは、我々の進化段階がおおよそ獣の次元に近い場合であろう。
6．こうした獣的で潜在意識的な次元を開発して発展することと古い標準にある教育手法とは矛盾しない。
7．もう一方の「自由表現」原理によっても、ある課題において機構が操作される際に負の遺産である潜在意識的な指導と調整によってなされている限りはずっと、満足のいく結果をもたらさない。こうした特別な理由があるから、自己開発を進める手段には必ず特別な原理をしっかり取り入れなければならないし、指導的な指令を投影し、正しい方向へ調整し、同時進行で、機構的に有利な姿勢を働かせることになるが、そのときには、正しいかどうかはまったく気にせず、あわてて結果に行くこともない。こうした結果にちっとも満足のいかないまま、今日も明日も次の週も過ぎさるかもしれないがしかし、機構的に有利な姿勢が採用さ

れ、指令や調整が正しい方向へ行くように心の中にもたらされ何度も繰り返し投影されるならば、そのうちに古く退廃したものに取って代わって、新たに正しい複合作用が起き、いつでも使えるように確立される。

8．人類が満足に発展し、発達した高次の段階へ進化を進め、継続して適正に生命が機能するように、自らの肉体や精神の有機体において、こうした進んだ段階に必要なことが起きるには、こうして意識的に調整された機構（意識によって指導と調整されている状態）が不可欠であるし、そうしていろいろな計画や常に変化する環境にずっと急速に適応できるようになる、このように、この能力で見て新しい考えを*理解*することが緊急に要求される文明社会に我々がいる。

9．繰り返し原理を用いて「自由表現」をうまくやるためにも、そうした教育に内包されている全ての事柄にも、意識的に調整された機構は必須だ。意識的な指導や調整を教育の基礎におき、「自由表現」の基礎として指揮をする。「自由に」とか「自由」とかいう言葉は普通に流布する意味ではなく、ここでは真の意味あいで使っている。制限なしには自由になれないし、同様に、拮抗作用なしには我々に心身統合体の調和が手に入らないと、我々は知っているからだ。

悲劇と喜劇とに線引きをしようとしても、大多数の人があっさりと気がつくものにはならないとよく言われるが同様に、いわゆる自由と放縦に観点を置いた事例に当てはまる。これは、世界の新しい民主主義に今この瞬間にも差し迫る危険であり、人々がこうした決定的な時期に再調整を怠るほうへ傾いたから現在の世界に危機をもたらしたに違いなく、そのうえ近い未来にこの危険は何千倍にも増加するだろう。

この教育という重大性において私は因習打破主義者であることを認める。私は伝統的な偶像を破壊し、新たな着想を組み立てるのを厭わない。これ以上に凝り固まった因習として見えるものがあるだろうかというほど、他のどの問題よりも教育における問題に分かりやすく有害な効果が見えている。子どもの心を鍛えると我々は普通に話している。元々は喜ばしい表現であるから、そうやって真の意図を持たせ続けて、この言葉を園芸に応用したとする。庭師がやることは、実に、若木を成長へ向けて鍛えることである。庭師は、

Part I　人類の最高遺産

　光の当たる温暖なところへ若木を持って行き、成長に一番の手助けとなるような状況へ導く。
　道具としての思考や理性をおろそかにし、カチカチの規則を叩き込んでおきながら、その方法の見直しすらされていない実例があまりにも頻繁に見られるが、これではなく、教育する際には、当然心身の使い方を培うことが第一に必須とされるべきだ。繰り返すが、もう既に明らかに誤った考えが子どもらの心に伝えられてしまっているのだから、そこで教師は痛みを共有し、こうした先入観を理解した上でその部分と関わるにあたり、そのまま上塗りするのを避け、そうした先入観をできるだけ取り除き、そして初めて、教えたり新たに適正な考えを伝達したりするべきだ。「教えたり伝達したりする」と私が述べるところで、伝達という言葉のほうが自分の意味合いに近い、というのも、私の理解で教えることは、賛同するものと反対するものと子どもの目の前に事実を並べてみて、子どもが自分で理知的な能力を発揮できるように持って行ったり、子どもの潜在能力が独自に発揮されるように仕向けたりすることだからだ。子どもにはまず自分の考えが許されるべきであり、他人の意見や複雑な問題に関する一方的な意見を押し付けられるべきではない。子どもの知的能力は訓練されるべきではないのか。固定観念と因習は見直しもされず、理由もなしに*真偽*も*原義*も*研究*されず、何世代にもわたって受け継がれているが、これを大人が無理やり押し付けて、子どもたちを台無しにするべきだというのか。この手法で非理知的な時代遅れの原理を押し付けるから、現代人の心は苦しみ、部分的に麻痺し、若い柔軟な知力を曇らせている。
　嘆かわしいことに教育のシステムそのものが不適切で有害であると、思慮深い教育者は気がついているが、そのうえ、学校の体育で「深呼吸」が必要だと定められているところを見ると、もうひとつ別の害悪が加わる。全般的に数多くの身体訓練体系で採用されているやり方において、理知的な手法がほぼ決定的におろそかにされていると見受けられ、試験的にデモンストレーションしてみてもこうしたやり方が不健康で有害であることが証明されると、私はあえてここで発言しておきたい。
　何年か前に「ポール・モール・ガゼット」紙に載せた文章がある。

「学校と軍隊における呼吸法と体育によって、実際、人間は欠陥を発達させていると、私は単なる指摘をしよう。今、私の目の前に軍隊で使用されている呼吸法の書物があるが、これを見た人で、生理学や心理学にある程度通じており日常生活と不可分であると知っている方なら誰でも、すぐにこれでは大変な害悪になるという理由が理解できる。将校であろうと兵隊であろうと悪くなる。度合いが極端な人も少しはましな人もいるが、胸部を過度に突き出して（肺気腫の進行）、過度に背中をそらし（脊柱前湾）、クビを硬めて喉頭を硬化させており、その他にも身体的奇癖が培われている。上記のことを原因として、心臓疾患・静脈瘤・肺気腫、そして口呼吸（これを練習している）が軍隊においてたくさん現れている。この事実は、*国民的な一大事*であるから、私は必要な時間を差し上げて、軍隊や学校や療養所などに関係している専門家筋（医師か行政か）に証明していただきたいことがあり、それは、*流行の「深呼吸」と体育では、良いことが一つもないどころかものすごい害悪をもたらしているし、そのうえ、将来的にもっとひどいことが起きる基盤を築き上げているということだ*。

「深呼吸」を含めた全ての練習が原因となって、筋肉の協調作用にもとから存在した欠陥を悪化させ、その結果として、もし仮にひとつの悪い習慣が除去されたとしても、他にもある大抵ずっと有害な習慣が大量に培われてしまうのは、真実である。」

繰り返しになるが、拙著の小冊子「なぜ我々は誤った呼吸をしてしまうのか。(1909年版)」で書いたことがある。

「……はっきりさせておきたいので説明しておくと、人が呼吸で誤った不適切なやり方をしていると、結果は即座に必然的に、異常で有害な状況となって肉体上特定の部位に現れる。人が呼吸を正しく適正にやれば、結果は即座に必然的に、正常で健康に良い状態となって同じ部位に現れる。続いて、この状況で見られるように、前者の状態から後者が示しているところへ移行したとすると、そのときにはそうなるべくして、正しい適正な呼吸をするようになった以外には考えられない。このようにして得られる道筋（プロセス）によって、単純に肉体上でいくつかの部位が再調整されたのであり、新

しい適正な使い方となるように、筋肉系機構が意識的な側面で方向つけられた。この変化によって機構的に有利な状態が正しくもたらされ、関連部位すべてに及び、そして、これがありがたいことに正確に働く主因となり、空気圧の働きが及ぶようになり、比較的に、機械的な動きである伸張や収縮のような動きが胸部空間で起きやすくなる。さてこうして、A）意識的な側面での方向つけ、B）適正な使い方をする筋肉系機構、があり、この両者によって特定の伸張と収縮が生じ、その結果が呼吸として知られる動きとなる。……」

「……従って、呼吸動作は道筋における第一の部分でもなければ第二の部分でもないとすぐに分かる一方で、この道筋は、本当に筋感覚系を再教育するところにあり、適正なからだの姿勢と呼吸に関して、近い将来にはこれが普遍的になると見えてくる。……実のところ、私の体系によって完璧な協調作用を得て、それが各部位に及ぶと、呼吸は従属的な作業となるから放っておいてもうまく働く。」

今日起きている現象をもう一つ挙げよう。毎年何百人もの兵隊が心臓疾患によって軍隊を去らなければならないが、これは「軍事教練で仕込まれた胸部」に緊張や硬化がもたらされたことが原因だ。最近パンチ氏が描いた少年マンガがあり、この子は、宮内官として列に並んだら近衛兵にどう挨拶するか、という価値のある質問に答えている。「兵隊がやっているのと同様です。つまり、手を帽子のところへ上げ、まるでひっくり返ると見えるまで反り返ります」と。確実に、麦穂は風の方向を示す。兵士らが長い道のりを行進する際にも同様に、きっちり胸を張り上げ硬くするだろう。硬くなって行進したら、その後には必然的にもっとくだけただらけた姿勢になり、しばらくそうしていられるだろうし、最悪でも、他の緊張した姿勢ほどには積極的な害にはならないだろう。自由で楽な、と言っても岸辺の船員さんはずっと健康的な肉体の態度であり、比べて、「賢い」兵隊さんの方は、肩肘張って街を闊歩して、まるでパウター鳩が群れを自慢しているかのようである。船員団体の皆さんの方こそずっと準備があり、ずっと効率的にしんどい仕事をこなすだろう。

数週間前に、と書いているうちにもう何年も前になるのだが、とある

新聞に載っていた本当に痛ましい写真を見て私は落胆したことがあり、そこでは、学校児童のひとクラスが背中を反らして胸を突き出し、いばったパウター鳩以外の何者でもないように見える格好をしていた。先生は、「深呼吸」によって熱心にこうした結果をもたらしたことで賞賛されていた。

男も女も健康のためにこの「気をつけ」をやるべきというなら、人の生存に積極的な緊張が必要とされるのは当然であると言っているのかどうか、ほんのうわべでも私としては尋ねてみたくなる。これは非常識であり、この原理では心身ともに完全な混沌となる以外に何の結果ももたらさないと、私には確信できる。

さて訓練に関する私の一般的な原理に立ち返ると、ある方向だけを絶対化しすぎて型にはめてはいけないし、それを恐れてはいるけれども、それでも、私の挙げた右利きの事例に応用できる。片手落ちで、道理が犠牲になるのを承知し、伝統と称する因襲で進めていれば、もう一方は、つまり、試みさえないのでおそらく不合理な考えだ。後者の損失を擁護する側は一般的に、熱意に駆られているか、もしくは、試行錯誤のシステムで進行する必要に迫られているか、そのどちらかに基盤を置いている。熱意に駆られているところでは、はてさて、私以上に熱意のある人間は居ないと主張したいが、しかし、私は自分に熱意があるからとそれを優先して、道理を退けるようなことは許さないだろう。いつの日か、どうやって自分で意識的調整する原理を実践的に明確にやる地点にたどり着いたか、それを書き下ろしてみたいし、そうするときには、私が戦わなければならなかった危険は自分自身の熱意であったと、史上最大でなかったとしても、馬鹿でかいこの危険を、きわめて平易に紹介するだろう。20年以上過ぎた今日でもなお、これは鮮やかで鋭いけれども、もしかして、熱意にほだされて道理をないがしろにするように自分を許していたら、原理がうまく働くことなど金輪際生じ得なかった。再度、経験主義に頼る必要性を主張すると生じる議論に関して、私自身の手法は過去ずっと経験主義であったように現在もそうであり、いくつかの方向では実験的であると私自身認める。それにしても、「自由表現運動」の観点において、訓練手法の誤りが十分に目に見えるところに現れていると私は主張しており、これをもっと掘り下げると、我々は子どもたちに対する「自由表現運動」の実験を正当化できないと強調しなければならない。取り返しのつ

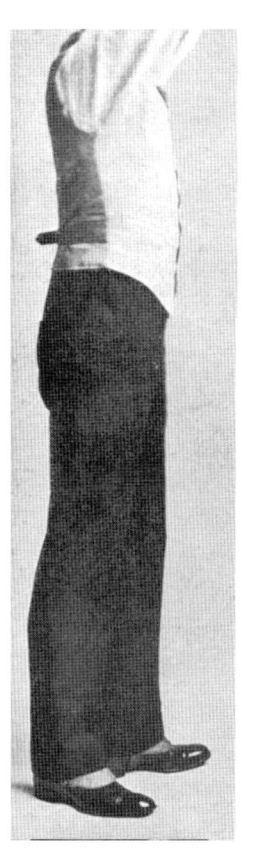

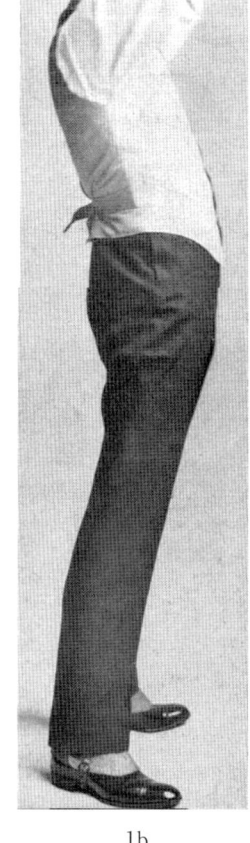

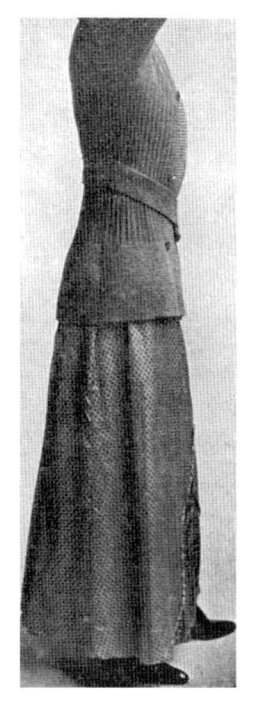

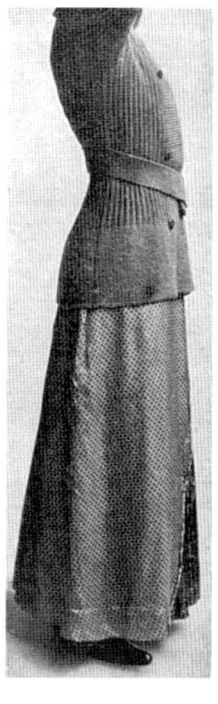

1a   1b   2a   2b

1a&2a
足（フィート）はこのような配置で理想的な姿勢になり、その理由はそうして得られる完全な均衡が人間機械に及ぶからであり、またその理由は、そうして許可された最大の動作で機能する全体として有機体が働くからだ。重要性：明らかであるのは、右か左かどちらかの足が前に出ていたとしても、結果的に正確な姿勢には影響しないことだ。
（訳注、フット・フィート (foot, feet) というのは厳密に日本語になく、くるぶしから先、つま先・かかと・土踏まずなど全部のこと。この文では足の裏と言っても差し支えないだろう。）

1b&2b
足（フィート）がこのような配置をされた姿勢では、無理がかかり不完全な調整が有機体全体に出て、不完全な平衡でさえ確保されにくくなる。この姿勢の結果は、最少活動になる生命機能に出る。第二部第七章に事例がある。

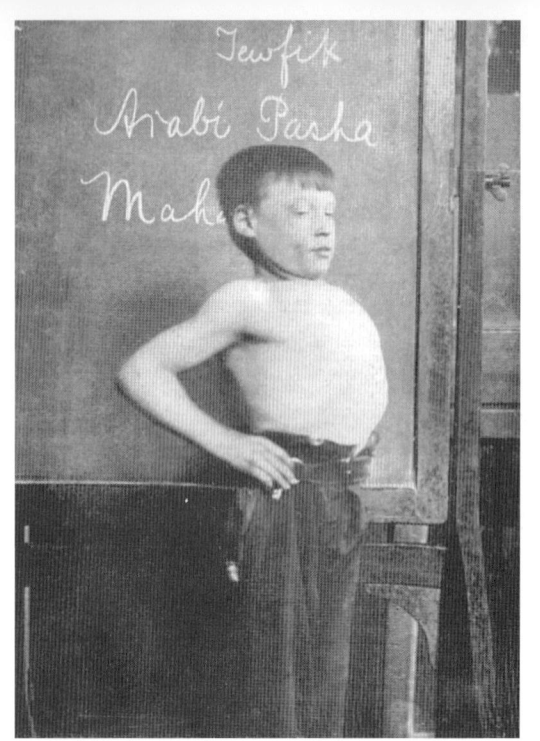

3. この写真は(1910年の)数年前に新聞に載っていたものであり、典型的な生徒の授業風景として、ロンドン州立学校で深呼吸訓練がなされているところである。5番の写真でお仲間の授業風景が見られるかも知れない。こうした不運なお子たちがここで見せているようにやっていれば、どんどん助長しながら欠陥へ向かうだけだ。幸いにも最近ではましになってきたようで学校美容体操がなされているようだ。第1部第7章参照のこと。

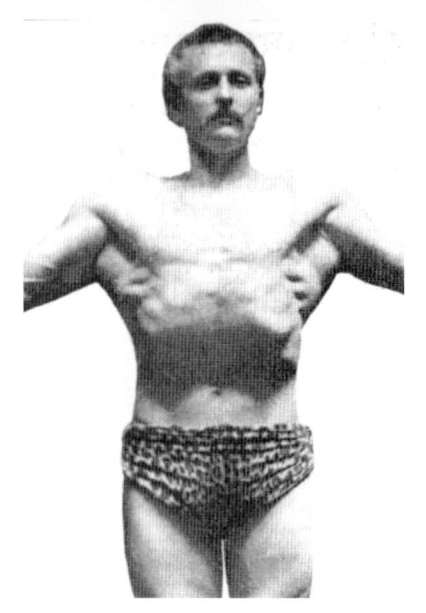

4. サンドー選手（1867 - 1925）の見せている自分の胸部拡張、これをアレクサンダー氏は第3部第3章で論題に挙げている。原本では「写真(サンドー本人)で示している注目すべき能力による胸部拡張、これは誰にでも教えられ訓練されるべきであるし、同一手法によってこれを得るべきだ」とある（ユーゲン＝サンドー著書、人生は動きである、1919年刊より）。胸囲の計測に関する議論に初めて触れた著書、強さそしてどうすればそれが得られるか、1905年刊、にもサンドー選手の言及がある。

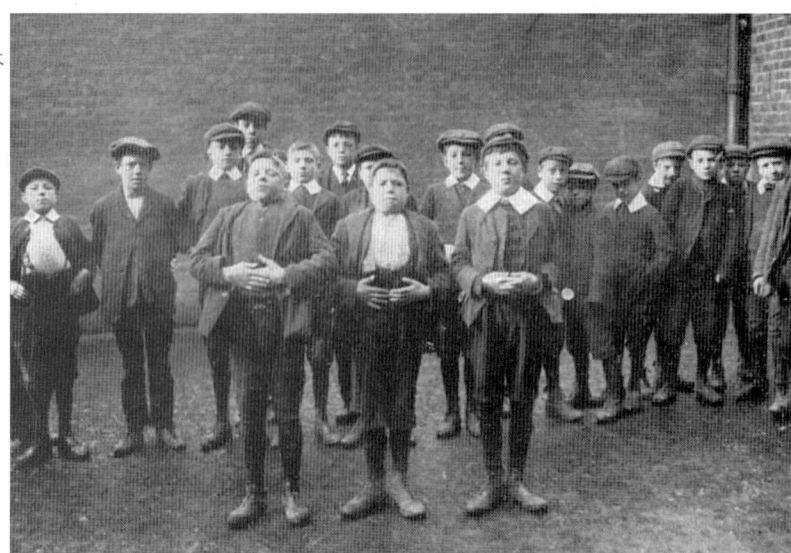

5. 写真3と並べて参照のこと。

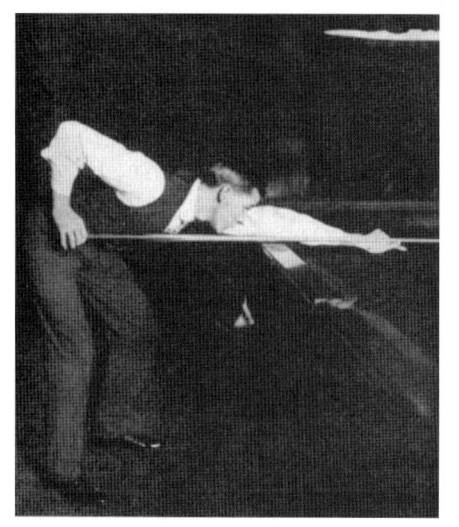

6. ジョージ＝グレイ氏が実演しながら自分のスタンスで
ビリヤードしているところ。本書の第1部第7章でFM
氏がそのことに触れている。グレイ氏が自分のスタンス
について書いた著書、赤いタマのプレイ、1911年刊によ
ると「私の留意する必須事項とは完全な均衡の取れた身
体であり、体重が均等に両足にかけられていることであ
る。……得られた均衡を身体に及ぼしながら私のやるこ
とは、そこで頭を下げて出来るだけキューに近づくこと
である。そうするためにもちろん、必要になる脚を曲げ
る動作がある」となっている。

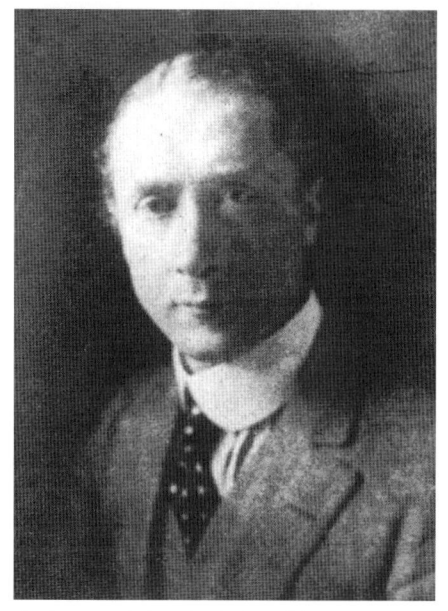

7. FMアレクサンダー氏（1910年）

JUNE 5, 1912.]　　PUNCH, OR THE LONDON CHARIVARI.　　437

Groom. "NOW, MASTER JACK, IF WE WAS TO MEET ANY OF THE ROYAL FAMILY, HOW WOULD YOU SALUTE 'EM?"
Little Boy. "SAME AS THE SOLDIERS DO; HOLD MY HAND UP TO MY HAT AND LOOK AS IF I WAS GOING TO BURST."

8. パンチの漫画。第1部第7章で触れている。

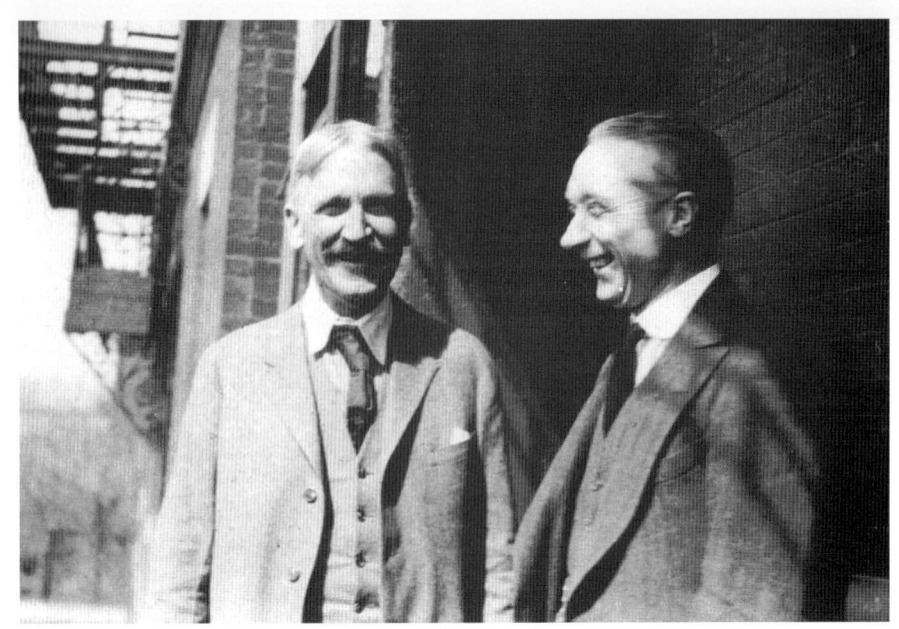

9、10.
ジョン＝デューイとアレクサンダー、1917年、ニューヨーク市。米国出身の教育学・哲学博士ジョン＝デューイ(1859 – 1952)がアレクサンダーに出会ったのは1916年で、彼らは一生の交友関係を持った。ジョン＝デューイ教授の書いた紹介文はアレクサンダー氏の次なる著作「建設的な意識的調整をする個人」、そして、「自己の使い方」にも見られる。

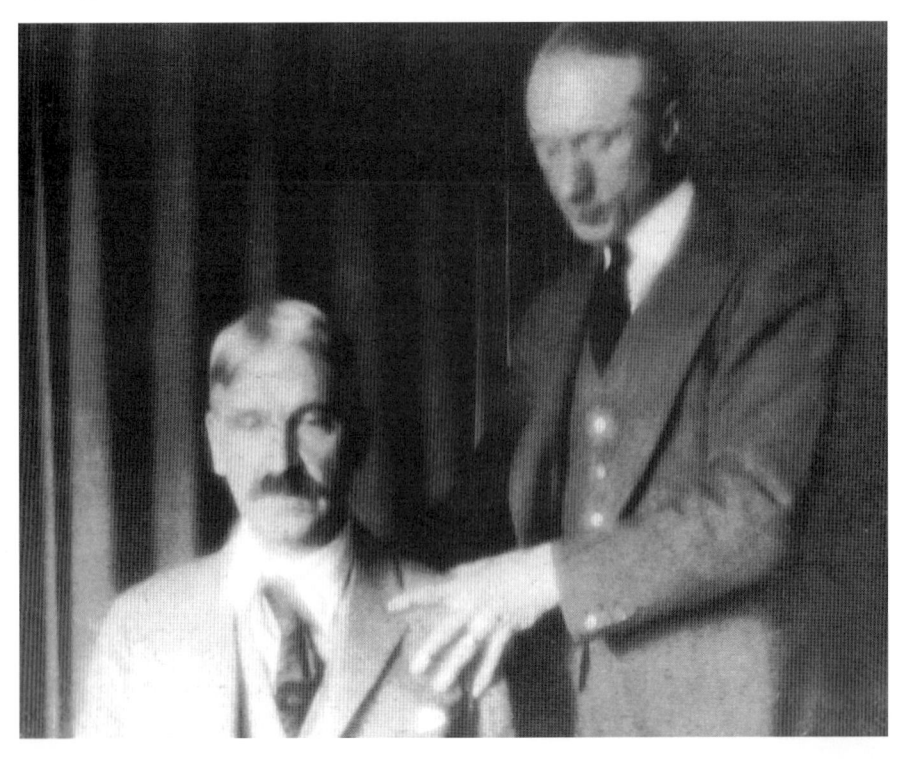

かない過ちになるかもしれないと気付いた以上、私は一度もやらない。故意ではないにせよ、人間の良心において、他人の人生を捩じ曲げること以上に重い過失が果たしてありうるのだろうか。

　従って、次の世代の子どもらに、身体的にも精神的にも健康を脅かすような極端なやり方を我々が進めないようにと、私を支持してくださる大切な皆様がたに懇願したいし要求したい。もう一方で、子どもの心が狭まってしまうような固定観念を押し付けるのを我々は避けねばならないし、その理由を私は知っていて、大人自身の精神的なクセをわざわざ子どもに植え付け彼らを制限するなら、その効果は我々が「精神構造」と呼びたがっているものを越えてずっと遠くにまで及ぶからだ。またもう一方で、子どもを全く放っておいて良いとは、正当化できない。子どもは制限つきで選択する権利を有してはいるけれども、子どもが幼いときには不幸にも、選択する能力を持ち合わせていない。子どもを目隠ししてあれやこれや選ばせないようにする必要はないが、大人は子どもを教育して、子どもが自分自身で選んでいけるように導かなければならない。すでに引用しているアレン＝アップワード氏の素晴らしい著作に新しい*言語*があり、そこでは、「子どもが成長できるように伸び伸びとさせよう。子どもが真の希望を持てるように伸び伸びとさせよう。……この判例において子どもは原告である。子どもとは人類であると言おう。……そして子どもの生得権は真実である。」と述べている。そこで私はもじって言おう、「子どもも学べるように伸び伸びとさせよう。大人が体験して来た全ての知識をあげて、子どもに機会を与え向上できるようにしよう。実に、子どもの生得権は真実であるが、しかし大人が、子どもを手助けして発見できるようにしなければならない。」と。

　いかにも休みなしに、我々はこうした事柄を真剣に考えてきた。ここに簡潔な概略を述べながらも、良質の食料・衣料・肉体の訓練など、その他の点についても全てにわたって考慮せずにはいられない。適正で健康な肉体の動きや姿勢があるはずなのに、それがうまく働かなければ筋感覚系の問題が生じる、すなわち、自然な行動が強まり科学的に方向付けされるべきところであるのに、硬直した押し付けがなされたとたん、学校の教室内で習慣つけられた不必要で理不尽な原因となり、縮んだ姿勢で机に向かうところに見られる。

それからこの関連で、友人や見知らぬ読者からもよく尋ねられることを書き留めておくと、椅子や座机・事務机やテーブルなどの正しいタイプについての私の見解を聞いてみたいというものであり、こうした家具類によって学校で引き起こされている悪癖を防ぐためだそうだ。返答として目に見える形にして、こうした問題提起は誤った視点からなされていると示そう。
　一般常識的な光に照らしてみる。例えば、仮に理想的な椅子があったとして、素晴らしい調度がなされ完全な角度で背中の丸みが作られているなどして、子どもの身体機構にありがちな過ちをことごとく魔法のように調整したり予防したりするとしよう。もっと創造をたくましくして、この理想的な椅子に坐っているときに、その子はずいぶんラクな反応ができるとしよう。だとしても、その子が自動車に乗ったり、家庭で椅子に腰掛けたり、友人宅に行ったり、川辺や森でピクニックしたりするときなど、この子はどのようにしたら、全てにわたる拷問の苦しみを避けられるというのか。理想的な椅子がいったん見つかったなら、皆さんのお子達はどこへ行くにもこの椅子を持ち歩かなければならないだろうし、それ以外には方法がないと見える。
　二番目に、この理想の椅子が奇跡的に何歳のどんなタイプの子であろうと適合するなんてことが果してありうるのか。子どもらを粘土の塊のようにしてこねくりまわして、理想の椅子の形になるように押し付けて扱うつもりなのか、それとも、ひとりずつをよく研究して計測し、おそらく毎年一回ずつその計測どおりに椅子を新調して作成するのを、大人になるまで続けるのか。
　ありえない。我々に必要なことは学校の家具屋に教育をすることではなくて、我々の子どもたちに教育をすることだ。無理のない範疇で自分から環境に合わせる能力、つまり、どんな椅子や形式で坐ることになっても、しんどさに苦しむことなどなしに、悪い肉体的習慣を助長することなしにいられる能力を子どもらに与えよう。私が「無理のない範疇で」と言うのは、（ガリバー旅行記に出てくる）巨人国の子どもに小人国の椅子を使わせようと期待するのはばかげているからだ。しかし、家具を設計する考えや発明をすることに貴重な時間を費やすことは止めて、その代わりにこうした才能をほんのわずか利用して、我々大人は子どもを訓練し、自分で自分の意識的調整を勝ち取れるように導き、通常の学校生活で押し付けられているどんな制限も

Part I　人類の最高遺産

打ち負かせるほどになってもらいたい。

　教育によって、こうした問題が解決へ向かうのと同様に、社会的・政治的・宗教的・産業的・経済的・倫理的・美容的など様々な側面においてこうした問題が解決され、人類の進歩へ向かう必要がある。人生上の全ての側面で、「結果」には重要な「原因」があると、我々は何年もかけて見てきたし、ここに見られる不健康な基盤に焦点をしぼって、調べる価値を置いてきた。教育を事例にとると、特別な症候によって多かれ少なかれ有害になっているとわかり、全てが、教育に内包されずっと採用されてきた手法のせいであった。

　少なくともここ半世紀ほど、ソーシャルワーカーの手法は貧者に補助金や食料や衣料品を与えることだと考えられてきたし、そうやって状況改善への企画がなされてきたようだ。この誤ったポリシーが実践的に当たり前となり害悪となっているから、今日では反対意見があり、ソーシャルワーカーの仕事とは、貧者が「そのとき最適な手段」によって全般に進歩し、金銭や衣服や食料を自助努力で得られるように仕向けることであるといえる。

　同様の原理が、子どもとの関わりにおいても有効だ。従来の教育者は、大人の考えに基づいて子どもの必要としているものを与え続けてきた。我々が未来へ向けて何をしなければならないかというと、子どもが自己の要求を自分で満たし、自分自身で指令を出せるように、子どもに「その時最適な手段」を授けることだ。

　新しい手法の採用とは、ある手順のことであり、この手順で常に正当な要求がなされるように従い、適正な考えの下に物や人や集団と関わることだ。この線に沿って調査すると、きっと問題の真の*原因*が開示され、今日の子どもの教育を直視することになり、そうなると、文明社会の生活過程によって、子どもの心身統合体が既に誕生時から少しずつ変更を余儀なくされてきた状況がわかる。この過程でたくさん得て、たくさん失った。教育者の視点からは甚だしい損失のわりに利益は少ない、なぜなら、重要な筋感覚系が全て堕落し、低次の（動物的な）段階から高次の進化段階へ人類の試みが進むところで、潜在意識に依存して有機体を調整しているからだ。

　この教育という主題に関して、私に言いたいことはまだまだあるし、近い将来に私の手法を紹介する機会を作り、それをどのように組みたてれば実

践的に普遍的に応用できるか述べよう。それにしても、ほとんど注目されていなかったところでこうした世界的な問題の興味を引き起こせたとしたら、その狙いは、今からその解決に向けて何らかの行動を起こせるという部分にこそある。この問題は現代社会において緊急を要するもので、毎日よりいっそう緊急な課題になりつつある。ひとつの決め事か似たような別の規則か、そうしたものを子どもに強制する実験を大人は今までずっとやってきたし、こうした規則は全て非科学的な考えに基づいた硬直化した押し付けがましいものだった。こうした規則の代わりに私が理想として求めるものは、比較的簡単に体得できそうなものだと信じている。私の求めるものは子どもたちを訓練する手法であると既にわかっており、その手法を通せば、子どもは自らの肉体の御者となるだろう、すなわち、子どもがそのように教えられ訓練される時が来るのを私は待ち望んでいて、後ほど彼らがどんな環境に置かれたとしても、無駄な努力をすることなしに自分で環境にうまく適応して、喜びを持って、完全に健康な精神と肉体で人生を送れるようになって欲しい。なぜなら既に私が指摘したように、人類はより高次のより複雑な文明状態へ進むからだ。人類は今までたゆみなく習慣と人生を変化させてきたのだが、まだまだ最高の状態を得たとは言いがたく、人はこれからもたゆみなく変化するだろう。毎日健康にからだを動かしていれば予防となり、直情的な調整による不完全な働きをやらないで済むのに、原始的で非文明的な進化段階から人類が離れれば離れるほど、人類が毎日基礎的な仕事によって身体を動かす機会は自動的に減る一方だ。人類は「意識的調整」によってこそ、ずっと準備のある状態に自己をおき、人生の状況変化に対応できる。今日、世界の進歩は有史以来のめまぐるしさにあり変化はどんどん急速にどんどん過激になっていると、末法の世にある世界を見渡す誰しも、その分別のある目に映らないものなどいない。我々は目的地を目指しており、最高地点で損失なく納得できるものが目的地として求められるなら最良であるが、しかし同時に必要なのは、実践的な詳細に至るまで自分の旅程を熟考することであるし、そうするべきでもある。私が概略を示してきたこれまでのところは高水準に努力してきたから、比較すると、第2部と第3部で続ける題材は雑多なものに見えるかもしれないがしかし、この雑多なものこそ不可欠な詳細だ。

　この道をもっとずっとくっきりと指し示し、皆さんが誰でもその道を進

Part I　人類の最高遺産

むやり方を学べるように、私はお見せしようと思う。

（訳注　2014年、我が国で「フリースクール」運動に関わって三十年になる翻訳者は各地での実体験に基づき、とりわけ「自由表現主義」教育に関するＦＭ氏の論点が英米欧州から日中韓などいずこでも過去のものどころか、世界中で今なお現在進行形である以上にますますひどい懸念になっていると、残念ながら再報告する。）

8
進化の水準と 1914年の危機に及ぼした影響

　ここまでの章で、我々の教育や文明社会における全体的な構造を基に各個人が助長してきた様々な傾向によって、困難に至った状況を指摘したし、そこを基礎にして簡潔に記述し解説する試みをした。一連の限定された偏狭で劣悪な質があり、それは獣的側面に存在すると示し、同時に、納得できるような真の基盤ができるならば、文明化の進行状態に置かれた人類でさえ常に自由を満喫できる方向へ発展し進化しうると示した。

　もしかすると読者諸氏のお考えで、私は以下の討論可能な領域に入るべきではなく、理由は、ここまでのところほぼ全体にわたり、このワークの仮説は個人的な実体験や観察に基づいて報じた論点にすぎないからだとされても、それでもまるで、世界的危機状況に示される事項は、私の提出した原理がまさに心理的要素において広く汎用されているものであるかように私には見える。

　子どもが大人になる成長過程に私は基盤を置いてきたし、そこで関わり明らかになった仮説が導かれ、それは、子どもから青年期まで進化過程にずっと続く人生上の変遷は、その際に適用される道筋により決定され、発達比率はこの道筋の実効性により定められ、そして、こうした進化原理は国家にまで適用可能と示される。

　となれば我らに委ねられたことがあり、それぞれに異なる国家において採用されたそれぞれに異なる過程を熟考して、その成長や発展の可能性が真に個人や国家の進展へ向けられているのかどうか、異なる進化段階を正確に測定することだ。

　何世紀にもわたって発展する方向へ努力が向けられ、教育的・宗教的・

Part I　人類の最高遺産

経済的・政治的・産業的・倫理的・美的などとわかりやすく定義された道筋に次々と原理が打ち立てられ、特に、ここ百年で先例のないほど発展した領域に芸術学と科学があるけれども、そうして、我々の直面する光景にある文明化された国家群はおおよそ堕落した筋感覚から成りたっており、それ自身が明白に野蛮な直情の表象であり、我らの目前に現れているように、もっと高次に進化した世界観から眺めれば、バーバリズム（破壊主義）が根深いところに突き刺さっている。

（原註　1945年になって拙文を読み直しているが、ドイツの収容所における信じられない残虐非道ぶりが新聞報道されているところだ。）

過去の3年間に世界中の人々が衝撃を蒙り、たったの4年前には想像すら出来なかった事件によって根底をひっくり返されるような文明社会の段階に到達した。こうした結果は、問題の解決に最大の重要性を置き、そのために特別で必死な努力を行って未来の発展と成功を生み出そうと、人類の潜在能力が使われてきたせいだとわかる。

従って、我々の到達した文明社会と呼ばれる地点は最大に危険で致命的であると、人類史の記録に気づくことが、とにかく必要である。

今この瞬間も、欧州の巨大な国家群は恐ろしい史上最大の武力衝突から抜け出ようともがいている。

人類が進化において動物的な段階からより高次な段階への通過地点にいるのは疑いようもなく、そう定まっているとしても、戦争時代に起きた事件のせいで我々の現在と未来の見解は影響されるほかなく、価値観を教育的・政治的・倫理的・社会的・産業的・宗教的あるいはその他の原理におこうとも、人類の進化は危惧される。

ここで到達した結論は将来にわたる人類の福祉に影響するので、この結論の由来となる事実関係を調べ、ひとりひとりの人間研究に真剣に注目するのは必至だ。

それだから、基盤を発見するため懸命に努力することが我々に必要不可欠である。ここに関連して、欧州の武力衝突の様々な原因について利用可能な証拠を考慮しなければならないし、我らの誇りであった進歩的文明とやらが根底から揺さぶられていることを知らねばならない。未来へ向けて人類が、今までの原理だけで本当に精神的・肉体的・霊的な成長と文明を発展させる

ことになるのか、開かれた偏見のないこころで眺めた時に、この繰り返される蛮行は何を意味するのか。

　顕著な敵対勢力相互による甚大な衝突として、進化度の低い民族と進化度のより高い民族とによって絶望的な紛争が世界中で繰り広げられており、開かれた心という名の移ろいやすい理想主義を個人的にかかげこれを至上主義とするグループと、精神統一によって物質的な自動主義を強化し個人を押し殺して個々の理性を無くし国家利益へ向かって忠誠を尽くすグループと、その両者間の闘争だ。そこで旧式国家と文明国家との生活において、逆らいがたい心身統合的な力学を取り上げ、全般的に比較検討をしてみよう。

　*旧式国家*において、逆らいがたい力学とは主に身体的で潜在意識的であった。生活に必要とするものはほとんど全面的に、動物的な力学に依存していた。日常経験で野蛮な直情や抑えのない激情が研ぎ澄まされれば、正反対に行く、つまり、新しい環境に適応する能力の修練は自動的に逆方向へ発達する。勇気の側面でさえ限定的になり、見慣れない事柄に遭遇しようものなら、こうした人々はびくびく震えて一目散に退散し、慣れない状況ではパニックに襲われた。

　*文明国家*の逆らいがたい力学では、身体的で潜在意識的なものが旧式国家と比較すれば少しずつ減っていったが、しかし、身体から精神へと、無意識から意識へと、そのように進展するにあたって不適切で非能率的だったから、精神に意識的原理を打ち立てるには程遠く、こちらを軸に逆らいがたい力学にまで育て国家を成長させるどころか、個人的な成長さえ理解していなかった。生活に必要不可欠なものを動物力学に依存していたわけではなく、日常経験でも少しずつ要因との関係は減り、野蛮な直情や抑えのない激情などへの自動的な依存は減った。しかし、実体験から文明国家の失敗が証明された、つまり、常に変わり続ける環境へ適応する試練では、文明社会に満足な結果が生じていないとわかる。勇気の側面でも依然として多少の制限が残り、突然珍しい予期せぬ出来事に出会うと、人々はパニックや調整不能の傾向をまだ示す。文明国家で生じた発展を原始状態から現在の状態まで追いかけてみると、未だ包括的な線に沿っているとは言いがたい。結果が示すように、こうした国家による行動の大部分が限定的であり、そうした行動中の広範囲な影響に動揺が見られ、自由はただの気まぐれとなり、反動的にやり

Part I　人類の最高遺産

すぎとなった。こうした状況が十分に有害であっても、このやり方が各個人と個人的努力に限って応用されている間は、各個人へ修正に向かう意見がなされれば多少なりとも適正化が起こりうるだろうがしかし、このやり方が国家や国家的努力に応用されて、ひとつの国家が別の国家の意見を無視すれば、修正される機会は失われ、その国家がまるで、個人の身体と心を抹殺することが国家的福祉に役立つかのように決定したならば、進化上の段階を阻害する方へもっとも強大な力学が働く。

なぜなら、こうした決定がいったん国家的理念として結実してしまうと、真の進化的な進展という側面で、全ての精神的道筋が破壊され不能となるからだ。まったくもって、こうした国家的決定は誤った国家理念の結実であり、その成果を分かりやすく、「でっちあげた前提」と私は命名する。

でっちあげた前提は不健康で妄想的な演繹の先駆け、つまり、理知的には無意味であり、自己催眠の手法を奨励するように求められ、これでは国家としても個人としても発展は阻害される。

客観的な人々によるこの危険な習慣について記述も少なくなく、ドイツ国家においてさえ以前には文献が見られたし、全ての側面でこうした行動が深められていないか、ここ近年、鋭い興味を持って見張られていた。こうして、ドイツ国家の判断が国内的にも国際的にも全ての事項にわたって途方もない間違いだったということの説明がつき、その国の民衆がどんなものでさえ自国の観点のみで凝りかたまり他国の観点を考慮することが出来ないようにされていれば、とりわけ英連邦のものなど、他国の心理を全く馬鹿げたものと推し量る以外にできなくなる。

やらない方が良い基盤を我々は手に入れたが、これは熟考に値する。この基盤では、思考する人々の注目を総動員して人類全体を向上するため、理知的な指導と調整への水準を確立する目標へ向かわせていたに違いないが、そのせいで、別の破壊的衝突をもたらし、思考不能に陥り必然的に修復不能になった。

自然と、どの国家も十分に準備していくらかは高尚な理由をもって、狂気へ向かう。自己防衛・小国家の権益に対する博愛主義的観点・全人類に対する高い義務感覚などありとあらゆる口実を常套手段としてこうした説明がなされるが、これは、この国家やあの国家をぐるぐる巻き込んで行くための

原理にすぎない。そして、全ての国家はどこもかしこも本当に、自由を主張しているに違いないし、それを幾度となく言い訳にしているので、自由とは何にでも応用でき、ほぼ何でも意味する言葉として用いられている。大戦前のドイツで「自由」を拡大する権利を維持していたように、防衛的に使用されたこの言葉に普遍的なものはほとんど何もなく、現在用いられている意味ではなかった。

　一方で、哲学者・経済学者・心理学者・商業専門家や一般大衆はかしましく、戦争の第一原因となった他の理論を様々に議論している。人種的な憎悪のせいだとか、貿易上の敵対者だからだとか、高度に商業的で政治的な陰謀であるとか、うんざりするほど数多くにおよぶ他の影響があり、そうしたもの全てが一度に結集された知識と恐怖にまみれた現代世界の根本理由であるというようなもっともらしい話をよく聞かされる。厳密になれば、我らにこんなに数多くの理由がありそこから選択できたとしても、十分に包括的で適切に納得できるような説明はどれひとつ存在しないと、確信できるほどではなかろうか。

　しかし私は、もっとずっと向こうまで行こうとしている。なぜなら、自分の続けてきた地盤なら論理的に揺るがないとわかったからであり、仮に、それが唯一の分別ある道であるように見えると皆さんに認めてもらえるならば、何かしらあらゆる言い訳や口実ではまり込んでしまった状況が存在し、それでこうした空恐ろしい結果が生み出されたのだから、遡って、こうしたひどい状況を生み出すことになったずっと前段階においての解説こそ、もっと探求されなければならないとわかる。我らがあげつらった言い訳の全ては実のところ単なる結果に過ぎず、そうなると、第一の原因と、その他の結果としての現象と、我らは取り違えていることになる。これはいつまで経っても問題解決できるはずのない手法だ。赤ちゃんの誕生する起源を四肢や内臓をより分けることで得ようとしているのと変わらない。我らにある唯一の希望とは観点を変更する事であり、めちゃくちゃな試験をいったん止めて、目の前に詳細まで提示されている我らの問題を、一歩下がってもう少し広い視野で、何世紀にわたる生命の歩みの中で眺めてみることは可能であろう。

　あらゆる人があらゆる生活の側面でやっている事柄について、我らは知

りすぎているほどであり、特定の精神的で肉体的な表現を鍵とすれば、人の性格や生活手段やその人の理想にそのまま現れているとわかり、もっと突っ込んで指摘すれば、いわゆる進化の道筋においてどの段階に到達しているかまで分かりそうなものだ。

　補足的に指摘しておくと、教育は、一般に理解されているものも最新とされている手法に暗に含まれているものでさえ、必ずしも進化の段階を推し進めるように意味付けされておらず、すなわちこの能力は、読み書きの必要が満たされる程度の精神的水準を表す以外には何も表していない。

　これはほとんどの芸術にも適用され、とりわけ、音楽と舞踊には問題が多い。進化の段階が制限され低ければ低いほど、音楽と舞踊によって人が扇動される度合いは増す。

　歴史及び人間性の発展を全般に復習すれば、直情と獣的な特徴が認められる、すなわち、野蛮な暴力原理がある段階に至るまでは支配的とわかる。ずっと時代を遡っていけば、常にこれが支配的であった段階があった。従って仮に、国家群における発展比率を進化の段階によって測定するという検査をするならば、精神と身体にある力学段階をずっと超えて、国家の傾向と欲求が発展していてしかるべきであり、というのも、精神と身体の力学段階に未だ居るならば直情と野蛮な獣の野生状態を受け継いだままのところに属しており、そのまま影響を受けているに過ぎないと判明するからで、すなわちこうした観点で歴史をざっと見直し、ドイツ国家における理想・生活上の習慣・精神的な概観・一般的な傾向などを測ると、結論めいたものが示され、今回のように自己催眠にかかった大衆はおおよそ低次の獣に近似しており、野蛮なやり方を生活の主要な手段にしていたとわかる。

　人類が偉大で高貴な理想と手段を発展させ高次の進化状態へ向かおうとするならば、避けねばならない道があるし、この危険な道は、理不尽で野蛮で無知な原理によって人類の昇華する潜在能力を貶め、人類を残酷で低次の進化段階に置いて原始生物のまま奴隷状態にする。いずこの国家も最高の理想や手段として、どこから見ても忌まわしい野蛮な暴力を進んで採用し、汚れた心と体と魂を国家に捧げさせ、国家の利益の為になされたのであれば、無辜の市民を恐怖に陥れる破壊行動・強姦・私的な略奪・殺人・拷問などの犯罪的な直情と行動を正当化し、すなわち、まとめると、特定の国家におい

て形成された「力は正しい」という野蛮な原理、その表明はここ50年ほどの間に顕著であり、今では「軍国主義」としてよく知られるものへ方向付けられており、ということは、これは全て積極的な証拠として、人間の発展は進化の段階を上昇するほうへはほとんど進んでおらず、野蛮な獣の野生状態に従事している段階と同一であるとわかる。この全ての暴虐は犯罪的な様相を呈し、これを正しく思考する人類が大事に抱えており、犯罪行為を続ける国家は最大に繁栄を遂げた国家群に存在し、その国家が犯罪行為と全く同じ所から恩恵を得て喜んでいるという材料から、異邦人には、人々がそうした国家による手厚いもてなしや信頼を濫用しているという事実がさらに悪化していると見える。

　攻撃の矛先となり耐えている国家群は、原始的で野蛮な直情や欲望と苦闘しているが、彼らは現在の進化段階に到達してからかなりの時間が経過しているというのに、フン族の族長アッティラが採用した手法すら思いつかないところにいる。アッティラ時代には戦争に駆り立てられたとしても、人間の進化段階に置いて指揮がなされ、獣の進化段階には置かれていなかった。そのころの捕虜は名誉あるひとりの人間として扱われ、よく考え抜かれたうえで権力構造の範疇において立派な扱いを受けていた。今回の戦争にずっと先立って、こうした国家群には理想と目標があり、その理想と目標とは全ての国々が平和に暮らせるようにすることだったから、そうなると、低次の進化段階にある現在の敵性国家群のものとは正反対だ。アッティラは武器削減を目標にかかげ、目標達成のために実践的な作業をした。自国にある港や市場を開放し、当時の敵国にも完全に自由に任して、全ての側面におけるあらゆる行動は尊敬をもってなされた。当時の彼らは人類を高貴な存在としており、この理想と原理を破壊する欲求など全くなく、野蛮な暴力によって世界を制覇するなどという希望もなく、そこでは、生活の仕組みと指揮する手法を打ち立てるために個人を押し殺し、単なる心のない理不尽な自動主義へと追いやり、硬直した頭にして、獣のように活動させ、自分の魂を自分自身のものではないかのように主張することなどなかった。

　1914年の危機に先立つ長い年月の間に我々の聞かされたのは、厚かましくもドイツにおける教授や高等教育を受けた専門家諸君が噴出させていた学説で、それは、この国家が他の国家よりも優れているというものだった。そ

の国家における何人かの人たちがスーパーマン（超人）の段階に到達したと信じるように、我々は懇願された。こうした不運な妄想家はいつしか強迫観念に取り付かれ呪われた。自国が超人と関係があるなどという主張がなされても、それを他国の男女が聞いたならいぶかしく思うし、こうした主張を支持するために前もって用いられていた証拠を再調査すれば、とても正当化できないと確証できる。超人になりたがる人々の精神と身体の全ての側面において、現在の戦争行動にとんでもない過ちが表明されているところからも、この確証は適切と証明される。

　超人が指導して方向を示しドイツの全国家エネルギーを動員したためにどんどん偏狭になったとするなら、それはまるで、ドイツ人の心が、ドイツは世界を支配するというほぼ馬鹿げた概念に全面的に依存して結晶化されるまでになったようなものであり、信じられないように見える。そうした結果として、この国家的なエネルギーは主に二つの経路に逸らされた。

商業的な産業形態と軍国主義

　前述部分に関連した特筆すべき著しい性質として、恐ろしく高度に発展した機械化を挙げることができ、この機械化をうまく遂行する要求に従い個人は従属させられて、最大に有害となるシステムにあてはまるように自動的訓練がなされた。この機械の標準部品となるように、人間が機械的で画一的な要求に従わされた。精神的にも身体的にも人間行動は制限され、これが最大限に到達した。こうした環境において仕事を継続する能力は、各個人が堕落する道筋（プロセス）に依存した。人間はゆっくりではあるが確実に、発展の可能性を略奪された。人間の魂まで押しつぶして戦争機械の原動力として供給し、軍国主義という呪いを達成するための産業的な道筋を促進し、この軍国主義を通じて国家の理念を実現しようとしたためにドイツの倫理は地に落ちて、初めから仕舞いまで分析すると、数々の直情と野放しの熱情が表象され、原始人の発達段階にある最低の進化段階に関連した最悪のものであった。

　全体を総括したこの恐ろしい結論を紹介するのはためらわれたが、それは、国家的な狂気として我々の目前に今や覆いをめくられようとしている。ドイ

ツ国家にとって、こうした軍国主義は一世界の「哲学」体系が制定され固く結ばれた計画である。

　全ての証拠に反して、自己の計画・体系・哲学などを絶対的に制定し、これを全く否定されない権利としてドイツは確信する。国家として、しなやかな動きと均衡を失う。国家は馬鹿げた考えに影響され、完璧に自己の「Kultur」（この言葉はずっと適正に文明化をあらわすものであり、英米で使われている「culture」という語より civilization の中身に近い。）を進める。実は、ドイツはひどい協調作用にあり、真の命令に対して理知的に従うことが不能となり、個人は誰もが固定観念に支配された。

　なぜなら、道理が遠くまで追いやられ阻止されると拒否能力や調整能力を失うに違いないからで、そこに問題が存在する。意識的な心理によって形成されるのが本来の「思考」であるが、潜在意識にあまりにも深く思考が沈みこんでしまうと、強力な外界の力による影響以外には変えられなくなる。ここ50年ほどにわたって、ドイツの小中学校・体育・大学・市民生活・政治活動などにおいて凝り固まり、心的混乱に至る体系を教え込まれ、現在、国民は苦しんでおり、まるで偏執狂患者が個人生活で苦しまずにいられないようなもので、ドイツ固有の形式に見られる狂気のせいだ。

　国家的に絶大な運動を指揮していても、この国家の持つ弱点によって自国民は打ち負かされ始める。国民は、軍事的な事案に対して適応する能力さえ失った。西側の対抗者には次々と描ける計画があり、かなりのところまで改良されているというのに、その一方で、ドイツは元の計画に由来する過ちを繰り返すだけとなる。疑いようもなく、ドイツの最高指揮官が複数の事例から旧式手法の脆弱さに気づいた1914年8月以降に大幅な修正を加えているかもしれないのだがしかし、何百万のドイツ軍人に自ら教育してきた結果を、1年や10年程度で変容させるのは不可能だ。

　例えば、集団戦法は悲惨な失敗になると目の前に提示された、というのも、たった一丁うまく配備された機関銃があれば排撃できるからだが、それにしてもドイツ軍人は追い散らされ、進撃できなかった。ドイツ軍人は親密な同士愛に依存するように学ばされていた。ドイツの大軍は散り散りになり、信頼や勇気どころでなかった

　さてここまでの感じで、現在の戦争原因についてひとつ私が示した理由

Part I 人類の最高遺産

を見直し、解説したようだ。仮にもある国で、ドイツのような教育と訓練がなされたならば、暴発は遅かれ早かれ避けられなかったであろう。仮に、ある個人が固定観念で苦しむ真最中だったとすると、時間の経過につれて、その人は我々に対して不寛容になるほかないだろう。世界の歴史を紐解けば、20世紀初頭ほど組織的な傾向が揺さぶられる時代がかつてあったとは思えない。そのうえ、ひとつの強大な権力を持つ国家は我々を毎度のように干渉し、要するに、自由な思考の流れに触れると、そうした強大な権力を持つ国家群は自国の偉大さと全能さを軍事機械として示すような強迫観念が現れた。それにもかかわらず、ヨーロッパの他国家群でも自国に一定の制限をしたうえで、硬直した機構からの要求を中心に据えた。こうした力による忍耐と日和見が今回の危機を急き立てたといっても言い過ぎではないだろう。ドイツの偏執狂諸君は一連の物事を弱者の徴候と見なしていたから、自国の誇る哲学者ニーチェ氏が自己の普遍的テーマに熱中して狂人となったのと同様に、とうとうドイツ全体が正気の境界線を踏み越え、気のふれた信念である自己の全能さを吹聴するようになった。欧州におけるドイツの行動を見ると、暴れ狂いながらひた走り、それでも自分の狂気に気付いてさえいなかった。現世代において、ドイツがこうした狂気に対して何らかの適正な気付きをもつことなど果たしてあるのだろうかと、私は深刻な疑問を持つ。ドイツ人は心を硬直させるような習慣を許し、要するに、自国の潜在意識領域に深く潜ってしまった。しかし気の毒であるにもかかわらず、ドイツを狂人扱いしなければならない。

後記

　本章で取り扱った題材、とりわけ、1918年に加筆され本書のページ数を増やした箇所における事件と状況を現代的に取り扱うには、「日付」が適切とはいえないのでないかという指摘があった。この章を書き上げてから何十年も経ち、生活上の様々な側面に焦点を当て全般的な総括をすれば、世界中が著しい変化をしたと私も十分気がついているが、それにもかかわらず、世界の概観が変わったことによって特定の箇所で小さな消去や変更をする以外には、この文章をあるべくして原本のまま再出版することにしたし、それには以下の理由がある。

1．最近の事件によっても、本章での預言が十分に正当であったと判明したからで、つまり、自然な人的要素としてドイツに現れたものがあり、他国においてもその人的要素に向かう態度が主流となり、よりひどい危機を避けられず突き進んでしまったからであるし、私としては今ここで再び、全ての国々で人類の各個人の反作用に特別な手段が採用されて基礎的な変革がもたらされるようにならない限りは、現代の悲劇のように人間の努力は何度となく挫折を繰り返すに違いない、という自分の確証を明言したいから。

2．自虐的な奴隷化習慣が支配的になり、この習慣が、1914年から18年まで人類の思考や行動を個人と国家の双方で規定し、1939年から45年までも同様であったと明確に表明されたから。奴隷化の形式は露（あらわ）になっており、とりわけ、特定の有害な傾向に執着する所で硬直へ向かい、国内的にも国際的にも集団ヒステリーの様相を呈しているし、最も顕著なものをこの関連で挙げるとそれはたぶん、方向付けと善悪の判断においてあまりにも誤っており病的に偏向しているために、相対的な価値観であるはずの人間関係や人間行動全般においての事柄で自分が良かれと思ってする努力が、ほとんど全ての行動領域において挫折するところに見られる。

以下に抜粋したが、この議論・結論・予測にある記述は世界的な現象からも正当だとわかるし、読者の方々にも興味深いものになると思われる。

英国医療ジャーナル（BMJ）　1932年6月18日付。
ヨーク市在住のピーター＝マクドナルド医学博士による編集部への投稿から抜粋。

　……人類の物事に対する指揮は、うっぷんと爆発、原子と虚空間、となって道を外れ、自分の能力で自分自身に対する指揮を賢明に使っているとは言いがたい。今日の世界におけるこの悲劇的な状況以上にどんな証明も必要な

く、そこで、アレクサンダー氏が徐々に、意識的調整で自己を使うやり方を打ち立てた先駆者として認知されるようになっていくだろうし、彼にはこの状況下における現在、歴史的な預言者という地位が与えられるだろうけれども、なぜなら全く確かに、文明社会があまりにも長く継続したからである。

医療新報回覧板、1945年7月8日付。
タイトル「どうやってやめるか知る」
ウィフレッド＝バーロー医学博士による文章から抜粋。

　ひとりひとりに教えてきたなかで、現代社会に生じる刺激に直面したときに、いつでも生徒が調和と安定を継続でき、ある機能が伸び伸びともたらされるようにアレクサンダー氏は探求してきたし、その機能は他の有機的な生活と比べると際立って注目すべきものである、要するに、*立ち止まって選びなおす能力*である、言い換えると、彼の探求は自己防衛する武器の回復にあり、それは、*No*、ダメ、といえる能力だ。ダメと言える能力を失ったことが原因で、不安定と不調和という結果を生み出し、これは近代人の特徴として戦争中と平時との双方に見られるが、なぜなら、戦争とは、耳障りで刺激的な平和時の世界が強調されたものに過ぎないからであり、この世界は、一日に何百もの異なる命令と方向を出して我々を翻弄しているが、お互いに衝突する方向のせいで我らは差別しないではいられなくなり、そうやって選択している。

建設的に意識的調整する個人・第1章から抜粋。FM著

　……私が敢えて預言することは、まだ我々に恐ろしく込み合った糸のもつれを解くことが出来ない現代社会にあっては、我々は完全に*停止*しなければならないことであるし、それから、意識的に単純な暮らしに戻り、全ての物事の根底から調和の取れるよう実践的に行動し、法則と原理を含んで従え立ち返ることだ。……世界中を巻き込む悲劇の真只中にある現在、我らがこうして証人となれば、この悲劇は減少するよりも増加する一方であるかのように見えてくるし、厳密には、休戦協定や平和主義の仕事は、当然ながら、止

めさせようとしている個人のひとりひとりを含んでくるのだから、そのように私は最大幅で意味付けをしてみて、およそどんな知識のかけらでも取り上げて最熟考し、とりわけ、「心理学」という知識によって、人類全般にわたる教育としてなされてきた宗教的・政治的・道徳的・倫理的・社会的・法的・経済的などの訓練を引き合いに出して、単純にまっすぐ前を向いた質問で、「なぜ私はこんなことを信じているのか？」、「どんな道筋で理屈立てて、私はこのような結果に至ったのか？」と人類に問いかけたい。

*****

［第8章の解説］DJ
　一言で言えば、本第8章は「戦争」についての記述であり、FM氏の実直な論点が述べられている。
　21世紀のアジアに暮らすひとりの教師である訳者は、「厳密には、休戦協定や平和主義の仕事は、当然ながら、止めさせようとしている個人のひとりひとりを含んでくるのだから」、建設的に意識的調整する個人のひとりとして、敢えてここ第8章の終わりに翻訳者註を書き添えたい。
　ざっと三つの感想を持った。一つ目には創始者FMアレクサンダー自身のワークにある深遠さと、それに引き換え、現状況のいわゆる「アレクサンダーテクニーク」における矮小化が見えてくる。二つ目は当時の英語圏の環境とそこで生まれ暮らしたFM氏に由来する限界が浮かび出てくる。それらを踏まえたうえで三つ目に、文字通り第三の視点を使った常に発展するワークの可能性だ。

・時代背景
　第8章は1910年の初版には存在せず、1918年の新版のために書き下ろされたものである。後書きはおそらく1946年版に加えられた。
　といわれても、すぐに当時の背景が分かる人、つまり、オーストラリア建国の基盤と英国の関係、第一次・第二次世界大戦におけるドイツ・英国・ヨーロッパ全体の関係、日本の読者に身近な所では世界情勢における大日本帝国の行動および大東亜戦争のいきさつ、国家間の対立ではなく階級による

Part I　人類の最高遺産

　対立（階級闘争）としての世界革命・世界戦争論などを「知っている」人は少数だろう。そこでまず日本語で読む若い読者が理解しやすいように、英国・ドイツ・日本に関連する歴史的な背景を大雑把に記述する。年号は高校歴史教科書（実教出版・世界史 B）から引用した。

1840年	アヘン戦争（英国船団による清国への「侵略」戦争）
1854年	アメリカ使節ペリーと江戸幕府、日米「和親」条約締結
1856年	アロー戦争（英仏軍が清に侵略）
1857年	インドにおける反英国闘争、東インド会社のセポイの乱
1868年	明治維新
1869年	FM アレクサンダー氏が豪州タスマニアで生誕
1870年代	最後のタスマニア人の死去、つまり原住民の殲滅
1871年	ドイツ帝国成立、～90年までドイツはビスマルク時代
	ドイツ包囲下のパリでパリコミューン結成
1875年	エジプトのスエズ運河を英国が所有
1877年	ロシア帝国とトルコの戦争、露土戦争
1879年	琉球処分、琉球王国滅亡・明治政府により沖縄県にされる
1887年	フランス領インドシナ連邦成立（ベトナム・カンボジアの植民地化）
1889年	大日本帝国憲法制定
1894年	日清戦争（主戦場は朝鮮半島）
1898年	米西戦争、米国がフィリピン・グアム・プエルトリコ奪取
	米国によるハワイ併合
1901年	英国の植民地オーストラリア、連邦自治領となる
1902年	日英同盟が結ばれる
1904年	日露戦争（主戦場は海軍が日本海、陸軍が遼東半島や満州周辺）
	オランダ領東インド（現在のインドネシア）植民地化
	FM 氏ロンドンに移住、アシュレイプレイス 16 番地で教え始める。
1905年	ロシアで血の日曜日事件、ロシア第一革命
1910年	日韓「併合」、本作「人類の最高遺産」初版
1911年	イランにおいてイギリス・ロシアの干渉、イラン議会解散憲法廃止となる
	中国大陸において辛亥革命（皇帝退位）、翌12年中華民国設立・孫文
1914年	ボスニアにおけるサラエボ事件から、第一次世界大戦勃発
1916年	イースター蜂起（アイルランドにおける反英運動）
1917年	ロシア革命（3月革命で皇帝退位・11月革命にてソビエトが実権）
1918年	ドイツ革命（ドイツ皇帝退位）、その後、第一次世界大戦休戦条約締結

1919年	ベルサイユ条約。中身は英仏米の主導、ソビエトは排除。革命直後のワイマール共和国（ドイツ）は植民地をすべて略奪され、とうてい支払い不可能な莫大な賠償金の支払いを命じられる。
1922年	イタリアにおいてファシスト党が政権取得
1923年	ドイツ固有の領土であるルール地方をフランスとベルギーが占領 FM氏の2冊目著作、「建設的に意識的調整する個人」初版
1924年	ソビエト（ロシア地域）でスターリンが権力の座に、粛清の嵐
1929年	世界大恐慌、ニューヨークの株価暴落に端を発する
1931年	中華ソビエト共和国臨時政府・毛沢東主席、シナ大陸は群雄割拠状態 FM氏の三冊目の著作、「自己の使い方」初版
1932年	ドイツ総選挙でナチス政権樹立、ヒトラー首相。第二党は共産党
1936年	スペイン・フランコ将軍による内戦誘発。これに対し英仏は不干渉。
1937年	盧溝橋事件、日中全面戦争。南京「大虐殺」事件に対し、大英帝国より（FM氏のワークを受けていた）リットン伯爵調査団派遣
1938年	独のポーランド侵攻、第二次世界大戦勃発。ソ連もポーランドへ侵攻 ソ連軍ついでフィンランド・ルーマニア占拠、バルト三国併合
1940年	イタリア参戦
1941年	米国のハルノートを日本が拒否、日対米英間で太平洋戦争勃発 独の対ソ連戦決定 FM氏の4作目の著作「いつでもおだやかに暮らすには」初版
1943年	ムッソリーニ敗北、イタリア内戦状態
1944年	フランス北部ノルマンジーに連合国軍の大量上陸作戦
1945年	ヤルタ会談、ポツダム宣言、原爆投下、大戦終結
1946年～	米英仏対ソビエト、すなわち、自由主義を標榜する国家群と共産主義国家群との対立を基盤とする冷戦体制

　第二次大戦以降、白人国家の帝国主義的世界支配は変更されたのか？
　1946年以降の戦争のうち我々に関係しそうなオリエント・アジア地域周辺で有名な所を挙げてみる。（南北アメリカ・アフリカなどは紙面の都合で差し控えた。）

・イスラエル国家による戦争　1948年から本格化し未だ続行中。「自由」主義の英米支持戦力対パレスチナ人民（とアラブ）による戦争である。
・中国の国共内戦（いちおう1949年終結）
・朝鮮戦争（1950年勃発、未だ終戦を迎えていない）

Part I　人類の最高遺産

- ベトナム戦争（1887年のフランスによる植民地化から数えて90年もかかって、1970年代にひとまず地元人民の勝利）
- カンボジア内戦（ベトナム戦争の余波や中共の覇権主義などのせい、いちおう終結）
- ボスニア紛争　ユーゴスラビアのチトー氏死去後1992年頃からバルカン半島における衝突激化、「民族浄化」「宗教対立」（NATO軍による空爆・劣化ウラン弾（核兵器）の使用など圧倒的な武器により一応の終結）
- 主権国家アフガニスタンに対して、ソ連の侵略戦争　1979年、現在も英米連合による侵略戦争中。
- 主権国家イラクに対する英米連合による侵略戦争　1990年頃から終結に向かうとみせかけて、爆撃は継続している。
- 「いったいどこに大量破壊兵器が存在したのですか。米国前大統領のブッシュさん、米国に追従した元社会党の村山首相、それから改革派の小泉元首相も、しっかり答えてください。日本人も「自衛隊」として参戦しています。」
- 水爆「実験」？
- 117、911、311……
- シリア内戦・21世紀初頭に開始
- 2013年12月、自衛隊の弾薬がアフリカに展開する国連軍（韓国軍）に寄付（武器輸出）されたのは国際貢献だそうだ。ちなみに第二次大戦中の対立構造は、Axis Powers vs. United Nations、日本語で、枢軸国対連合国、ヒロシマ・ナガサキに原爆を落とした「連合国」はいつのまにか「国連」と翻訳されるようになった。

　以上のように、第一次・第二次大戦から冷戦へ、そして、共産主義陣営の体制崩壊による冷戦体制終結後さえも、国家や強大な権力によって、各国人民は集団的戦闘行為による殺し合いを続けている。体制の対立と武力衝突は泥沼化し悪化しているようにさえ見える。もしかして、軍事大国のシミュレイションは武器商人の利益によって動かされており、その筋書き通りに意図された「戦争」が残存されているのか。現在ではテレビやコンピュータネット情報まで導入して戦争の大義名分を上手に誘導しながら、戦争の際に

自分らの主張は正当であり、まるで「正義」であるかのような宣伝が大量に行われているという悲惨な点で、FM氏の預言は綿々と現代史に引き継がれ達成され続けている、という主張も可能である。

関連して、本文で何度も出ている用語バーバリズム（破壊主義）について、興味深い見解がある。『敗者の戦後』（入江隆則著・徳間文庫・1998年）p364から引用する。入江は明治大学教授であった。引用内引用にあるハンキー氏は英米連合国出身である。

ハンキーの東京裁判批判
　……ロード・ハンキーが東京裁判を痛烈に批判した『戦犯裁判の錯誤』（長谷川才次訳、時事通信社、1952）である。ハンキーは多くの批判者と同様に、世界の戦争史の中に勝者によって敗者を裁く裁判があったのかという問題を置き、歴史的文明的な視野から問題を捉えている。……にもかかわらず第二次大戦後の戦後処理ではこの勝者の報復裁判がニュールンベルグと東京で現実のものとなった。ハンキーはこれを古代の野蛮への接近（advance to barbarism）だとして非難している。「……かりに負けたとしたら、我々は日・独・伊三国だけによる裁判に納得しただろうか。」という問いを発して、この問いに「イエス」と答えられない以上、同じことを相手に対してもやるべきでないという健全な常識を説いている。

時代背景がわかったところで、翻訳者の感じた三点についてもう少し解説する。
　一つ目は創始者FMアレクサンダー氏の見出したワークの偉大さと、現状況における「ワーク」の矮小化である。本書全体にわたり、意識的調整、すなわち、思考の中身こそがワークの根幹であると書かれている。そして、本第8章では、戦争と平和についてワークが有効である可能性が記述されている。ところが一方で、現在の世界的な概観をすると、アレクサンダーテクニーク（AT）ワークはまるで「洗練されたボディーワーク」であるかのように扱われている。ATを学ぶ書籍としてわが国において主に英語圏の原本からの日本語訳本があるし、日本人の著作もいくつか出されているが、その

中で、個人から集団へ社会へと広がりをもたせ無駄な行動を止めて「戦争」までもだんだん止めていくことのできるワークである、という世界観を表明しているものはほぼ皆無である。各教師の実践において、自らの教師養成訓練中に「ボディーワーク」であるかのような訓練しか受けていなければ、教師になってからそれ以上のワークが可能なのか。自分も含め各教師は少なくとも創始者の努力と思いを理解し何らかの形で継続されることを切に望む。

二つ目は当時の英語圏における環境とそこで生まれ暮らしたFM氏に由来する限界である。国家間による戦争は当事国双方にいくらかの責任があるとは見えないのか。そのあたりの記述がほとんどないこと、これがFM氏と当時の英国で出版するに当たっての限界と見える。つまり、第一次世界大戦直後の1918年当時、英米側では世相を含めドイツを非難する勢力が大方の意見であっただろうし、戦時中においては、個人的な意見を発表する際にも国益を守る視点が優先されるのは想像できるにもかかわらず、もう少し思慮が欲しいところであり、もしかして、自国の犯した犯罪行為についての具体的記述をするつもりがわずかでもあったなら、自己観察に基づくワークに忠実に、冷静に受け取れる記述が可能であったように見えるということだ。1946年に後書きで加筆されている部分もあり、そのつもりになればやれることをやっていない。

というのも、FM氏の記述は、ドイツ国家を非難するように書かれていると見えるからで、これでは第一次世界大戦以降、一方的にドイツだけが残虐行為をしたように受け取れる。英米豪は完全に正しく、原爆投下も正しかったのか。第6章に関連付けると、本日本語版*自伝的小品*の註にあるところでFM氏自身は豪州の問題を考えて「自由貿易主義」対「保護貿易主義」を載せたようだが、もう少し広げると、アヘン戦争は英国「自由貿易主義」対清国「保護貿易主義」という構図だ。結果を考察して、英米豪国家軍には「自虐的な奴隷化習慣が支配的に」なった部分は全くないのか。FM氏の出身である豪州自体が、「野蛮な（バーバリズム）」国家的陰謀によって現地人のアボリジニから略奪した結果、英国が得た「新しい土地」ではないのか。

1996年に新版の序文を書いたカーリントン氏はAT教師になった後に第二次大戦に従軍して、ナチスに銃撃され股関節を失う大怪我で生死をさまよったが、それをワークで克服したと、国際会議で本人から聞いた。カーリ

ントン氏の序文を読むと逆に元軍人の方が冷静なのかもしれないし、あるいは、年数を経ており、勝者の優越感からも「許してやる」態度でいられるのかもしれない。（ちなみに私の論点で、ドイツ帝国やナチスを支持することはありえないし、決して大日本帝国を懐古することはない、念のため。）

　三つ目に、文字通り第三の視点を使った常に発展するワークの可能性がある。アレクサンダーテクニーク界隈では現在においても、「論より証拠」といった風情が強く、言語化を軽視する流派もあるし、科学として認知する為の昇華が軽んじられる傾向も見受けられる。この背景は、FM氏の生い立ちに端を発しているようだ。氏は小学校時代に「不登校」になり、シェイクスピアを題材に個人教授で読み書きを習い、その後現場で叩き上げて早熟にも10代半ばにしてプロの朗誦家になったが、不幸にも自分の喉と発声の問題を生じた。苦労して試行錯誤し、問題解決を試していくうちに、人類最高の遺産と呼べるとてつもない発見をした人である。一生を通じて大学などでのアカデミックな経験が全くない。それが良い面と悪い面と双方に現れ、権威に縛られなかったのは良かったが、解説する練習を積んだことがないから学問を扱うには致命的で、本人の説明ではたいそうワークが分かりづらくなった。

　そこで今試しに、アカデミックな手法を応用してみる。
「生物は重力が進化させた」（西原克成著・1997年・講談社ブルーバックス・ISBN978-4-06-257197-5）
　p 28から引用

　そもそもダーウィン進化論は科学なのか
　　ダーウィンの進化論が、あくまで「論」にすぎず、進化の「法則」というにはほど遠いことは、これまで何人もの研究者が指摘してきた。……ただし、サイエンスに携わるものとして、その研究方法にどうしても看過できない所のみ述べさせていただく。
　　学問には「学・術・論・法」といった厳密な階層性（ヒエラルヒー）がある。学問の構築には、まず最下層の「法」すなわち方法・手法があり、これを用いて「論」すなわち見解が一応まとまる。この見解が学問として認知さ

れるのは、「術」すなわち学術の洗礼を受けなければならない。つまり学問の手立てに照らして正しいかどうかを調べなければならない。こうして一連の手続きが滞りなく完了して初めて学問の体系が出来るのである。神学からサイエンスが独立した次になすべき手続きは、この階層性を、正しく手続きを踏んで積み上げることだった。

　学問として、生物学はあるし遺伝学もある。しかし事実、（ダーウィンなどの）進化「論」はあっても進化「学」はまだ存在しておらず、その理由がここで簡潔に示されている。医学博士として人工骨髄の研究で世界的な権威である西原氏に指示を仰ぎながら、ここで、「アレクサンダーテクニーク」を見直してみるとしよう。

　FMアレクサンダー氏が開発したから、周りの人が「アレクサンダーテクニーク」と呼んだ以外にこの名称は何も意味していないし、FM氏本人は自分のワークにこの言葉を使っていない。彼は、「私の発見から導かれた原理に基づく当該テクニーク」とか、「建設的に意識を用いて自己調整する手法」とかいろいろ苦心して名づけていた。

　「私の発見」（法）から原理「プライマリーコントロール」（論）が導かれ、「当該テクニーク」（術）となった。建設的に意識を用いて自己調整する手法、これもテクニークであり、だから、術である。本第8章で、術は、国家にまで適用できるという論として再展開された。もしここで、もっと広く世界にうったえるための学問として立ち上げるなら「法則」となるかどうかの厳密な検査が要る、つまり、「学問の手立てに照らして正しいかどうかを調べなければならない」ことになる。

　裏を返せば、手順を踏んで現在このワークに関わる我々教師に、ここで、「術」（テクニーク）を「学」にまで進化段階を上げるように構築できれば、アレクサンダーテクニークから理性心理身体進化学（仮称）へと、新しい学問の発祥も可能である。言い換えれば、進化において、個人的なテクニークを基礎としながら国家間の衝突をだんだん止めていく手法まで、要するに、個体から集団まで、法則を伝達できる学問は構築可能であると、第8章から読み取れる。

　ワークの未来的な発展は、我ら人類全員にかかっている。

# Part II

Part II　意識的な指導と調整

教育
　なぜなら身体はひとつの機械であり、教育が可能であるからだ。教育は習慣によって構成され、表面に現れる人工的な有機体は自然な有機体である身体を基にしているから、動作するにあたり、当初は意識的な努力が必要であっても、徐々に無意識的で機械的となる。

ハクスレイ

再教育
　なぜなら身体はひとつの機械であり、（再）教育が可能であるからだ。（再）教育の構成は（*新しくかつ正確な*）習慣からなり、（*正確に授与されなおした*）人工的な有機体は自然な有機体である身体を基にしているから、動作するにあたり、当初は意識的な努力が必要であり、やっているうちに無意識的で機械的になる。

ＦＭアレクサンダー

第2部の紹介

　本書の第1部で、私は自分のワークの奥に横たわる原理の全般的な説明を苦労しつつ試みた。今から提示する書き方は少し別の角度からで、そうするとまるでくっきり目の前に現わされるかのようになるだろう、というのも、実践的な応用の光で照らし日常生活における動作に関連して述べるからだ。
　私にも何かできるかもしれないと信じて、思慮深い男女に納得してもらえるようにやるとして、文明社会に置かれた人類に満足の行く進展を望むなら、意識的調整が必要不可欠であるし、適正に方向付けられた使い方で、そうした調整をすれば、ひとりひとりが、立つ・座る・歩く・呼吸する・消化するなど、実際の生活をする上で、生命エネルギーの消費を最小限に抑える

ことが可能になる。そうすれば確実に、高水準で病気への抵抗力がつくだろう。我らの進化がこの望ましい段階へ到達したあかつきには、身体的な低下を嘆く声などもはや聞かれないだろう。

なるべく簡潔に明確に、可能な限り大胆に、私の主張と主な論点を著そう。第2部において、議論に適した記録や見解を少し加味したから、これまで頂いたたくさんのご要望にお答えできただろうし、以前の書で触れた観点にもより遠くまで光を照らせると信じる。

過去51年間にわたる実体験のおかげで、落ち着いて自分の主張をまとめることが出来た、言い換えると、私には疑いや不確かなものなど何も認められない。こうした結論で、緊急課題である肉体的な堕落について述べているものの、急ごしらえなどではない。この推論は、長きにわたる一連の衝撃的な結果と観察に基づく事実から求められたものであるし、正直に考えてこうしたものは非常に重要であるから、もはや躊躇などしておられずメッセージをお届けするけれども、その感触に自信がありすぎると取る方ももしかしたらいらっしゃるかもしれない。ではどうぞ、ご覧ください。

Part II　意識的な指導と調整

1
大　意

　1．最初に主張することは以下のこと、つまり、心身の指導が意識的調整に基づいていて、その適用を普遍的な原理にして「生活」しているなら失敗のない予防的な状態が構築されること、その一方で、予防されていないなら病気が生じて、精神的にも肉体的にも全般的に能率の悪い状態となり損失となることだ。一般的に考えられることがあり、こうした状況がもたらされるのは文明社会の害でエネルギーの限定がなされるからだし、いわゆる「自然状態」の損失が文明社会によって引き起こされるからだ。
　私の固い信念では、知的に認知された原理を必須とする指導方法があり、そうした意識的調整を必須とすれば充分に精神や肉体の発達を遂げる人類種となれる。よく考えれば懐疑論者でさえ確信に至るであろうし、もし仮に、人類が進化に至る道筋で高次の段階にある精神や肉体の完全性へ向かっているとするならば、人類はこの原理によって指導されなければならないはずだ。この原理のみが現代の男女を高次の状態へいざない望ましい状態にするし、効率的な取り組みが可能になれば、日常的な問題が起きている思考や行動の世界に少しずつ線引きを広げて、文明社会の人類種と動物王国と選分けるだろう。
　たったひとつの側面においても、人類の行動や人類の感情あるいは哲学に当該原理が適用され意識的指導や調整がなされると、無価値で無利益になるものなどない。現在の人類は束縛状態の中で無数の無意識的直情に振り回されており、動物王国と変わらぬ未開か半未開な状態に隷属している。それをお目にかけよう。動物や未開人は不慣れな実体験になると即座に不均衡となり、例えば、初めて特急列車が猛スピードで通り過ぎるのを見たときなど、必死で逃げ出すだろう。こうした新しい経験になるともっとも勇敢な動物でさえ圧倒される結果となり、恐怖の度合いが増すとつかの間であっても中断されるものが、通常の直情による指導だ。そこでまた未開人も同様にバラン

スを崩し、こうした種類の経験をするかもしれない。その人は通常生活でほとんどの側面において動物と同じく直情的に指導する原理に依存しており、それでも動作に完璧な均衡を保っていられるのは、よく慣れた環境におかれているからだ。不慣れな状況に出くわすと、しかしながら不可能になり、新しい環境で即座に要求されるようにはうまくやれない。こうしたものと向き合うために人間が必要とするのは理知的で意識的な指導であり、意識的調整が習慣になれば成果が現れ、はっきりした線引きで、直情的な指導の動物王国と構成員が理知的な交流を図る人間王国とその両者を区別する。

　精神や身体に限界と不完全さがあるから、現代人の男女は現状の環境から要求される大方の場合で自分に満足のいくようにやれないし、あらゆる新しい環境下で自分の最大の可能性を発揮するようなところに自分を置いていない。このような直情的指導になる原理は完全な均衡が取れていないばかりか、未開人や動物での事例のようにみじめなほど非効率で、近代世界的な状況で常に変化する環境に合わない。それにしても、こうした直情に依存している男女は精神や身体の能力に損失を受けるだけだ。

　2．次の主張として限界や不全を挙げると、癌・盲腸炎・気管支炎・結核などの症例があってもあまりにも頻繁に容認され、そうしたものが除去されずに残存し、ときには病名の特定すらなされていないこと、そのうえ、それがそのまま進んで結果的に認知に失敗し、こうした病気が進行する真の原因に気づかれないまま間違いだらけの先入観をその人が持ちつづけ、そこが緊急課題となっていることがあり、さて、そうした考えが有機体に影響する状況は本書の第1部で採りあげた。

　実体験として、一般の男女の使い方を様々な部位に及ぼしている人間有機体は潜在意識を通過するしかない。その結果は潜在意識的な方向であり、不完全な協調作用のなかにいる人は、イヤな実体験と誤った先入観に基礎を置いていても、気づきさえしない。小さな不思議であるが、そのうちに、こうした方向が過ちであれば深刻な欠陥や不全が進行する方へ向かう。こうした間違った方向を伴うと、しごく単純な動作さえ潜在意識的な習慣に沿って行なわれるようになって危険を孕み、その理由は、様々な影響で有害な状況が有機体の主要な部位や別の部位に現れて、特定の動作や行為をなすために何もすることのない部位まで動員されるようになるからだ。例えば、潜在意

Part II　意識的な指導と調整

識的な調整下にある人がいるとして、その人が首を伸ばそうとするなら、必ず先立って目の動作があり、上下どちらかの方向へ動かさずにはいられない。誤った使い方をやっている目ではこれや類似のやり方がたいへん多いし、頑固な習慣を形成する前触れとなり、不要な目の緊張をやりすぎれば深刻な視力の悪化に繋がるが、その場合に、一般的にはこうした器官に対する特定の治療へ向かわれる。明白なのは、しかしながら何が必要かというと、こうした症例における誤った先入観や有害な習慣の除去である、つまり、そこで徐々に取り除いて、やりすぎとなっている不要な緊張を視覚器官から無くすことだ。こうするといったん失った能力を再び取り戻すことも可能なので、ほぼ確実に、どんな種類の伝統的な線に沿ったものであろうと、特定の治療法は不要となろう。結果として、誤った指導で間違った方向へ行くエネルギーは有機体の一部分に限定されない。その影響は手・腕・肩・脚・胸・腰・膝・足首や有機体のその他の部分に及び、よくある要因として緊張や干渉を様々な器官の機能に生み出すし、最終的に深刻な損害を引き起こす。こうした第二の論点を支えるために、今から下記に載せたいことがある。

すなわち、

(a) 今日まで、実践的な心身統合体の基盤に対する注意が払われたことなど全くなかったか有ったとしてもごくわずかであり、生命活動に置ける有害な影響（潜在意識的な由来を持つ）がこうした誤った先入観やそこに関連する誤った姿勢にあると言及されたことなどなかった。このような影響下にある被験者はほとんど失敗なく誤った精神的態度をまっしぐらに培う可能性があり、暮らし全般や生活方式（満足のいく進化）上で確実に蝕まれ、その根本的な原因はとりわけ欠陥の存在するところ、そしてそれが段々発達するかもしれないところにあるという見方だけでなく、そこに必要不可欠な法則があって不具合の除去に関係するという見方もできる。

(b) 理知的な（意識的な）動作と非理知的な（潜在意識的あるいは部分意識的な）動作との区別をつけられず、被験者は苦しみ、いろんな形の精神的かつ身体的な妄想にとらわれていて、外から見てもこの人の身体的な動作や行為でわかる。それにしても指摘しておくべきで、仮にこれが真実であり通常の日常生活でなされているなら、新しい環境下で必要に迫られた際に、こうした身体動作は如何ほどまでとなるだろうか。驚くべき一例となる妄想

状態の身体行動をある男性の事例で挙げると、この人は、自分の信念があり、単に自分で克服しようとしているものは自分の見解ではどうしようもない怠け癖であるけれども、そこで彼が本当に苦戦している抵抗は不必要に拮抗している筋肉動作であって、これを自分でがんばってやっているのに、この抵抗に関してこの人に意識的な気付きがない。こうした全ての事例において、二つの強力な力学の間に恒常的な衝突がある、すなわち、ひとつは（潜在意識的に）定められ訓練され最高に方向付けされた能力として初期段階の人類進化にあったもので、もう一方は（意識的に）変更して上記の限定的な方向を最終的に明かされる信頼に値する指導へと、より高く更に高次の段階へと、偉大なる進化計画の誘導する充実した喜びとなる能力開発へいざなうものだ。記憶に留めておかなければならないことがあり、前者はしっかり確立され何世紀にもわたって潜在意識的な方向へ進んできたように多大な勢力を示し続けることと、そこでもし、初めての兆しが訪れて理知的で意識的な指導へ移行して、粗野な形式における支配力をやめさせ、定めとしていつの日かこれを打ち捨てるまではそのままなことだ。現段階における我らの精神や肉体の成長を見れば、この衝突は引き続き徐々に増加するエネルギーになって、衝突の起きている被験者が第一に影響されているひとつの方向で自分の潜在意識（いわゆる「直情・本能」あるいは「直感」などと呼ばれるもの）に従って突進しているが、そこは、もう一方の方向へ目覚めた意識的な能力を自分でゆっくりではあるが着実に発達させていくところだ。この衝突において真に重要な部分に、残念ながら、この人は本当に気付いていない。同時にこの人が疑いようもなく感じる力学にこうした二種類の影響があり、衝突するエネルギーとなっているけれども、ぼんやりと不明瞭なやり方でしかわからない。ある力学ともうひとつの力学との間でこの人は翻弄されており、それはよく皆さんが、「いやはや、まるでそうしたほうが良さそうに見えますが、しかし、やるべきでない感じがします。」とおっしゃるところに聞こえてくる。

　たいていの場合で人は感じたものにより行動していて、まるで正解と見えるものの代わりにしているし、さらにかなりの頻度でそれは正しい。これは驚くにあたらず、潜在意識的な本能が我らにあってずっと発達してきたから、意識的な能力以上に見えるからだ。しかしこの潜在意識を最大度合いで

Part II 意識的な指導と調整

利用できたとしても深刻な限界があると認めざるを得ず、というのも、（文明社会における）生活方式は常に変化する環境にあり、そこで人類の発達が要求されるからだ。我らを指導する原理は上記の制限のないものでなければならないし、自分自身に適用可能にするためには、より迅速な新しい環境への対応が必須となるし、それが、発展する文明社会において適正な目標へ向かう原理になる。

我らは何かもっと理知的で確固としたものを所有しなければならないし、潜在意識的な方向で示されるもの以上となれば当然、必要なのは理知的な指導だ。今日に至るまで、このような形式の方向が本当に心に届き、しっかり確認できる考えとして意識的に抱かれたことなどなかった。それもそのはずで、基礎となる原理を潜在意識的な方向に置いて構築してきたのだから、結果として意識的指導は未発達な状況に据え置かれていた。さらに、被験者はまだ真剣にやろうとしていないし、こうした二つの力学を分析できておらず、この人特有の働きをしているところにさえほとんど気付いていない。基盤となる原理は、いわゆる進化の要求に沿うので、ひとりひとりの人類にこうした分析のできる原理となるし、そのおかげで人類に分別がついて、衝動の沸き起こる潜在意識に動かされている場合と、（直情対抑制）、形作られた概念が理知的で意識的なこころにある場合と、差異を見せるかもしれない。

被験者がこのように区別する習慣を養うと、理知的な動作と非理知的な動作と分けるようになるし、こうした素早い傾向で予防されると、精神や肉体の妄想が全ての方向で、とりわけ身体動作の観点で、古い環境でも新しい環境でも減っていく。

（c） 一方でこうした妄想が残っている間ずっと、被験者は誤った行為や有害な動作を継続するし、その理由は、この人の固定された精神的態度がこうした動作に向かい変化しないままなら、ずっと自分の信念で、自分の行為は正しいやり方にあると思い込んでいるからだ。不本意だろうが、この人の気付かない理解できていない部分があり、そうすると、数多くの有害な形式や非効率なやり方が形成されてしまい、遅かれ早かれ確実な病気に誘導される。よくある誤った概念で被験者の責任が生じ、そんな物事で自分はたいてい哀れなところへ行きつき不具合を避けられなくなるけれども、もう一方にある一番大切なことは気付くこと、責任は自分にあるどころか自分だけにあ

ると思い知ることだ。この人は気付かされないといけないし、こんな不具合が生じるのは自分自身の過ちのせいであり、結果として自分の無知や気付かないふりをしている現れだ。

いったん新しい精神的な態度がしっかり確立されれば悩める人にも望みはあり、この人の満足いく知識を得たなら、まるで自分で自分を救済するかのように、常識的で実践的な線でやり、有害な哀れみを無くして顔をつきあわせる本当の事実に刺激されて、ひとつの原理を用いて失敗を起こさずに安全に進みながら、最前の努力で正しい方向へ行くし、それは誰でも普通の人に可能なやり方だ。

(d) 被験者が必要とする再教育、これが必須であり、意識的な指導や調整を経て、必ず毎回「そのとき最適な手段（Means whereby）」を「結果」以上に留意すべきだ。「結果」に心がとらわれて「手段」を省みていないなら、ある動作もしくは一連の筋肉動作において動員されるのはいつでも、そこに関連して確立される古い習慣的なやり方になる。毎回連続して必須となる「その時最適な手段」を正確に理解し、意識的なこころになった被験者なら古い習慣を打ち壊せるし、そうやって、筋肉動作の一つ一つを意識的な方向へ進めて、新しく正確な指導に基づいた知覚が確立され、新しく特別な習慣となるまで続けると、無意識的になるだろうがしかし、そこはより高次に進化した段階になる。

その結果、こうした新しい習慣による確実な条件で新たな生命力が生まれ、高い効率の状態が保たれ、全身の臓器のどれをとっても自律的な機能で反作用し、意識的に調整されたエネルギーで動くようになる。私の体系で得られる姿勢で「*機構的に有利に（mechanical advantage）*」できれば、完璧な体系として自然に内的なマッサージを施しているようなものとなり、これはいわば伝統的な手法によってはかつて一度たりとも得られなかった一方、この体系でとてつもない利益が得られるのは毒素の集積を打ち壊すから、すなわち、害悪回避回路が生じて自動的に無毒化されるからだ。

〔原注　簡単な実例を挙げて、ある姿勢で機構的に有利にやる（もしくは機構的に有利な姿勢）とは何を意味しているのか示そう。さて、被験者に出来るだけ深くいすに座ってもらうとしよう。この教師が決意し、脊椎に伸張が起きるために必要な指示を出すとすれば、首がラクになり（すなわち、必要条件になる自然な弛緩状態となり）、他

Part II 意識的な指導と調整

の状況でも望ましくなり、特定の事例でも扱えるように続けて、生徒にお願いして一連の指示を出すように精神的訓練をしてもらいながら、同時進行で教師自身は熟練した手技による補助を与える。この教師の決定する指示で必要なのは、伸張の起きる脊椎とラクな首(すなわち、必要条件である自然な弛緩状態)であり、そうして他の状況も望ましくなるように特定の事例も手の内に入れながら、生徒にお願いする訓練は一連の精神的指示であり、それをやってもらいながら同時に教師自身が熟練した手技による補助を与える。そこで、片手を使って1〜2冊の書物をいすの背もたれの内側に保持し、教師の信頼が置けるように、生徒に精神的訓練をしてもらい、必要に応じて指示が継続され目の前の状況が改善されるために、もう一方の手を生徒の肩にあてながら、そうやって体が徐々に後方へ傾斜し、重量が移動していすの背もたれに達するまで続ける。そうなるともちろん、肩胛骨が落ち着くのは書物と拮抗する方向になる。この姿勢を上記のように無難にとれたら、数あるやり方のひとつにすぎないし私にましな命名ができないこともあって、ある姿勢で「機構的に有利」になる、と呼称している。」

ある姿勢で機構的に有利になると、普通の姿勢になるのかならないのかわからないけれども、この姿勢ではじめて教師に機会が訪れ、自分自身の手のうちに素早く協調作用の働く状況をもたらし、被験者に対応できる。このような協調作用で寄与される生徒の実体験には適正な使い方の部位か部位群があり、そこに、不完全な使い方が見つかったのであれば、それを第一の原因として不具合が表出していたのかもしれない。こうした実体験の反復練習で自分の有機体に適正な使い方をもたらすことが重要であり、それでこの生徒に再生産が可能になり、日常生活にこうした知覚で働く同一の指導原理を生かせるようになる。こうした配置に生徒が置かれると、もしかして異常な姿勢(機構的に有利なのに)と感じるかもしれないけれども、それが教師にひとつのきっかけを与え、精神や身体を指導する原理の確立へ向けて、生徒がこの指導原理に従いながら短時間でも協調作用を反復しているうちに、同一の完璧さで普段の姿勢にすることもできる。

この関連で続けると、初期盲腸炎のどんなものでも、この手法によってうまく治療される可能性があると云おう。さらに、この姿勢で機構的に有利になるやり方を獲得し、第一原理である意識的な指導や調整を経た働きになれば、硬化していた胸部が柔軟な動きを取り戻し、被験者が何歳であろうと

も、十分な胸部の拡張や収縮を獲得し、しかも最小の努力で継続できるかもしれない。実践的な道筋を通じて、胸郭の柔軟性や最大の胸部容積となる動きが徐々に確立され、被験者の身体は同時進行で再調整され、精神的な原理を繰り返し学ぶ被験者はそのうちひとりでも改良する状況を続けられるようになり、姿勢や協調作用をうまく運用して確実になると、必要に応じた正常な内臓圧力で正しい方向へ向かい、こうして供与される自然な形式のマッサージが消化器官で継続的に通常の動作を日常的にやると生じるようになる。

3．私には再調整が可能であるし、手技を用いて他人に人間機械を再調整するやり方を教えることもできる、そうなると、身体を形作って、まるで元からそうであったような適切な形にできるので、開かれた心にある生徒となら数分間で様々な不具合を除去でき、例として、全く変化した声が創り出され、音質や能力も別人になる。

4．意識的な指導や調整で我らの関わる原理を規定するなら、蔓延している身体や精神の堕落をやらせず、その一方で、段階を踏む人類種が潜在的で直情的なところから、意識的で理知的な指令による全人的機構へ向かうものだ。言い換えると、我らの到達している段階は文明化の途中であり、そこで要求通りの満足な対応が出来ずに誰でも深刻な結果を携えていて、この結果から逃れたければ別の道へ進む以外にないのに、数々の原始的なやり方で指導されるとすぐ脇にある動物王国とほぼ同じになり、偉大な潜在能力は人類に隠されたままになる。

こうして提案してきたように採択し、意識的な指導や調整を普遍的な原理としてここまで述べてきた輪郭線に沿って進むならば、我らのゆっくりだがやがて速度を増して向かう先はより高次にある心身の側面であり、そこで区別して、動物王国と人間王国とに大きな隔たりをこしらえれば、人類はそのとき喜びに満ち祝福された自然な結末を迎え能力は最大発揮される。

Part II　意識的な指導と調整

2
論　点

　著しい傾向で身体は堕落する方向へ行くばかりで、それが男女を問わず全ての文明化された民族に生じているという論点をよく心理学者やセラピストなどの専門家が取り上げている、要するに、際限のない解説が既に提出され原因究明にあてられていても、そうした治療法で軽減に向かうことはほとんどないとわかる。ここで疑問がおき、内科学や外科学の隅々にまで見られるように、一般的な傾向として人類のこころが向かっているのはいつでも治療方法であって、多発的な症状に対して、向かう先はあやふやな一般化で診断や治療法を決めて個人的な症状に対応するか、もしくは、こうした事例における「個人的な」という言葉を特定の苦しみにある人かそうした関連の病気にかかっている人々という観点に置くならば、向かう先は結果であり、原因に向かうことは少ないのではないか。
　ひとつの反動があり、上記のように長期間受容されてきた手法として細分化された治療方法を個人的症状にとる代わりに、多種多様な方面にいわゆる「マインドヒーラー」と呼ばれる人々がいるけれども、その手法は先験的（アプリオリ）で明らかな体系を欠いていてせっかくの努力も水の泡となっている。こうした現状を20年前に思い知らされたし、それが信じられるのは今も同じで、人類種全体は歴史上何かしら偉大な心身的転換点に差し掛かっているし、もしかして、真の大自然が進化的な段階へ向かっていると理解されたなら、可能になるかも知れないと同時に可能にするべき指示により、そちらの方向へ人類の身体や精神は発達し、そうやって戦ううちに数ある害悪は減り、まるで低次の動物世界に類似していた部分は消失し、残ったとしてもたいへん例外的な事例のみと見えるだろう。
　こうした調査から一歩進んだところに私の認識した概略があり、そこで、自分が関わっているものは世界中の流行ではないけれども、発達段階であるから必然的に即座に不要な理論をすべて捨て去るべきだとわかった、とい

うのも、そうした理論を支持すると暗黙にあるいは明白に立ち返って類似した状況を呼びもどすからだ。進化が知らしめているのは、そんな立ち返りをしなければ絶滅しないことだ。そこで種は前進し意気揚々と完全性へ向かう、つまり、より主導的により完璧に自己調整する形へ移行しなければならない。
　さて、たとえ人類が動物の一種であり動物の肉体とさほど変わらない解剖的な構造を持ち、その面で霊長類の仲間と似たり寄ったりだったとしても、それでもなお身体的に分化している、つまり、病気に対する感受性や身体的退化をとりあげてもかなり例外的な事例でしか見つからず、そこに下等動物と同じものはほとんどないか、あったとしても全く同じではない、だとすれば我らは、こうした分化における第一の起因を見極めなければならない。この問題に対する解決策としてよく引き合いに出され支持されているものは、英米諸国で「優生学」者と呼ばれる一派であるが、私にはこれを普遍的に支持することなどできない。この理論が成り立つための主論点があるから以下に示すと、人類の形態において生存への身体的闘争が効果を失うところに基盤を置いている、そして、適応していない人も適応している人も同様に子孫を残すように許されている、もうひとつの理由として、自然淘汰が環境によって強要されているのなら弱者にとっては致命的となるところで、我らはその代わりに選択淘汰を維持のために用いて、高い能力で自然な形態を保っているからだ。優生学には自分も共感する数多くの原理があるけれども、それでも私は拒否するし、この理論は普遍的でない。矛盾があり、偉大に生き生きと理想へ向けて進化する人類種の向かう先にある精神や身体の完全性と合致しない。仮にも我らがある考えを信じて人生を送る指標にするならば、それ自体で明らかにされ順調に世代を経て、それ自身で表明され人類の実体験に受け継がれるだろう、そこで言い換えるとすれば、我らがどんな科学的な原理であろうとそれを信じるのは大きな計画で発達するからであって、受容する理論の想定に欠陥があれば信じるわけにはいかず、人類の身体がすくすく育つような状況になり、その状況も人類の周囲で成長していき、真の自然王国で完璧な健全さに入っていけるもの、とならなければダメだ。もし仮に、文明社会におかれた人間の三分の一ほどが種の継続に不適応であるとするならば、唯一の結論として、人類の肉体的な進化は失敗であると証明されるうえに種は衰退し最終的には消滅する。そして最後の分析として、ありえ

Part II 意識的な指導と調整

ないものを示すと、初源的な本能や欲求で再生産にあたるとうまく行かなくなるようなことがどんな小さな人類の肉体であろうと起こりうるだろうか、あるいは、さらにそのような手法に、仮にも、生産性がありどんな高次の要求にも結果を生み出せるとするのだろうか。

それ故に私は自分の立脚点を踏みしめながら、文明社会における人類の身体にも可能性があり、生存への戦いを継続できるのみならず、より高次の潜在能力へ上昇しうると言おう。そうして人類と低次の動物を隔てる分化点を振り返った私は確信し、我等の探さねばならないことは肉体の衰退が起きる原因であり、それは、新しい環境に暮らすプレッシャーにはないけれども、発展のためにひとつの状態から次の状態へ移るところにある。さらなる解決方法を発見するためには、こうした二重の問題である普遍的な病害とそれに対する普遍的な治療に我らの直視せざるを得ない点があり、それは、こうして莫大に成長する理知的な能力がある点、そして意識して認知されたそのとき最適な手段（the means whereby）があれば望ましい結果が得られる点だ。理由は、動物も低次の種族になると人類も、到底、理知的な道筋に従って肉体的な行動をやっていないからだ。

こうしたものどもは奇妙な方向へ進む法則に支配されており、この法則で修められている花卉が興味深く独創的な計画で雑種交雑に励んでいるのとさして変わらず、高次の哺乳類でこの規則に従っている社会的集団があるとするなら、この法則にこれ以外に適した用語がないほど、直情的（本能的）だろう。こうして「直情」的に指導されると全ての神経筋肉機構は動物的な解剖構造になり、辿っていくと全ての機能的な道筋が誘発されているところからもわかる。しかし人類種の身体経済がこうした直情に従うと実質的に戦闘状態になり、調整へ向けて入れ替わらないといけないところで、意識的に方向を示す理性と相容れなくなる。

人類にあまりある直情的な行動を成長させるにはかなり限定された枠組みがいる、すなわち、（1）結果的に完全に変化した習慣になるように、（2）気づきを増やして、成果を精神的進化におき、自分に促して継続的に原因を探しながら、一つ一つの行動を分析し、努力して秘密の泉を理解しながら自己存在することになる。さらに文明社会の様々な問題が暮らしの上で絶え間なく個人に関与してくるので、そこで必要とされることは、ほんの小

さな肉体的動作でも、絶え間ない理性によって意図したようになるべく急速に環境適応させることであるし、そうして、直情などに頼っていては全く太刀打ちできないところへ行く。このように人類の全身がひとつの組織形態として支配される際にふたりの支配者がいて、片方のいうことを聞くならもう片方のいうことを聞けない、言い換えると、この支配者は双方ともたいていの場合でもう片方のやり方に服従などしない。この事実はまさに明白でこうした熟考に値するけれども、我らは起こりうる成り行きを決定しなければならない。そこで、三つの選択肢がある。一つ目は、先祖帰りして全部の指導を直情に委ねることだが、これは考えられない。二つ目は、継続的に上記の二重政府に委ねることだが、その特定状況において害悪に向かいながら解決策を探すことになる。第三の道が残っている、すなわち、人類の身体的な進化地点を発展させるための道であり、理性に沿った意識的な指導や調整をする。こうした最終結論を出してからもう20年以上になり、そうして誘導された私が調査や訓練を続けた手段で意識的な指導や調整を得心するまでに至ったし、これを応用すればさらに人類は病害の除去や予防をして、肉体の維持管理を高水準に保ちながら生理学的な完全性へ向かうだろう。

Part II　意識的な指導と調整

3
意識的な指導と調整の道筋

　ある手法として形式化できるほどに意識的な指導と調整を得るには訓練がいるし、密着した学習により、不完全な使い方をしている精神機構や肉体機構を人間有機体で観ていくことになる。既にお見せしてきたように、意識的な指導や調整を必要としていくらかでも訓練するつもりならば、非効率な文明社会において、男女を問わず誰でも必須なことはこの原理の完全な理解に違いない。この手法の基盤は、第一に理解して協調した使い方の筋肉機構をやるところに、第二に仮説を完全受容し、ひとつずつの動き全てを意識的な指示で調整可能にするところにある。
　再教育にあたる個人はそれ故に、まず努力を方向付け、教育によって意識的なこころを持たねばならない。この用語「再教育」には、「再教育」と括弧でくくるほど特別な意味がある。一般人が通常の道筋で教育する使い方では、解剖学的構造の指揮を潜在意識に委ねており、特定の直情的な命令に従う特定の機能もあるし、他の機能には計画的な指揮のなされているものもある。結果として、こうしたでたらめな道筋においては入念な見当外れになり、そのせいで不具合の確立される誤った使い方の機構に向かうけれども、そこで第一歩を踏み出し再教育の確立へ向けるなら、生徒のこころに繋がる原因と結果を示し、それが人間の肉体機能全般に及ぶと知らせる。
　いかなる筋肉行動も意識的な調整や指導に従って行為するためには四つの不可欠な段階がある。
　1．概念として必要な動きを知る、そうすると、
　2．抑制になり、間違った先入観に基づく考えが潜在意識的に提示されるやり方はなくなるし、ひとつもしくは一連の動きで行為せずにすむ、そうすると、
　3．新しい意識に精神的指令を組んだ動きで、筋肉機構に必須となる正確な行為を動作する、そうして、

４．動作（収縮と伸張）が筋肉で運用されるように精神的指令が起きる。

　道筋において再教育それ自体が問題となるところを、確立するこうした原理と共にわかりやすく描写するための典型的な事例を挙げ、未経験の患者さんならどうなるかを示そう。
　青年期に筋肉を発達させる訓練を積んだ男がいて、この男が勤務中ずっと座業となる仕事に就き、そして、多少なりとも乱暴な練習を休暇中にやっていたら慢性的に苦しくなり、消化不良や付随する様々な問題が生じてきた、としよう。彼の不平は、ジムで肉体的訓練をやってもちっとも良くなくなったということだったけれども、考えようによっては、いっそのこと事務仕事をいっぺんに辞めてしまえばと、経済的にそんなことは無理なのだが、そうすれば、きっと回復するのではないかと思うようになった。
　この人が、気を付けで「深呼吸」するように言われたとしよう。すると見つかるのはこの人がすぐに動いてしまって台無しになるところであり、この人は自分の邪魔をしていて、適切な動きで呼吸の道筋が起きてくるようにやらない。例えばほぼ確実なことに、この試みで動きを起こし言われたようにやろうとすると、この人は首の筋肉を固くし、頭を後ろへ放り投げ、背中を反らせ、お腹を突き出し、息をするときに音がするほど飲み込んで空気を肺に入れるだろう。筋肉群が表面全体を覆っている胸部骨格は過度の緊張下に置かれ、そうなれば、大なり小なり有害な胸郭の固さを生みだし、最大の可動性が必要とされるまさにその瞬間にうまくいかない。他の結果など起こりえようか。生徒に「深呼吸」をするように告げる教師は、ある推論を元に始めていて、その生徒に可能であると思っているからそのように言うのだろう。しかし、なぜこんな推論なのだ。何のための指導なのか、その指令を運用すると生徒に起きることが、疑いもなく過ちに至る、と予測できる指導などなぜするのか。私が「疑いもなく」過ちに至ると言うのには理由があり、自分の論点でこの生徒の状況とそこで起きる事実を付き合わせてみると、この生徒と指導者の考えで必要としている治療方法では、相変わらずダメなままだとわかるからだ。あまりにもよくありほぼ普遍的とまで言えそうだから、こんなひとつの反応を上記に順を追って載せたし、本当に、こうした記述を検査すればどんな平均的な人々にも見受けられうる。そうなれば間違いとな

Part II　意識的な指導と調整

るこんな反応は必要なく、ここに安住せずとも良い。数々の事例で明らかにしてきたし、どの実例でも私は経験的に有効な解説をして、消化器官の問題に対処してきた。こうした被験者を調査すれば覆いをめくられ、反らせた背中と突き出された内臓壁に同時進行で見られるもう一方の内臓筋肉群の推測ができ、不完全なエネルギー状態に置かれて張りを失い、必要とされる効果的な機能維持のできない消化器官になっている。さてこうした事例に関して、数多くの部位で有機体に必須な再調整を示そう。脊椎の流れに沿って伸張が起き、平均的な胸郭容量が持続的に増加し、そうやってできた自由な遊び空間で内臓全般が動けるようにならなければいけないし、同時に、しつこく確立されていた習慣で息を吸うときに飲み込みながら空気を肺に入れるやり方が破壊されければならない。

　ここでどうしても申し述べておかなければならない指摘をすると、それは、どんな体系的な身体訓練をしてもどれひとつ替わりにならないし、現状況で被験者が上記に示した欠点を無くせないという点であり、なぜなら、そうした訓練の指揮される前提全てが誤った概念の下にあり、観点を使い方に置いて筋肉に含ませることはかなわず、再調整し協調作用する有機体にならないからだ。

　さて順を追って、ある個人が前述の四段階を経ながら習得していく当該原理、すなわち、意識的調整を見ていこう。第一段階で必要なことは、この人の明快な理解によって欠陥を知ることであり、欠点を見つけて修正していくためにそれをやる。ただ盲従するような治療などしないのは、道筋が本人に理解されていないようではほとんど何の価値も見いだせないからだ。被験者は原理を詳細まで完全に受け容れなければならない。第二段階で、この人は教授により気づかされ、自分に誤った概念があるからその結果として誤った動作が生じていること、そして、こうした概念が意識的であったり潜在意識的であったりすることを知る。この人はさらに教授されて抑制を知るに違いなく、それで最終的には様々な先入観を根絶して、精神的なひとつの指令や一連の指令系統がその先入観で引き起こされるのをやめる。それでやっとこの人に出来るようになる正確な指導的指揮があるので、それを続いて記述しよう。

　第三段階になったあかつきに、この人の習得しなければならないことは

正確な精神的指揮を寄与して機構に含ませるやり方であり、いいかえると、そこで明確に分化して自分のこころを知らねばならないし、この分化は、寄与する指揮と、行動するために指揮され運用される筋肉群の途中で生じている動きとの二者間にある。原理全体にある意志決定と抑制、これを土台にして認知し、上記の分化をする。さて、本事例に戻りよくよく考えてみるならおそらく、私の生徒さんに対する要求は*指揮する* (*to order*) ことであるし、それで脊椎が長くなり首がラクになって欲しいのだと、おわかりになるだろう。もしかして、ただ立案し欲求をこころに留めたままにしておく代わりに、この人が何かをやろうと、この身体動作を実際の動作に移そうとすると、おそらく相変わらず固めた筋肉群でクビ回りをがちがちにしたり脊椎を短くしたりするだろう、というのも、こうした動作は習慣的に関わってきた自分のこころより生ずるからで、脊椎を伸ばしているつもりであっても、筋肉群に収縮が起きるような古い連想に従って動くからだ。この因果関係がまるでこのように見えるのは他の全ての事例と同様であって、強調される点は*手段*にあり、*結果*ではないと肝に銘じておかなければならない。結果をこころに留めるときに、直情や長らくの習慣が顔を出してくるなら常にその結果を得ようとやっていた習慣的手法になる。こうした動作を行為に移すレベルは意識の下方へ何段階も降りたところにあるけれども、意識のレベルにまで持ち上がってくる場合があるとすれば唯一、結果を得るにあたって正確な「そのとき最適な手段（means whereby）」を用いた時だ。

第四段階は、正確な指導的指揮の訓練により寄与するこころを持った時、つまり、結果を得るにあたり気づきや指示を教師からもらって、筋肉群を含んだ余裕ある様々な組み合わせの調整を意識的な指導下において、理知的行動に置き換え、一連の習慣で考えの乏しい動きをやり結果的にゆがみを身体に起こさせるようなやり方をなくした時だ。加えて、明確に心に留めておかなければならないことがあって、それは、全体を見ると、古い一連の動きは相互に関連した組合せとして一つの分割不能な定まった順序をなしていることで、先に何かが生じると必然的に後のことが起きるし、ある種の精神的な指揮が先頭列車になる、例えば「気を付け」といわれると、何が起きるかおわかりになるだろう。

さてこうした特定の事例を離れ、一般的な原理を考察しながら記述しよう。

Part II　意識的な指導と調整

　第一に、教授方法を採りあげる。
　誰彼問わず、自分でも他人のものでも実体験に基づけば、数々の「手法」や「体系」で教授されている呼吸法・話術法・歌唱法・身体文化（体育）手法・ゴルフ上達法・フェンシングなど何でもやってみて気づかずにはいられないことがあり、それは、失敗に終わっているこうした「手法」が枚挙に暇がないほど見られる一方で、成功しているものはかなり少ないという事実だ。
　数少ない成功例はもちろんたぐいまれな天性の素質に基づいているのであろうが、だとしてもその教師の説明ではこうした事例の手前みそな良いところばかり採りあげていて、あまり接近して平均的な自分の失敗を考え直す作業は好まれない。ここに真実が存在しこうした体系全ては崩落する、というのも生徒がそうした手法を応用しようとすると、常に自分の潜在意識的な方向に従って指導されるうえに、やらされる中身もいわゆる天性の素質とやらへの依存過多だからだ。意識的調整で指導され理性に入れ替わり、直情的指導でなくなった時に、自らの潜在能力を最大に発達させる可能性が我等に訪れる。
　私が独自に分析した事例群で、いわゆる教授法はひとつの法則のようにことごとく誤りであるし、過ちである理由は根本的な勘違いやどこから見ても不正確な分析の結果、誤った前提に立っているからだ。生徒の欠点を採りあげるとき通常は結果だけ見られて、原因は省みられない。それでは認識されず、誤った概念が行動者にあるから有害な行動の全てが結果に出ると知らず、そのように、意識的であろうと潜在意識的であろうと訓練され、直接的もしくは非直接的に特定の指揮がなされる。そのうえ理解されていないことは、生徒がこのような誤った先入観の影響下にあっては真の発展は望めないことで、生徒に気がついてもらうように差し向け、実のところ、自分が自分で自分に不具合のある行動をもたらしていると知ってもらうまでそれが続く。そうした教授陣が関わりをもたないことがあり、たいへん重要な事実として、生徒はたいてい完全に誤解しているので自分自身の行動を妄想下においていて、この生徒がひとつことをやるつもりになると大抵はまったく正反対になってしまうことだ。
　真の発達へ向かい欠点を克服するにしてもこのままでは無理だし、生徒が意識的に止めて、やろうとしたりしようとしたりしない、すなわち、い

ろいろなことをやろうとしたりしようとした過去のやり方をしない、そうした様々なことで誘導されこの人が欠陥を起こすようになった部分を根絶するまではダメだ。「そうじゃなくて、こうやるのです」とおっしゃる教師陣は、あくまでも結果にこだわる。言い換えれば、おそらく部分的に欠陥行動のある生徒は矯正され、「何か別のことをやる」ように言い渡される、と推測される。その教師が受容し教授しているこの教義において一度たりとも分析されていないことがあり、こうした欠陥の根本原因は人間のやろうとする意志の中に含まれ、動因は全体の機構に現れることだ。この教師は忘却の中で、「何か別のことをやる」生徒が使うのは全く同じ機械であることを除外した前提におり、この機械は不完全な働きであるので、生徒は、指導を受けると自分の行動を全く同じ誤った概念に照らし合わせて正しいか間違っているか決める。教師も生徒もこれではまるで、訓練が妥当であるかどうかを知るには正誤の判断基準が要る、と気づいていないように見える。判断基準は実体験の結果である。誤っているか不正確な実体験となれば誤っているか不適切な判断基準であるという意味になり、一方で、正確な実体験となれば適切な判断基準であるという意味になる。

　特筆すべき事実があり、さて、ある生徒が不具合に悩まされていて手助けを必要としているなら明らかにこの人の筋感覚的な実体験は不正確で有害であること、そして同様に、この人の判断基準は特定の筋感覚にあって誤った実体験を基に構築されているのだから、この判断基準は明らかに過ちで不健康になることだ。

　それ故に、時と場合に応じて、知覚の感じを道案内にして旧式の側面が顔を出してくるところを扱わざるをえない。我らに否定できないことがあり、まず我らの悩まされている不具合があること、そして仮にやり方が明確にされ除去に向かえたとしても、そのやり方に従うには自らの旧い形式にある手順では不可能なことであり、なぜなら、我らの指導形式が感覚的評価（感じの調子）に基づいているならば実体験や判断基準全般は無価値で信頼できないからで、そのような指導形式において、もしかして、我らに上手く幾らか特定の不具合が除去できたとしても、そうするうちに見受けられるものはそんな道筋において自ら培った他の諸症状になり、同じくらい悪いかあるいはもっとひどい形で表出する。

Part II　意識的な指導と調整

　まるで私にはこれまた、いわゆる訓練と言う代物にほとんど方向付けなどなく、理知的な分析が理知的な計画でなされることなどないと見える。そのうえそんな教師は分析や指示さえ正確になしていない。一般教師の要求は生徒に単なる模倣をさせることであり、理知的な行動などない。こうなると訓練はあまりにも頻繁に無駄になるし、なぜなら不完全な協調作用にある人間が教授すれば進展せず不適切に終わるからだ。

　ある観点からこうした疑問のある模倣的手法を眺めていた私は幾度となく指摘せざるを得なくなり、発声法を学ぶ生徒諸君から特定の効果や可能性を求められ、そんな望みにより数回のレッスンで得られるとしているのは、ひとつの結果として適切で意識的な知識に基づいて、私の言い方で「そのとき最適な手段（Means Whereby）」により声が生産されることだ。こうした結果を達成したいなら、生徒が学習して習得しなければならない全く同一の原理があるけれども、生徒が再生産しようにも一連の模倣行為によるバラバラな知識を用いるだけでは絶対に無理であり、そこに含まれる道筋や技術を用いてこうした道筋を進むやり方こそが要る。王道などなく、何か価値のあるものが欲しいとすれば、模倣的な手法で教授するなどまるで純然たるいかさまと私には見える。

　この位置付けでは教師も生徒もとても望み薄で、未だ潜在意識段階に立脚点を置く身体や精神の状況では、我らの時代においても、よく考えて光をあてると、こうした教授方法の採用されてきた過去と同じになると大量の証拠がこうして挙る。

　読者の方々におおいに喜んでいただけるよう、ここから忠実に再現して我らの今日に置ける位置付けを示そう。喜んでもらえるというのも、こうした偉大な力学の要求からもしかして人が発達したいと望んだならば、潜在意識的段階の動物的な成長や発達を離れなければならないけれども、そこで採用する理知的で意識的な段階の指導や調整によって、その手段が人類にわき起こったように、高次の進化段階へ向かい人類に潜む未発達の潜在能力が高まるからだ。

　さてこうして私の努力で概略を示す教授方法を採用するべきで、仮にも、我らが成功裏に道を進めて潜在意識から意識的な指導や調整へ向かうつもりなら、その努力を、不具合や妄想の除去に向けると同時に、正確な指導中枢

や知覚が発達し確立される方向へ行くことになる。

　意識的な指導や調整の論点をここから広く一般的にして、特定の基盤に限定しない。意識的調整の適用はひとつの特別な道筋をたどるので思いも寄らないものとなるけれども、例外的にひとつの結果が挙がり、特別な原理を第一に適用すると普遍的になる。例えば、意識的調整による動きを特定の筋肉や四肢において運動選手やその他の人の訓練に見られるようにやったとしてもほとんど実際的な価値はない、けれども、暮らしの科学に観られるものではある。特定の調整のなされた指・首・脚などは第一に特定の結果であり、意識的な指導や調整が機構的に胴体に、とりわけ、拮抗的な筋肉運動にもたらされると、このように正確で大いなる協調をしながら意図された調整による動作が四肢・首・呼吸機構や全般的な内臓活動に及ぶ。

　今から描きだす特別な教授方法がこの関連で必要になり、私の提示する特別な手順を採用して試しに、生徒をお手伝いするとして、首の片方が緊張過多の筋肉群に引っ張られて頭がそちら側へ引き下げられている方としよう。通常のやり方で生徒に告げられることは、リラックスして首をまっすぐにしなさい、となるだろうし、生徒とその教師は身を捧げてこの結果に向かうだろう。こうした試みで多少なりとも成功に繋がるかもしれないが、大方は上手く行かない。この人らが確かに成功し特定の問題を除去できたとしても、ほぼ確実に、新たな不具合が培われる道筋となる。どんな事例においても、そんな教師の指示でリラックスし首をまっすぐにすると不正確になる、この第一結果は誤った推論に基づいているからだ。始まりから誤った前提にあり、誤った結果に導かれる。その生徒と教師は決意するかもしれないし、何かおかしいのなら、それ故に、何か特別になされることで正しくやらないといけないと思うかもしれない。その「結果」に留意し第一とするけれども、「そのとき最適な手段（Means Whereby）」はない。

　正確な観点は以下のようになる、すなわち、何かおかしいことがあり、使い方が心身機構においてその人の問題になっている。ここで疑問として、こんな不完全さや不具合は直接的あるいは非直接的な結果でありその人自身の方向や行動のせいなのか、もしくは、この結果は何らかの影響がその人以外から外的に生じたせいでありその人の能力で調整できないものなのか、どちらだろうか。証明可能である結論として、その人の不完全さや不具合には

Part II　意識的な指導と調整

　当然全部の原因があるし、直接的あるいは非直接的な源泉はその人自身の考えや行動にある。
　それ故に明白であり、適切な指示による手順が教師と生徒に存在し、第一に生徒が学習し自分自身で予防し、誤ったことをやらないで済むようになることで、こうした過ちが原因となって不完全さや不具合が起きていたのであるからまずそれを止めて、そのうえで、二次的に考慮された手順を用いて学習し、そこに正しいやり方で使う精神や身体の機構が関わってくる。
　もし仮に、首のどこかで過度の筋肉的な引き下げをどんなものにせよやっていたとすれば、ほぼ確実に、脊椎・背中・胴体全般で欠陥のある協調作用となる使い方に筋肉群が置かれている、そこで、修正という意味は除去になり、本当の原因を無くし問題を無くすことだ。この原理を応用し、除去する試みをするなら、あらゆる不具合や不完全な使い方が減り、精神や身体機構の及ぶあらゆる日常的な行為で、例えば、クリケット・サッカー・ビリヤード・野球・ゴルフなどでも、身体操作のいるピアノ・バイオリン・ハープなど全ての楽器においても有効だ。
　読者の方々がよもやお忘れになってはならないことは、精神的な概念は刺激となって思考運動中枢へ及び、続いて潜在意識や意識の指導的命令を経て、機構（メカニズム）へ伝わることだ。人類の不具合や不完全さと関わるにあたって、我らが思慮深くならざるをえないことがあり、遺伝された潜在意識的な概念に関連する機構が働いていることと、そして、ここで概念が先に変わるなら、思考運動の指導的指令が接続した新しい正確な使い方になり、異なる機構になることだ。
　後者（適切な概念）をうまく確立するためには、第一に、前者（不正確な概念）を抑制しなければならず、そうして、思考運動中枢の投影が新たに別方向へ指示されれば、その影響は複雑に絡んで、徐々に除去される傾向で不適切なものが採用されなくなり、同時に、しっかり作り上げられるものは適切で信頼できるようになる。
　それ故、理解に至ることは、もし仮に、我らの無くそうとする概念が既に確立されているとすれば、そこに関連して我らの不具合や不完全さが生じているのだし、その意味付けとして、我らの本当に無くしたいものは我らが遺伝的に持つ潜在意識なので、そこに全ての不調な使い方になる身体と精神

の機構があって、そのように関与していることになる。
　我らの試みをこうした線に沿って進めようとすると、ことの起こりでぶつかる困難があり、それは精神的な硬直である。こうした先入観や習慣的な思考方法を観ると、そうした使い方が筋肉機構に及んでいて第一の障害物となり、唯一ではないが教授する意識的調整の邪魔をする。数多くの先入観は本能的遺産であり、他にも、習慣的な訓練を開始した時に誤った理解に基づいた使い方を機構に及ぼしていたから生じたものもあるし、意識的もしくは無意識的な模倣を繰り返したせいで他人の誤った行動をもらう場合もある。模倣の事例として書き留めてもよさそうな、我らがいつでも遺憾に思う堕落が文明人に起きているけれども、そこで示され子どもたちに意識的にも無意識的にも模倣対象とされているものはほぼ常に誤ったお手本だ。
　こうした先入観や習慣的思考はそれ故に、打ち破られなければならない、というのも、こうした反作用は心にあれば体に出るし体にあれば心に出るほど大変密接な存在で、しばしば必要なのはこうした心理的な先入観を破壊することになり、やり方は、行為する筋肉動作を被験者が交換することだ、そうすると別の言葉で、指導者が動かすことになる疑わしい部位がそこにあり、相棒の被験者は心して抑制し、全ての筋肉的な動作を差し控えなくてはいけない。しかしながら、この手法全部を詳細までここに著すのは不可能だろう、というのも、あまりにも色とりどりの事例があり、どれを取ってもまったく同一の不具合を示さないからだ。大雑把な線なら明らかで、特定の誤った使い方を診断する指導者が呼び出されたら、相当熟練した技術やがまん強さをもって過ちを修正するために、代替する正確な精神的な指揮を被験者に寄与するし、全般的な指揮が始まると、古い鎖に繋がれた退廃した習慣的な動作がなくなるに違いない。精神的習慣こそが間違いなく第一の攻撃対象となるけれども、こうした精神的習慣が横たわっているところはたいてい意識レベルを下回っている、そうなるとそれにしても、そこまで届かせるには内省と分析により、行為する習慣的な動作に非習慣的な手法を用いる、すなわち、身体動作の行為を意識的にやることを目的に、意識的な概念や意識的な方向にこころを差し向けることになる。
　一般論でよく見受けられ、生徒は全く自分自身の行動分析をやれない。ゴルフ初心者への助言で、目をタマから離しているとか、体がぶれていると

か伝えても、そのゴルファーは確実に心底、そういうあなたこそ間違っている、と感じるだろう。不完全な均衡になっている人に正確な理解などありえないじ、自分が本当は何をしているかわからない。こうして明らかに単純な出来事である身体を支えるもしくは均衡を保つところで私には、十中八九の実例に有害な硬直性が見つかるし、極めて無意識的であると推測される。

（原注：ひとつ特筆すべきではあるけれどもありふれた事例として、精神の「硬直性」をもたらすものが私の生徒に現れ、ちょうどこのページの執筆中だった。ある消防士が当直をしていた劇場で、この人は、非常口のカギを開けておかなかった。厳重叱責された時、この人の言い訳があり、副支配人からの自分に対する業務命令は必ず戸締まりするように、とのことで、劇場内の別のところでそのときにこの人は非常口を開けていたら怒られたと。次の夜に、その副支配人の業務命令があり同じ変更で当直の基本に戻るように、と言われたが、この男の言い訳では「私にそんなことを依頼しないでくださいよ。私が非常口を忘れたのは昨晩のことですけれども確実にまた私は忘れると、もしお宅らが私にそんな逆をやらせようとしたら、そうなるでしょう。おわかりですか、私はずっと逆のことをやっていたのですから、もしそれを変更しようなんてことになれば、まるで私の記憶から抜けおちてしまうんでさぁ。」と。）

指摘されたうえに身体的に再現された時、人々はほぼ間違いなくそれを否定し憤慨する。私の依頼で、新しい生徒に対して、肩を後ろに・頭を前にやってください、と告げると、生徒は必ずと言っていいほど、両方とも後ろにやるか前にやるかのどちらかしかできない。私の告げるのは、新しい生徒が自分で脊椎を短くしていることであるし、そのうえ、脊椎を長くしよう試みるとほぼ間違いなく脊椎をもっと短くしてしまうことだ。この動作はひとつ、生徒が学習してきたわけでも訓練してきたわけでもないし、調整などなされてこなかった。生徒は惑わされ、自分の感覚に溺れ方向付けのある行為をやれないでいるだけだ。私は従って、教授にあたり実際に生徒に命令を出して脊椎を伸ばさせることはさせず、行為にあたりどんな明確な動作もやらせない、けれども一方で、私の仕向けるように生徒が練習し正確な指導的指揮をするために、生徒がある姿勢で機構的に有利になるように、私のやれる操作によってそれが生じてくるようにしてから、直接的か非直接的かは事例によりけりになるかもしれないが、望ましい柔軟性や伸長が起きるようにやっていく。

その道筋はもちろん反復され、生徒に得られる新しい筋感覚的な知覚による新しい適切な使い方が各部位にもたらされるまでなされ、そうして、各部位が適切に協調作用するようになって適切な習慣が確立される。生徒はそのときラクにならないやり方をしていた原因がさすがにわかり、自分の身体機械の働きを以前のようにはやらなくなるだろうし、間違いはこうして能率的に取り除かれる。

私の扱っている事例を、先天的もしくは後天的に障害やよじれが生じたものとしなければならないことはしょっちゅうある。私が断固反対する精神的な態度があり、そこでは、こうした慢性病は治療不可能で患者の調整能力を超えているとしている、要するに、こうした精神的な態度にある人は「可哀想な連中」と口に出して、苦しんでいる人を誘引し、繰り返し強力にこうした麻痺形式をやらせている。実は単純なことで、こうした状況は引き続き生徒の間違った考えに基づいているから、問題のある「原因」と「結果」の働く自分自身の機構になっていて、そうなれば潜在意識的ではあるけれども大変能率的に、生徒は本物の原因を作ることで問題の維持にあたっている。私の手法では、まず実験をやってみて、それから検査を応用して真の原因や原因群を発見する、それはすなわち間違った先入観であるし、どんな最少の調整さえそれを見つけ出して残さないようにしながら、有機体全体が発展する健康な状況へ実践的で単純な手順を通してひとつずつの段階を着実に踏みながら、結果として望ましい身体や精神の変化をもたらす。信仰治療師のように私の置く重要点は、精神的な態度を患者に求めるところにある、一方で、信仰治療師のようではないところは悪魔の存在を否定する代わりに、私が生徒に仕向けた調査作業で一緒に原因を見つけるやり方だ。私の次に説明することは、生徒が自分自身の意志によって（私や高次の存在などによるのではなく）結果へ向かって望ましい変化を遂げることだけれども、そこでは、第一に理知的なやり方で方向が指示されて肉体に表われ、そうやって手ほどきを受けた単純な機構的原理による適切な操作がなされなければならない。このやり方で理知的で恒常的な信頼が生徒に構築される、その一方で、偽物ヒステリー性のものなら本質的に失敗に至り、それが起きてきたとたんにそうなる。私のやらせないことがあり、例えば、ワーク中の生徒に閉じた目を許さない、頻繁に生徒諸君に懇願され「考えやすくなる」とか「集中しやす

Part II　意識的な指導と調整

い」とか目を閉じた方がやりやすいからやらせて欲しいといわれても、規則性があるように私には見えて、その解決方法自体が自己催眠の試みに陥るからだ。私が生徒に努力してやってもらうのは訓練であるし、自分の意識的こころをいつでも保って欲しい。私が既に言及しているように、ずっと継続してきたから証明できるほどで、多くの場合、特定の動作のせいで身体に不具合が生じ、患者が自分の意志によって操作する影響の下に誤った先入観やその当然の帰結となる妄想があり、そんな訓練を意識的もしくはより頻繁に見られる潜在意識的にやっているので、その状況を変化させるなら、その同じ意志を方向付け直して正しい概念へ教え導くことがいるし、それは特別な教師によって成されうる。

　この関連で特定の興味深い事例をお見せすることも出来よう。

　ある有名な役者、転倒したのはリハーサル中だったが、腕をひどく怪我して、持ち上げようにも体から 15cm しか離せないほどで、痛みも相当あった。この役者は多くの医師にかかったが救われず、六週間もそんな不具合にあってから、私のところに送られてきた。

　私の見立てで、この事例における自覚症状は潜在意識的な意志で不具合になっているとした。もちろん私の意味しないことがあり、病に「冒されている」と通常の感覚でいわれることではない、そうなると、患者の興味や性格の全てでこんな不能状態が作りだされた。私はこの方にお願いして、腕を持ち上げてくださいと言った。「できません」と。「しかし、やってみてもらえませんか」と。この人がやってみせたので、問題の原因がすぐにはっきりと私にわかった。この人の使っている筋肉機構を腕と首で見ると、そのやり方はまるで、傷ついた筋肉群に厳しい緊張を無理強いしているようであり、そんな緊張をやったら実に正常な腕でも痛めかねないほどで、この人の激痛にそうした原因があった。たとえると、この人の努力なら重い小麦袋を持ち上げることも出来そうだった、けれども、いやはや、この人に見られたのはまるでずっとやらされ続けているそんな努力のようだった。この人の固めていたあちこちの筋肉群は本来なら弛緩しておくべきところであって、全部で行為に移ると、潜在的な調整下にある人間が今日習慣的にやっている行為のような、何か異常事態が起きた時のやり方になっていた。事実を言葉にして本文に記しておくと、ヒトが行為する拠り所を潜在意識的指導の影響下にお

いていると、長期間にわたって基準を失ったままであり、正確な本能を伴っていた遠い祖先のようにはやれないし、その間に何も寄与されず何も培われず文明状態へ移行したのであれば、欠落したまま補充がない。その「治癒」は単純すぎて滑稽なほどだ。私の所見では、こうして潜在意識的に固めた筋肉群が原因で故障になっているとした。私が尽力したのは、正確な行為を取り入れて腕の緊張を最小にするところだった。これは誘導操作によってなされた、つまり、この人に寄与する指導的指令で生じてくる正確な使い方に、問題のある部位を含むようにした。ものの10分もしないうちにこの人は出来るようになり、腕を持ち上げても痛みはほとんど無しに、すぐにまたプロの仕事に戻り、再発もなかった。記しておくと、こちらの弛緩方法（リラックス）が生じない以前の指令による弛緩方法（リラックス）があった、つまり、ひとつの動作に組み込まれた道筋では、この人に真の意識がなかったので何度やっても調整がなかった。もうひとつ記しておくと、こうしてやって見せたやり方で効果的に治癒へ向かったことであるし、類似の後天的な事故や一般に自分で助長したり調整したりしてきたやり方へも有効であるから、比較すると、どんな催眠的「暗示」で無痛になったとしてもそれを上回る。

（原註・引用　この実験的な観察で今のところ我らの興味を引く証明ができ、催眠暗示をある強度で及ぼすと長期間にわたって効果があり、暗示は目覚めた状態でも通常の教授や訓練でも続く、と挙げられる。それにしても、これは生理学的に説明可能である、要するに、催眠暗示にはそうなる結果が完全に内包され、経路に強い孤立した刺激を用いてその経路で脳の軌道に留まるが、なされ方は異常に薄い結合であり、脳全体に関連する機構は使われない。通常の指示はその正反対で、基盤は強力な関連を植え付けるところにあり、そのような刺激はそのような脳の軌道に留まり、通常行動の脳ではそうなる、例として、多角的に多数広がる神経結合や神経伸長を観察した結果が挙げられる、そうなると、初めの実例（催眠）の痕跡は多かれ少なかれ簡単に消去できる一方で、二番目の実例（一般的な指示）に付随する複写や交感神経的刺激は増幅し、そうして得られた結果は保存されるし、同様の結果が他の身体機能にでるのもそこに依存しているからだ。）

バートホールド＝カーン氏　「*病気の超自然療法*」
Berthold Kern, *The Psychic Treatment of Disease*

Part II　意識的な指導と調整

　そうしないと証拠に反するかもしれず、ヒーラー諸君が見事に痛みの除去をやり遂げていることを私は否定しない、そうなるとしかしながら、危険を放っておいて単なる症状の除去（つまり、自然な危険信号を除去しておきながら危険そのものには手を触れずにいること）をしているわけで、ヒーラー的手法の明らかな限界に嫌悪感を持つ人は多く、ある種の疑惑に陥っていると見なしている人もいるが、そんな人は決して無能力で何もやれない無分別な人種ではない。
　次のたいへん興味深い事例はある男性の場合で、吃音だからと私に助けを求めてきた方だ。吃音者のみなさんにはその人特有の奇妙なちょっとした不随物があり、主要な不具合に準じてやっている。この方の有害な習慣は腕を上下に動かすことであって、肘から先をバタバタしながら発話しようとしていた。どうしてそうやるのか尋ねたら、この人の返答は、自分の感じとしては腕をやると話す補助になるからだ、と。私は解説し実際に再現してみせて、それは妄想でそのやり方で動かすと四肢は実に障害になりこそすれ補助にはならないと示した。この人に見えて、相当量の有益な精神や身体のエネルギーがあり、そうしたエネルギーの伝達されるところを発話機構や発話器官に置いたほうがよいこともわかった一方で、このエネルギーが道を逸れて四肢へ伝わり、四肢は本来なら切り離され干渉もせずどんなやり方であってもそうした精神や機構的道筋に現れないでもよかったのに、そのやり方に自分が完全に依存して話そうとしていたこともわかった。この方はこうした指摘点に確信を持ち、やる気になり、自ら望んで努力し私の指示を運用することになった。私の補助によってこの方は構築へ向かい、上手く働く意識的調整を基盤とし、改善が自己の協調作用全般に及ぶようにやった。
　そこで、私は以下のような提案をした、
　「あなたにお願いしたいのは指示を投影することであり、そうやって新しく発達する協調作用をするのです。しばらくするとあなたは予防でき、自分で腕を利用して補助としながら話すのをやらないでもよくなり、そうなると、全般なやり方も意識的指導においてひとりでやれるようになるでしょう。人前であなたにお願いしたいのは、今からお伝えするやり方の手順を採用することで、すなわち、
　1.　誰であっても、別の人から話しかけられたり質問されたり、どんなや

り方でも会話が始まりそうになったりした時には第一の原理として拒否をする、返答したくなるのを精神的に「No、ダメ」とやらなければならない。(そうすると阻止になり、旧式の潜在意識的指示を出さずに済む、つまり、悪い習慣となっていた腕の動きをやらずにすむ。そのように運ばれると旧式の過ちは抑制され、話そうと試みる前にとめられる。)
2. 次に寄与する新しい正確な指示があり、自分の全般的な協調作用や命令系統を「そのとき最適な手段 (means whereby)」にして、行為を正確に調整しながら話す。
3. これを原則に生活する。

ここで付け加えることがあるなら、私がこの生徒に確信してもらえるように実践的に目の前で再現したことであり、エネルギーの方向が腕へ向けられると無駄になり間違った方向になる、そうなると、もしかしてこのエネルギーが正確に方向付けられ、適切な協調作用に由来する機構で呼吸や発話されるとしたら、その道筋で表現される差異があるだろうし、正確なものと不正確なものと試される相互間において、どちらの方向が最終的に満足のいく呼吸や発話の調整になるかわかるだろう、ということだ。本件では、望ましい結果が得られるまでに数週間かかった。

観察眼のある人なら気づいているに違いなく、ひとつの小さな範囲で身体的調整を訓練している一般人がいるとして、狭い側面で自分が毎日基礎的な動作をやっているところ以外ではどうなのかと。スポーツのなかでも、ゴルフのスイングを例としよう。初心者も、この観点においては多少の経験者も、注意深く「ゴルフクラブの位置を定めて」球へ向かうときの指導があり、振り上げるときも振り下ろすときも*同一軌道*になるように、頭を動かしたり身体をねじったりしないようにと言われる。プロ選手は上手にこうしたスタンスを取る、そうなると、まるでこの一打は最もたやすい行為に見える、それにもかかわらず、そうではないことが多く、失敗してがっかりする。そのうえ選手は、十中八九、*意識にのぼるものなど無く*何がストロークの邪魔をしているか知らない。

これは顕著な例であるし、欲しい結果に向かうつもりで失敗する人が完全に依存している潜在意識的な方向がある。上達し経験を積んだゴルフ選手

Part II　意識的な指導と調整

でさえ、ある時期には自分で認識するほど「調子外れでゲームにならないか、形にならない」ようで、そんな時期にはその人の技術全体をもってしてもそうなるが、*その理由は、意識的な登録ができていないからであり、その手法において自己の使い方が直情的になっている時は、自分のプレイを上手くやれない。*
　くだんの初心者の問題でしかしながら、頑迷な事実にぶち当たり、実際は一般人に不可能であり、運用にあたって指示を受け、*振り上げるときも振り下ろすときも同一軌道になるように*などと言われても、厳密に正確にやれる人など居ない。初めてやるときの生徒は、まぐれで成功するかもしれない。さらに二度目の試みが成功するかも知れないし、三度目も、というようになるかもしれない。ところがそうした実例はほとんどない。正反対に、生徒は下手になってくるかも知れないし、数日連続して好成績が出たその後にそうなるかも知れない。ついでながら指摘しておくと、このような出来事は多かれ少なかれ経験豊かなゴルフ選手にも起きる。我らの知るところで、人それぞれだろう。しかしこんな不安になるゴルフで、自分の最高状態と最低状態の間を行ったり来たりするべきではない。精神的な観点から大変深刻である。自分への信頼が揺らぎ、自身の根底から精神や身体の基盤が危うくなる。こうした経験の悪影響が感情全般にわたることさえあるし、その人の懸念が大きくなると、いらいらしたり怒りっぽくなったり他にも望ましくない特徴がいちどに現れ（レクリエーションや楽しみの時間に）本来そうしたものは全く存在するべきでないし有害な状況などあるべきでないところで、そうなってしまう。
　ゴルフでも他のどんなゲームに興じている最中でも参加者の精神状況は落ち着いているべきとあっさり認めてもらえるだろうし、喜びに溢れ健康が増進する形式で屋外活動されるべきだ。
　さてここで例のつまずき岩に戻ると、やり方に正確な行為になるひとつの動作が要求され、そこで、選手は「クラブを振り上げるときも振り下ろすときも同一軌道にする」とされている。そこで生じる主な傾向があり、大多数の人はよじ曲げ短くした脊椎でやりすぎになっているか、もしくは、干渉のせいで適正な状況の筋肉系が背中で働いていないか、そんな脊椎や胸腔にして行為にあたり、特定の身体動作をやっている。

（原注。簡単な実験をやればこうした収縮が証明できる、たとえば、腰椎の曲線でやりすぎるとどうなるか。まず用意するのは長さ20cmほどの厚紙で、それをぺたんと机か壁に配置する。鉛筆でなぞる、その机か壁の上になるべくきっちりと、厚紙の上端と下端と線を引いてみる。一旦、厚紙をはずして軽く曲げる、3cm程の膨らみになるよう下端の線をなぞった側でやる。元の場所に戻して測る、先ほど書いた下端の線のところに屈曲させた厚紙を合わせると、みなさんおわかりのように、もう上端に引いた線に届きようがない。同様の状況が生じると、人間では身長が短くなる、とわかる。）

こうした傾向がとりわけ著しくなるのは腕の働きが以下の動きになるとき、つまり、「振り下ろす」ストロークを、継続的に準備した「振り上げる」軌道に沿ってやろうとしたときである。結果として千人の内たったの1人も継続して振り下ろすストロークをやれやしないし、こうした状況で背中や脊椎に表明されているように、振り上げるストロークでやっている軌道と同じにならない。こうした観点を考慮すると導かれて、「振り上げるのと振り下ろすのと同一軌道でやる」ために必要不可欠なのは特定の位置関係にある脊椎であると、すなわち、とりわけ観点を脊椎の長さに置いて相対的な均衡をとりながら上下する動作をやる、それを継続しなければならないとわかるだろう。その他の状況ももちろん必要になるだろうが私は関わるつもりが無いし、重大要因の一つか二つ挙げておけばよかろう。

適正な使い方を腕や脚に確実にもたらすためには、正確な精神的指導や調整が必要だ。こうした指導や調整は当然、意識的になされるべきだ。さらにこうした精神的指導や調整の双方が上手く働いていれば、適切な姿勢や脊椎の長さや正確な筋肉の使い方をする胴体として表われるのは間違いないし、裏を返せば、このように四肢が調整され、上記の指導や協調状態にあれば、指揮系統は正確な働きで常に理知的な範囲内にある。

ここから根本的な困難点をいくつか挙げ、ゴルフ選手や指導者が行き詰まっているところを示そう。ゴルフレッスンを受けたことがある人ならすぐ同意するだろうし、一般的な教授方法は上手く行っておらず、こうした困難を満足するように導けない。実際、教授陣の念頭に上ってさえいないことがある。伝統的な教授方法は「結果（end）」の観点を保持し、「その時最適な手段（means whereby）」の観点がない。その論拠の置き所は、指示を寄与

Part II　意識的な指導と調整

するにあたり「結果にあわせていこうとする手法・エンドゲイニング（end-gaining）」にある、ということは、こうした指示の例で、「振り上げるのと振り下ろすのと同一軌道でやりなさい」と告げる際には「その時最適な手段」を考慮していない、ということは、正確にやるように仕向けていない、つまり、生徒の能力で継続して適正な位置関係に脊椎や背中を持っていき四肢の使い方を正確にやって行為に及びこうした身体動作をやるときも続ける、とはならない。要するに、教師はまず発見に向かうべきであるし、自分の生徒が理知的に正確に協調する筋肉の使い方を有機体でやっているのかどうかを調べるべきである、というのも、適正に運用される指揮系統が必須であり、必要とされる行為には確実な身体動作が要求されていて、人間の胴体や四肢で協調する使い方をやるべきだからだ。

　もし上記の検査がなされていないとすれば、初心者は貴重な時間を無駄に費やしエネルギーを浪費し不必要な心配や疑いに苦しみ過度の懸念に襲われ、自分の得ようとしているのはごく普通の水準であり、程々に上手になってゴルフやその他のゲームに興じ楽しみたいだけなのに、そうなる可能性がある。

　もし仮に、我らが採用するにあたり、教授法の土台に据える原理を意識的指導や調整とし、その基盤を再教育と全般的な協調作用に置くとしたら、以下に述べる利益が得られるだろう。すなわち、

1．生徒は気づかされ、自分独自の不具合があり、それをやっている自分の精神や身体の有機体があり、それが身体行為に表れていると知る。
2．こうした不具合に気づかされてはじめて生徒に学習できる抑制があり、誤った動作をやめられるように教師が手助けしていると、ゆっくりではあるけれども正確に必要な実体験が得られ、適切な使い方の筋肉機構になり、そのうち生徒は舵取りを適切にやれ、教師の手助けなしでも、運用のやり方を正確に厳密にしてゴルフでも他のゲームでも身体行為できるようになる。
3．ここでゴルフ動作を捉え返してみると、生徒に第一に寄与されなければならない正確な実体験があり、その使い方をする筋肉機構で胴体や脚と一緒に、腕を振り下ろすのを自然に生徒がやる。
4．こうした数々の正確な実体験において、次に寄与されなければなら

ない使い方は、腕を動かして「振り上げる」ところにある。この動作で行為に至る際に干渉なく満足のいく状況の胴体や脚になるように、正確な実体験が寄与されるべきであって、そこで「振り下ろす（ダウンストロークする）」けれども、タマを強打する *(drive)* ようにはしない。こうして振り下ろすやり方になる全体動作をある時点までは試みるべきでない、言い換えると、この生徒が馴染んできて、異なる動作で上記の1〜4にあるようにやれるようになってから試みるべきである。

5. こうした試みで強打（ドライブ）すると最終決定したら、ある考えを心に刻み、繰り返す実体験は全体に生じる（別の用語で、「その時最適な手段（means whereby）」）と念頭に置き、ドライブする（強打する）考えはやらない。生徒の頭の中が「結果（すなわち強打すること）」でいっぱいになっていると即座に舞い戻り、旧式の潜在意識的な習慣で使う精神及び身体の有機体となってしまうけれどもそこで、その反対に、もし生徒の頭の中で「その時最適な手段（新しい正確な実体験）」を思うならば、だんだん正確なやり方を訓練して、強打する自分を正確で厳密に持って行けるようになり、最大の満足と喜びが与えられるだろう。

個人的な知己で、その人の働かせる原理を意識的な調整に置いたところ、私の主張通り、初日の試みで自転車にまたがり坂を駆け下りるのを難なくやれたし、二日目には、30マイル（50ｋm弱）の道のりを行き復路も同様に一般道でやってのけた。同じ人がフェンシングをまずまずやって見せたのは初めて剣を手に取った日だった。どの事例でも、原理を含んで解説されたこの人は、注意深く目の前で繰り広げられる出来事を観察し、まず動作を分析し、そのうえで「その時最適な手段」を用い、その次に、再生産へ向けて明確な理解に基づく計画を推し進めた。これは、私にはまるで普通人の行動であり、特殊なものとされるべきではないように見える。例えば、ネコは純然たる直情（本能）によって、初めて飛び跳ねるときも自分の能力と距離を正確に推し量る、となれば、理知的になればなるほどより容易になるだろうし、人間の被験者が運用するならば、意識的に調整した知性とそれで得られる実体験を直情の代りにして、確実に定められた結果へ方向付けた自分の能力で、なるべく少ない身体の緊張で、なるべく少ない回数の身体反復すなわち「訓

Part II　意識的な指導と調整

練」で、成し遂げることも可能であろう。

　その関連で私がよく質問されるのは、直情と直観の違いは何かというところだ。私の定義として、直情（本能）は結果であり、心身統合体における潜在意識的な実体験が人類のあらゆる発達段階を経て集積されたもので、継続して我らに及び、個体としても集合体としても、我らの達する段階が意識的調整になるまで残る、そうなると、もう一方の直観は別の結果が表れたものであり、心身統合体における*意識的で理知的な*実体験が進化の道筋で生じてきた、としよう。用語「潜在意識」は、それにしても、ある形式でやっている我らの習慣的生活のためにある。私の強い見解では、我らの到達段階において意識的調整を文明社会でやっているうちに確立されて、新しい正確な習慣になるし、そうなればきっと新しく正確な潜在意識が確立されるだろう。

　ここらで利点を再強調する観点から、最重要な意識的調整を扱ってもよかろう。

　意識的調整は必須である、というのも私が指摘してきたように、直情では我らの進む文明社会の大半で失敗し、必要に迫られても我らの複雑な環境に向き合えないからだ。意識的調整を持たなければ、被験者や患者が自分に不具合のあることを知り、さらに何がそうした不具合なのか知ったとして、そのうえ何が厳密な改善であるか知り自分の目標を知ったとしても、それでもなおこの人には全く不可能で、真似事の手法であろうと主流の伝統的な手法による指示であろうと、能率的に望ましい結果へ行けないかも知れない。

　意識的調整を伴えば、正反対に、真の発達（開かれる）や教育（探り出す）や進化などが可能になり、知性に沿っていくと、古くさい伝統や虚偽の線に反して、理知的な道筋に手段が置かれ分析や理解に基づいた厳密な方向が示されるだろう。意識的調整をやれるようになった被験者なら、いったん過ちを認識すると、探求へ向かい難なく治療的な道筋へ応用する。

　自らの信条があり、確認のために研究や鍛錬などを20年ほど続けてきて、人類の最高遺産である意識的指導及び調整が存在し、掌握するには誰しもが悩みながら追求することになると知らされた。これは決して難解な教典や神秘的儀式などではなく、その一方で一つに統合された全体的に理知的な主張であるから、目の前で理論通りにやってみせられるし、常識的な訓練でやれると立証されている。

ここからの考察では、典型的事例をより大きな事柄に広げて、解明に向けた様々な角度から理論や実践を観よう。
　MH君は14才の少年だったが、彼を私のところに送りこんだのは有名な喉の専門医だった。専門家は少年の声帯に見られた二つの小結節を切除し、その後、彼は専門的な治療のため療養所で一ヶ月過ごしたけれども、満足のいく改善が見られなかったとのこと。母親がこの少年を連れて私を訪れ、私の処置に立ち会った。私に見つかったことは、少年のやり方で発話すると結果はかすれたささやき声になること、付随してけいれん性のよじれを身体部位のあちこちに起こしながら顔面もくしゃくしゃにしていたこと、これら全ての存在は誤った概念のせいでもたらされることなどだったけれども、前任の教師はそこに触れず放置したまま、かなりの努力で話すように仕向けていたようだ。少年が以前のレッスンでやるように言われていた指示は、がんばって発声を改善するために単純な音や単語を言うことであったが、分析も指摘も誤った意味付けに対して何らなされずに、少年が以前のやり方でこうした結果へ向かっているところはそのままになっていた。少年ががんばって運用していた方向は全てにわたり先生に指示されたものだったけれども、その基礎は自分に元からあった先入観や以前の実体験に置かれていた。少年の筋肉機構を働かせると全く同じ（間違った）やり方になり、全体の意識も同じ、明らかなものも暗黙のものも自己方向は全く同一、つまり以前のままだった。
　少年は口を開くのも不完全だったので、指導において、先生からもっと口を大きく開けなさいと言われていた。しかし、自分が口を有効に開けていないという認識が生徒になければ、もしくは、教師に何の分析もなく生徒が口をうまく開けない（単純なことに見えそうだけれども、*以前の仮説では単純にいかない患者がいたのであり*）と知らなかったら、あるいは、付帯するよじれや自動的な反作用があると知らなかったとしたら、どうなるか。「あなたの話し方はずっと不適切でした、さあここで適切に話しなさい」と告げるようなものであり、それをレッスンと呼ぶならば、実にビクトリア朝の初期時代に「お口を大きくお開けになって大声でお話しになりますけれども、お神経の動きをなさってはなりません」と言われたのと同じようなものだ。「『結果』へ向かってではなく、教師も生徒もワークするならそれにして

も、『その時最適な手段』へ向かわなければならない」、そのうえ、この発見である「その時最適な手段」は被験者によってそれぞれ異なるので、一般論での説明はやりにくいし、その結実は観察訓練のたまものであり、注意深く忍耐強く調査や実体験がなされたときのみ可能になる。訓練を熱心にやろうとも、本件の生徒が発話しようとする際に元からある古い先入観の線に沿って何もなされずそれがそのまま取り除かれずにあれば、何度レッスンしても収穫はなく、型にはまった古い習慣の練習を見当違いにやり、邪魔な動作になる。

　私独自の処置方法をこれから記すと、第一に観察する、そして分析し適正な働きになる仕組みを全体にもたらす（大自然の働きは部分だけではなく、全体で生じる）、そうなると、そうして指摘しながら、最初に指導的な指示もしくは命令を出して、もたらされる余裕のある動きが生徒に起こるようにする、すなわち、抑制し、筋肉緊張の働きを下あごからなくしていく。生徒は自分に気づかされて明確になり、ここに動作はなにも含まれず、自分からはどんなこともしないけれども、一方で、自分で覚えておく必要のあることは正確に抑制する命令を出し、働きを厳密な指示に従わせることだけだ、という状態にいなければならない。生徒がそのようにしてくれたら、すぐに結果が出て自由なあごになり、私の操作が可能になり、生徒のあごを生徒の代りに私の手技で動かす。そうして寄与されると、生徒は初めて正確な筋感覚的知覚を得られ、関連して動作する自分のあごで一度はっきりわかったら、全部を自分のために望ましい動作にして完璧に容易にやれるようになる。潜在意識的なよじれやねじれが指摘されたらその都度、ひとつずつ忍耐強く抑制するように、生徒がたまには直接的にやるけれども、より多くの場合で明確な使い方は私の方向の元にあり、そうした指導的指揮がなされてだんだん協調するように対処すると、全体に誤った体系にあった生徒の筋肉動作は変わる。ひとつずつ誤った動作や反作用が抑制されると、固めたクビ・投げ出されて後ろに行っているアタマ・緊張した下あご・しんどい「飲み込むような」呼吸・ねじれた四肢・しかめ面などが減る、これを言い換えて肯定的な側面にすると、正しい動作が徐々に構築され、例えば、自由に調整された口の開け方をやれるようになるし、さらに、「胸いっぱいの」呼吸・すっとした背筋・均衡の取れた状態・はっきりした口調で正確な発声になる。

（原註　既に第1章で解説したように、吸気の存在は、空気を飲み込んで肺に入れるものではない一方、必然的で瞬間的な空気の流れが生じたものであるし、部分的に空気圧の低下する由来は胸腔の自動的な拡張にある。）

　脳全部が、生徒も教師もいつでも稼働中である。使い方に「催眠」や自己暗示など存在しない一方で、信頼に値する手腕による粘り強い明確な方向が教師に用意されているべきだし、そうして除去に向かい、動揺や曖昧さなど結果的に無駄になる心身の努力を減らす。

　この分析は非常に単純な道筋にあるものの、表現するにはあまりにも複雑になりかねない。本件において簡単な経過説明をしたのは、実践的な側面だった。20回のレッスンをかけてやっと打ち壊せた悪い習慣があったし、加えて12回ほどかけた結果、完全で恒常的な治癒となった。

　いかにも単純そうな動作である口を開くというところに観点を置いてもいくつかの要素が羅列できそうだ、そうなると、第一にある傾向で誤った先入観に基づく考えがある、第二に妄想にいる生徒の観点から思考や行動がなされる、第三にひどく有害な感覚への依存があり、そこに全面的な基盤を置いていると実体験で不具合のある行動を起こしつづける。

　人それぞれではあるが、例えば、口を開くように言われてアタマを投げ出して後ろにやらない人、言い換えると、下あごから離すように上あごを持ち上げない人、そんな人はごく少数だ。たいていの人は観察も考察もない、ということは抑制し、潜在意識的な指令をなくした基盤にあれば、その機構において口を閉じたままでも弛緩状態がもたらされ、一連の筋肉緊張をやらないで、動きが許されにつれあごが落ちるようになると、わからない。実は一般的に落ちるあごをやっている例として、白痴タイプはよく口を開けっ放しにしている、別の場合でよく知られていることに、ボクシングで頭部に一発くらい、それが充分な強打で調整器具をはねのけるほどであれば、それが原因となってやられたボクサーのあごは放っておいても落ちるし、しばらくは落ちたままになる。

　私が生徒にお願いして、私にやらせるのを許して生徒の下あごが上あごから離れて行くように作業するときに、大抵の生徒は直情的な緊張を増加して下あごを固めてしまう。私が何度も指摘しているように、莫大な総量になる無駄なエネルギーを含んで、こうして常に不合理な緊張をしている人があ

る。

　しかし、事は深刻なまでの害になってくるし、なんとなればこうした動作で歌ったり話したりするなら、口を開くたびに一連の無意識的で不条理な労力を課すわけで、クビは過度に固められ、アタマは後ろへ投げ出され、喉頭をやりすぎて有害になるほど押しつぶし、そうなっているこの姿勢は全然喜ばしいものにならず、よい発声方法になりえない。私はもうずっと指摘してきたし実際にやってみせられる私独自の訓練方法もあるのだが、上記のような病的と考えられる緊張を源泉として、様々な形式に及ぶ喉や耳の問題が起きていて、あまりにもよくある問題であるけれども、たいへん頻繁にそれは無視されているか、そうでなければ、こうした案件が度を超すほどになってから高度に専門的な医療対象になるかしている。正しい方法で口を開けるように適切な概念によって上手に誘導し、私は被験者に指示を出せるけれどももっと重要なことは、被験者が自分で自分に指示を出せるようになることであり、自由な状況になれば発声器官がわずかに持ち上がり脱力する、つまり、固めて押しつぶしたやり方の代りにできる、そうなると引き続いて確実に、最小の努力で最大の可動域になるように、顔面の筋肉や唇や舌などの筋肉に必須なことが起きて適正になり、明確な発音や発声に至る。

　以上、非常に簡潔なまとめだが当該教授方法における道筋で意識的調整が筋肉機構に及ぶところを示した。さて同様に簡潔な考察で、この手法の結果を示そう。一般論にすると、私に見つかったものに第一に即座の結果があり、有機体全体に全般的な刺激や増加する能率が及ぶ。しかも何ら難しくなく、わからないところなどない。なぜならまるで、文明社会の生活ではほとんど要求されないから、どんなものであろうと日常的に訓練される筋肉などないか、もし要求とされたとしてもおそらくほとんど努力のいらないものになっているからで、その結果は、一般的に無精になってだらだらするから当然停滞し、日常的に観察される結果の行き着く先は自家中毒状態になると見える。旧式の運動習慣を打ち壊し、筋肉機構を最大稼働させれば、淀んでいた毒素は流動し分解される、そうなれば、生命力は増加し知覚能力は戻り、大いに改善された能率が続き、もちろん実にそのように動くだろう。それを越えるような一般論もあり、私に見つかったことは増強能力で、感染症的な被害に対する抵抗力にも見られ、おそらく最大効果としてこの能力の保証す

る継続性があり、そんな変化がもたらされる、そうなると、ある能力で阻止する形式になり、心身の習慣にどんな悪い前兆も生じなくなる。最後に私の見解であるが、とっておきに大切なことがあるというのも、実際にやって見せることのできる能力が人間に内在しているからであり、一旦こうした原理で意識的な指導や調整を修得したならば、自ら君主として自分自身の肉体を司ることも出来よう。

　少し離れて、特別な効果が得られるように何度も繰り返してこうした手法を用いるところ以外となると私にはこれ以上はっきり申し上げられないけれども、生徒諸君の名簿提出ならやれ、そこに私の手助けしてきた方々がいらっしゃるし、驚愕するほどの結果も多い。そうした名簿の中には、著名な医師に診断がなされていて、英国・豪州・米国などにおいて、麻痺・静脈瘤・結核・喘息・肺の癒着・出血・先天性あるいは他の奇形・小児麻痺の後遺症・耳鼻咽喉科的諸問題・枯草熱・花粉症・慢性便秘症・初期盲腸炎・結腸炎などだった人らが挙げられ、言い換えると、そうした被験者が私の個人的な指揮下に入られてから、私の見立てではどんな病気も再発せず治癒不能なものもなく、当該原理で表明されているようにいくつかの厳密な指示が施されれば事足りた。将来を見据えた発展や推敲へ向かう当該手法に対する私の予見があり、一つの民族として教育がなされる際にある線に沿う、つまり、私の命名する「意識的な指導と調整」がなされるなら、その民族の名を馳せるほどどんな環境にもうまく適応し、文明社会が未来においてのしかかってきたとしても大丈夫だろう。こころやからだがそのようになった民族なら適応可能になり、どんな仕事についても然るべき働きをするだろう。こうした原理に沿って教育を受けた人々は何も厳しい身体訓練など不要になるし、その理由は、停滞に巻き込まれたシステムには毒素が集積されうるけれどもそれがないからで、そうなれば、その人らは自らの身体器官を満ち足りた完全な指揮に置くだろう。これは実践的であるから、決して空想にあらず心理療法などで未だ試みられた事がなく、これが時につれて勢力を伸ばし、不正確で限定的な身体療法に取って代わるようになったなら、私には確信できるし切実に望むことでもあり、こうした原理から大いなる利益が得られ、それは制限されずどの民族や人種にも利用可能になる。素晴らしい改善が身体的な健康になって表れると、経験の乏しい人に「奇跡だ」と思われることもよく

あるようだが、それは結果であるし、大人になってぼんやりかすんでしまっていても潜在能力はあり、能率的に発達する子ども達は新しい人類になってもよかろう。

　必須事項を示すと、人類には文明社会にあっても掌握するべき価値ある自らの遺産があり、その成果は長い進化の過程を経て自ら治めることが可能になった使い方であり、自分自身の身体機構に内在している。手段や媒体を意識的に用いて応用する合理的な知恵を伴えば人類は能力を増し、不具合や身体的な障害を全て乗り越えるかもしれない。こうした凱旋を勝ち取るのに眠っていては無理だからトランス（催眠）・服従・思考停止・麻痺状態などはいらないけれども、一方でくっきりと眼を開き理知的でしっかりした意識にあり十分な理解をすれば人類はこの素晴らしい潜在能力を手に入れ、卓越した遺産である意識的なこころを得るだろう。

4
意識的な指導と調整の練習

　ある条件下の指導によって潜在意識的な心理状態におかれると、人類は充分に適応したくとも、急速に変化し続ける状況が否応なしに起きる文明社会で上手くやれない。適切な水準にある精神や身体で完成に向かうと、人類は隠されていた適応性を発揮してたやすく変容に向かい、一つのやり方で組になった特定の筋肉群の働きが別の筋肉群になり、そこに含まれる全く異なる筋肉動作をするだろう。現在の潜在意識的な指導下では、このような簡単な変容さえほとんどなされず、起きたとしても非常に希な機会でしかあるまい。

　そこで実際どうなのか我らが推論するために例を挙げ、ずっと事務職に就いていてそれしかやったことがない男性が突然、農夫になって上手にやりなさいと、然るべき期間内に新たな職業として与えられた、としよう。これは極端な例であるけれども、この議論を応用すれば同様に上手に、極端でない事例にも当てはまる。というのも、この人は潜在意識的な調整を受けているからであるし、彼の打ち壊すことになる問題は自分の知覚する感じの世界を経ている、つまり自分の感じる調子を経ているし、そこで奮闘して直接的に望ましい「結果」へ向かうところになる。この人には理知的な見積もりなど無く、「その時最適な手段（means whereby）」を作用させれば成功するかも知れないのに、そうやらないだろう。この人は意図が無く、耕作作業の準備段階で熟考し特定の要求が様々な部位にありそれを自分という有機体でやっていくようにしないし、自分から着目して基礎となる法則を見いださず、ある法則を必須とする満足のいく使い方で鋤（すき）を扱い道具を調整し妥当な側面におくこと、これをしない。この人の心理は固まったまま開始動作に移る、つまり行為し耕作する前から決まっている。この人の見ているのは結果だけであり、それを得ようとするばかりだ。

　というわけで、この人の握りしめる鋤の柄があり、馬に引かせる用意も

Part II　意識的な指導と調整

でき、勇んでうまく見つけようと、鋤を運んで多かれ少なかれ地面を削るが大方は少ししかやれず、その理由は、この人の見つける難儀があるからで、上手く土を配分して畝をまっすぐたてるようにやれない。上手く行ったとしても、この人はほぼ確実に翻弄されあちこちと鋤の動きに引きずられ、土の硬さや柔らかさに影響されながら作業を進行する他にない。この人には全く、意識的で理知的な指導をする原理などこころにもない。この人の努力は単純に潜在意識によるものであり、偶然にまかせた試みで結果を得ようという視点にいる。

　この人独自の平衡を保ちながら能率的な作業で鋤を動かそうとして、かなり高い確率で、筋肉群を過度に緊張させるだろうが、そこはそもそも緊張させるべきではない筋肉であるうえに、弛緩させている筋肉こそ大方の作業を担うべきところだ。緊張した筋肉が腕部にあってもほぼ確実に不要なきつさで、全般的な使い方として誤った筋肉群によって壊される傾向が出て、適切な平衡感覚は続かない。こうして見えてきた瞬間に、この人は新しい職業へ歩みを進めようとしている（疑いようもなく自分を祝福して、この職業で完全な健康状態になるのも順当だとしている）ところで、この人が即座に開始して培うことになるのは、新たな有害習慣でありそれを日常的に繰り返す。この人がひどい協調作用で不完全に指導された農夫となるのは、まったくもって、ひどい協調作用で不完全に指導された事務員だったからだ。そこで、理知的な意識的調整を原理に採用するなら、ある人がずっと座業にあったとしても、農夫という職業に就くにあたり物怖じせずに、有害な習慣を培うことなしにやっていけるだろう。加えてその人に得られる能率的な耕作方法は10分の1ほどの時間で済むと、潜在意識的な調整にある人が習得しようとして半分わかった状態になる時間と比較できるだろう。

　さて、どのようにこの人が取り組んでいくかという視点で、理知的で意識的な指導や調整を見ていこう。動作の基盤にこの指導的な原理を据え、理知的で意識的な調整方法をとるなら、この人は第一によく考えた「その時最適な手段（means whereby）」によって自分の目的獲得へ向かうし、目的そのものへ向かうよりむしろそうすることになる。この人は時間をかけて考え抜いた要素で勝利へ向かうだろう。明確に、誰でも問題を見つけるために他人の耕作するところを観察するなら、大方のところで適切な操作に必要な

は耕作土を上手に配分することとまっすぐ畝立てをすることだとわかる。この操作に要求されるのは第一に継続で、農夫は釣り合いを取りながらたいへん難しい環境でやらないといけない。そのように熟考すればはっきりし、この人は自分の肉体をしっかり安定するように支えなければならないし、腕や脚をまるで樹木の幹から生える枝のようにしながら継続して、ほぼ垂直にできるだけまっすぐな線に沿って畝を立てるべきであるとわかる。この人に確証できたら、「やった分返ってくる（give and take）」関節の動きが腕や脚に存在し、動きの主要素が絡んで様々な動作になるのは鋤の柄だとわかるだろう。この人が高度に訓練して指導的な知覚を得ればもはや自分に許可を出さず、過度の身体的緊張をやらなくなって、どの部位においても筋肉系で確実に必要な分量以上の緊張がなくなる、つまり、限定した特定筋肉群を最適に調整して自分の均衡を図り、自分の鋤扱いに特別な使い方を採用するだろう。例を出すと、力がかかって、鋤の柄の左側で上向きに動き右側で下向きに動き鋤の繰り出される位置が右に傾くところになると、農夫は左腕を曲げて手首・肘・肩もそのように動かし右側をまっすぐにするだろうし、自分の均衡を保ち全般の調整をするために、何も過度の緊張や干渉なしに、適切な配置の胴体でやるだろう。もちろん、左手を訓練して下向きの圧力を左の柄にかけ、右手を引っ張って右の柄を上向きにやって鋤を整え、最も効率のよい位置で畝立てするようになすべきだ。左足はわずかに膝を屈伸するべきで、右足は保ってまっすぐにしっかりさせるべきである。農夫がそこまで訓練したならば、自己最高の調整で正確な方向へ進み、最少の努力で済むから解放されて、有害な緊張がないだろう。この例で明確になったように、意識的に調整された段階まで心身の発達を遂げた男女なら可能になり、恐怖の心理や身体の痛みなどなしに自分自身をすばやく適応させ、どんなに奇妙で不慣れな状況になろうともやっていけるだろう。人間の行動は、目の前に不慣れで予期せぬ事態が起きようとも、特別な方向へ行きながら、自らの意識的で理知的なこころに基づいてやれるし、それがどんな試みになろうと、しみ出してくる潜在意識的なこころに振り回される前にやるしかない。人は意識的で合理的に自らの習慣を変化させる意志によってのみ、今日の事務員が明日の理知的な農夫となれるし、そのようにすれば、これからの人生で出会う突然の驚愕事態にも全く同じ意識的で理知的で正確な判断を続けていけるだろう。

Part II　意識的な指導と調整

　私が既に注意を喚起しているように、動物でも男女でも低次の進化段階に指揮系統が置かれていると、どんな現象であれ不慣れなものに直面する時に、いかに、恐怖で立ちすくんで動けないまま自らを裏切るか。こうした心理状況はうつろで、その構成要素に調整能力や合理性など見られるべくもないけれども、そこで、高度な重要性を伴う再教育が文明社会の男女にあり、ある状況において調整能力や合理性が主要素として存在し、人間に必要であると強調するくらいが現段階の関の山だ。全ての側面に見られる破壊・浪費・損失、それは人間生活や人類エネルギーの直接的な結末であるし、文明社会が基盤にしている潜在意識的行動のせいだ。
　我らの義務はここで描き直して新しい文明社会のなかで、確立基盤を合理性に置いて、感情にしばられ堕落した情動行為を減らす、つまり、意識的な指導や調整により直情を減らすことだ。未開人は、日食で太陽が陰る時を恐怖におののきながら過ごす、そうなると、未開人は礼を持って木っ端や石ころに接して恐怖に震えるあまりどんな冒涜行為も偶像神にしない。何であろうと何処であろうと未開人の制限された枠内にある実体験にあれば、彼らの取り組みは直情経由であり、いくらかは残しておいてもよいかもしれないがしかし、大抵は自分を裏切る。今日、大部分の人類が運用する通常の義務履行能力で生涯にわたって指導されているものは全く同じ不完全な力学に依拠している。人類の学習してきた意味付けに数々の事柄が挙げられるし、なかには未開人に理解不能なものもあるけれども、未知のものに直面すると人々は欺かれ、同じような調整不能に陥る。いきなり怒り出す人がいるところで、そんな人が言い出した光をそのまま返してやると、自分でも馬鹿げていて不適切であると映しだされる。日常的に経験することだ。もう少し穏やかなところで続けると、人々の思い出す「内容でもしかしたら発言したかも知れないこと」についてか、ある内容でもしかしたら行なったかもしれないものか、そこで、単純な指標となる事実があり、熱弁している瞬間に人の感情は揺れ動いて自分で盛り上がってしまいその人の理性や調整は失効状態にあると、挙げられるだろう。潜在意識的に調整されている人々が存在し、即座にパニック状態へ投げ出されてしまうのだが、緊急事態に直面し危険な要素が表れるとそうなる。
　こうした状況で自己催眠にかかる人も数多く、そこで見つかるものは絶

対に意思疎通の調子外れ状態であり、理性はなかろう。ひとつの事例を引き出しから持ち出すとして、ある行動様式で、火事の時に均衡を崩した人々がどうなるかとしよう。被害を免れたい所有物が自分にあったとしても、そこで、自分の脱出前に窓から物を放り投げないほうが大抵は望ましい、というのも、それでは確実に物は粉々に壊れて地面に散乱するからだ。ある男性は衣装部屋にあった置き時計を窓から放り投げ、一方、手にとって持ち出したのは階下の暖炉前にあった敷物だったが、作り話ではない。この人の動作に表れている種類の行動様式は予想されうるものであるし、未調整な人がこうした緊急時にやってしまうものだ。続いて、私自身の実体験で興味深いと判明した事柄をこの関連でお伝えしよう。

　私の到着が夜半となったその大きなホテルは有名な鉱山町にあり、海外居留地でのお話しだ。部屋はすでに満室と告げられたけれども、相部屋でも構わないから何とか寝床を用意できないかと、宿のご主人の子ども部屋で2人のお子さんと一緒でも構わないから一晩休ませて欲しいとお願いした。人によっては実際に鉱山町に行ったことがあるだろうし、「ゴールドラッシュ」真っ盛りのころ、私の悪運が強かったと感心するだろう。八つのくたびれた魂が玉突き台の上に一晩の安らぎを求めていたし、もう覚えちゃ居ないけれども何人転がっていたのか、同じ部屋のすきま風の吹く固い床に雑魚寝していた。私の大親友はそのホテルに住み込んでいた。この男はかなりの学識者であったし、誰でも彼を知るものであれば身持ちの良い学者として名が通るほど見事な知識を携えた教授だった。最後の一言を宿の主人からいただいたが、お休み前には「必ず扉にカギをかけてください」と。友人とつもる話もあって、床についたのはもう深夜だった。思い出して、ご主人に言われたとおりに扉の錠をかけ、明かりを消したらあっという間に、私は深い眠りについた。一時間ほどして起こされたが、パチパチいう木の燃える音が炎の轟音となったからだ。私はすぐに気がつき、ホテル火災だと、もうすぐそこまで炎の舌先が我らの部屋へ、木製壁の上部を伝って迫り、寝室の天井を飲み込みにかかってきているとわかった。

　第一の思いは、幼い相棒諸君が部屋ですやすや寝ているところに向いた。私は扉のかんぬきを外し、ひとりを左脇に抱えながらもう片方を探した。この頃までにこの部屋は煙で包まれていたけれども、私はひとりを抱えたまま、

Part II　意識的な指導と調整

救出するために濃い煙の中へ舞い戻った。もうひとりの子は飛び起きたに違いないが寝ぼけていたのだろう、私が見つけたときにはベッドの下に隠れていた。そうして2人を両腕に抱え、私は急いで階下に降りご主人の寝室へ駆け込んだ。主は飛び出してきて使用人をたたき起こし、てきぱきと消火活動に取りかかるよう指示した。私は、もちろん友人の部屋へ突入して彼を起こし、ろうそくに灯をともすと彼は床に飛びおりたのでそのままにして、さらに進んで全面的な火災警報をならした。その後私は炎と戦っている連中に合流し、しばらくのうちにうまく消火できた。読者諸君はこうした事柄がどのくらいで生じたか計算可能だろう、私が友人の部屋を訪れてから完全に消火されるまでにかかった時間である。全部終わった時に、私は回りを見渡し友人と言葉を交わそうとしたのだが、驚いたことに判明したのは、彼がその周りの人のなかに見当たらなかったことだ。彼の部屋に歩いて戻った私はもっとびっくりしたのだが、彼は完全に着替えていた。私が部屋に入ったとき、彼は静かにチョッキのボタンをはめていて、まるでいつもの朝、何も恐れのないときであるかのような風情だった。彼の自己催眠にかかった観点があり、自分はこの機会に生きたまま焼かれるのだからと、髭剃りまでしていた。

　枚挙に暇がない程の実例で、不慣れな環境に類似の行動が表れかねないけれども、だめ押しの最終例として、今から有名な物語にある問題を示そう。カーライル氏の失敗は「意思疎通を理知的に」保てないことで、それはヘンリー＝テイラー氏が病気にかかった時に起きた。カーライル氏は知らせを聞き、心配しすぎのままで友人を救おうとした。我らに結論可能としてもカーライル氏が圧倒的な潜在意識下にいたことだけであり、彼がロンドンからシーンへと飛び出しながらまだ中身の残っていた薬ビンを携えていった時、その薬は以前カーライル夫人の救いになったものではあったが、その薬効も友人の病因もカーライル氏は知らないでいた。

　ある社長は会社経営を英国と米国で手広くやっていて、そんな人が治療のために私のもとに送られてきたのは、社長の主治医による指示だった。我々の議題にしょっちゅうあがっていたのはある心理的傾向や人格についてであったし、若者の大半がそのままビジネス世界に参入しようとしているという論点もあった。ある日のこと、しばらく会話してからこの論点に我ら双方の興味があるとわかると、社長は私に打ち明けて、自分の会社にはいつで

も空席があり適切な若者なら雇いたいと、それで内密で私に誰か知らないかと、社長のおめがねに叶うような人がいれば送り込んでくれないかと云われた。それより数週間前に受けた頼まれごとに関心がもてるかどうか、私自身まだお会いしたことのない若者がいた。そのことを私の生徒である社長に告げると、「お願いできませんか、その若者が私に手紙をよこしてくれれば、面接日を設定しましょう」と社長は言った。そのように運んだので、以下、その若者の面接結果を示そう。

「私は社長に呼び出されたのですが、まったくもって侮蔑されました。事務所にはいると私は腰掛けるように言われ、しばらく社長は手紙を読んでいました。五分ほどすると彼は急に椅子から立ち上がり、私の方へ歩いてくると、音の立つほど机にゲンコツをたたきつけ、たいへん怒りながら、『貴様、いったいビジネスの何を知っているのだ』と叫びました。」「もちろん」若者は話を続け「私は怯えてしまって自分の考えをまとめることができませんでしたし、動揺でしどろもどろになってそれ以上社長の質問に答えられませんでした。社長が言うには、彼のところでは私にふさわしい職などない」と。

「兄さまよ、それでだね」と私の所見で「どうしてあなたは、社長が侮辱するのを許したのですか。どうしてあなたは強く抗議しなかったのですか、どうして社長にはっきり言って、自分にそんな話し方をすることは許せないと、伝えなかったのですか」と述べた。

「僕は取り乱してしまい、だって社長が急に攻撃してくるなんて思いも寄らなかったし、あんなふうにされるとは知らなかったのです」と。「まさにそれですよ」私は返答して「あなたが当惑したのは、思いも寄らなかったからですね。けれども私が思うに、こいつはあなたへのレッスンでしょう。社長はあなたを試していただけで、彼の採用したかった人は、できる人、予期せぬ事態や状況でもビジネスをやれる人でしょう。もし仮にあなたが即座に立ち上がり、彼のやり方にものを申していたならば、あなたは彼の会社で職を得られたかもしれないし、その理由は、あなたがうまく彼の試験に通ったから、となりませんか」と。

ある進化段階を定義して、それが純粋に動物のものだとしてもかまわないならば、本能（直情）の力で慣れ親しんだ環境にいるときのものだと記述しても全く妥当で、あたりまえの事実に従うなら、動物は特定の状況で危険

Part II　意識的な指導と調整

察知した場合に正しいやり方で脱出することもある。ところが一方で、明らかな限界が本能（直情）行動に見られるし、我らがここで指摘するにしてもひとつ崇高にも潜在意識的な調整状態にあるダチョウを観れば充分で、非常に小賢しく動作し、非常に賢い数々の方向を示すけれども、通常を越える危険に直面すると、クビを砂に突っ込んで、自分の追っ手に殺されることを許してしまう。本能（直情）の力は疑いようもなく制限されたものであり、動物王国のものであり未開人のものであり、彼らのあらゆる進化段階において潜在意識的調整が指導原理になっている。この事実が当てはまるところはおそらく、他の何よりも国家群や民族間で繁栄と没落が繰り返されているところであり、その理由は、どの共同体も未だかつて掘り起こして発展した試しはなく、国家として意識的に意見交換し理知的に進んだものなどないからだ。国家心理学など大きすぎる課題だからここに取り挙げないけれども、理論的には、原理となる意識的な指導や調整があり、私が概略を示してきたように各個人に応用できるのだから、この原理をより深層で採用する繁栄国家が生まれると考えられなくもないし、そうなればこの先二度と、苦しみながら没落することはないだろう。

　あらゆる危機に対面しても、その国家の行動が厳密に追いかけて調査した合理性に従い、そのうえ、国家指導の元となる判断の由来が試練を経た実体験に即したものであるならば、最高のものになるだろう。

5
意識的な指導と調整を再教育として理解する

　平均的な人は表面上で、完璧な神経調整や均衡で手慣れた実体験を行なったり、うまく様々な精神や身体の要求に応えながら普通に日常を繰り返したりするかもしれない、がしかし、急に直面する出来事があり思いも寄らなかったり未知だったりすると、思うようにやれなくなって不適切な理解のまま調整を失ううえに、その新しい経験に何も本当の恐怖が含まれていない場合でさえ、そうなってしまうかもしれない。こうした事実が存在し、人はパニックに襲われた状態になり、そうした結果は新しい実体験によって引き起こされる。人は精神的に不能状態になるし、こうした「事実として生じている例」が問題となる理由があり、それは、自分の理性的な能力を放り投げて全然使い物にならなくするからで、不慣れな状態に出会うと自分を貶めて、恐怖状態の動物か未開人の段階になりはてる。このように観ると、我らは未だ到達していないけれども次の進化段階は、そこで働く理知的な能力により対応してどんな緊急の場合も調整され穏当で適切な事柄をするような精神的契機になる。本当に巧妙な弁護士はこの機に乗じて人間の弱点を利用し、反対尋問で証人を崩すために新たな線で思いも寄らぬ攻撃をやるだろう。その弁護士がここに関連するようなうまい選択をやると、弁護士に確実に得られる結果があり、その証人に習得できていない対応をさせて不慣れなところへ追いやり、合理的な審判へ導くだろう。証人がうろたえれば弁護士はよもや失敗などしないし、証人の計画を狂わすだろう。
　それにしても指摘しておきたいのは、弁護士自身も同じ罠に捕らわれかねないことであり、それは、その証人の採用する手順が弁護士にとって未知の法廷術となる場合だろう。単なる問題として、どちらが先に一撃を喰らわすかだ。ひとつの例として、ある法廷に特別な興味のあった私自身が傍聴したものを挙げると、以下のようであった。ついでながらお断りをしておくと、その弁護士と証人には共通の知人が居て、彼らはお互いでお互いに失

礼な伝言を送りつけていたし、それも法廷開始前だった。当然ながらどちらも身構えていた。弁護士が口を開くと、「さてスミスさん（仮称）、私の提案では……」とやり、不運な間違いとしてそれを繰り返し二度目にやってしまったところで、その証人が静かに申し述べて「ご存じではありましょうが、お宅がここにいるのは*質問するためであり、提案するためではありませんね*」とやった。その弁護士はしばしまったくの当惑状態に陥った。ここで崩れた弁護士はいつもの調整ができなくなり、自分で感情の主導を許して判断を誤り、本件の残り部分でも均衡を取り戻せず、気にしすぎるあまりに、その証人から発言を得るにあたり弁護士の失った論点が多くなって、たいへん重要な案件だったのに判決を勝ち取ったのは相手側になった。

　例の盗難事件、アスコット競技場の台座に飾られていたところからハントクラブ優勝杯が持ち去られたというものだが、これなど痛烈な実例であり、実践的に応用された知識は弱点を持つ男女の方向を示唆している。警官やこの杯を作成した職人は職務としてしっかり警備していたし、しかも、いつでも群衆が回りにいた。普通の人なら誰もまるで完全に不可能で、こんな大きな制作物を持ち去るとしても見つからずにやれるわけない、と見なすだろう。こうした事実があるにもかかわらず、優勝杯は台座から持ち去られた、つまり、アスコット競技場から消えた。こうして成功裏に持ち出す計画を遂行した人間は高度に発達した心理学者に違いなく、その人は知りすぎるほど同一種族の人間種にある弱点を知っていた。仮定ではあるが、犯人の知恵で、何か思いも寄らぬことを急に起こして人目を引いたに違いなく、相当時間にわたって優勝杯を警護していた職人の目をくらまし、その間に泥棒が少し離れたところまでお宝を持ち出し、持ち去られたとばれる前にやり遂げたのだろう。我らの知るところでは、男性集団の起こした競技妨害にヤジが飛び交い、それから殴り合いが始まったそうだが、疑いもなく手はずの徴候だ。泥棒連中の拠り所は心理学的な事実にあり、それは、警官に自らの理性を使う見込みなどない、となると警官は自己調整を保てないところにあり、継続して見張るように言われていた優勝杯だったのに、予期せぬ出来事によって混乱している間に、まんまと泥棒は成功した。

　明らかに、ひどい浪費が続けばこうした素晴らしい理知的能力でやれなくなるし、そうなると自動的に信頼の所在が潜在意識に置かれるのは間違

いなく、潜在意識が許されると我らの常識は一時停止になって均衡は乱され、このように、狭められた側面となれば有効性は失われる。従って、我らが真に発展する未来へ向かいたいならば、潜在意識的な指導を差し控えて、理知的で意識的な指導に取り替えなければならないし、そうすれば安全に護られて、我らは異常な環境や決定的瞬間においても上手くやれる。真の発展を健全な基盤に置いて、大いなる増加が予想される「決定的瞬間」や「異常な状況下」でも我らはやっていかなければならないし、発達する線上で自分らの可能性へ向けて、予期せぬ出来事に直面しても穏当に常軌をたどる適切な行動、つまり、意識的調整で示される方へ進まなければならない。ここで失敗し理知的な行動をしないことが一般的になっているのは教育のある人も教育されていない人も同じであり、たいへん深刻な欠陥の表われている我らの現行教育体系があり、現段階で真の解決に程遠いと見なされるならば、そうした問題は未来の男女にも同じように未解決になる。

　ここで実例としてたいへん広く知られる人間の弱点を挙げると、すなわち、我らの精神的な態度としてみられる単純な心配事は、真実かそれとも想像上のものかどちらだろうか。興味深い心理学的な事実があり、高い教育を受けた人の数多くがわざとそうしたわけでもないのに培ってしまったものに、いわゆる「心配性」があるといえよう。こうした心配性は直接的な結末であり、理知的な能力が使われていない表れであり、重大な証拠が提示されてきた長期にわたる私の職業経験でこうした事実に数多く触れてきて、人々が苦しみこのやり方で心配する形になっていると、その原因が除去された時もその原因が現実的に存在する時も全く同じ度合いで生じていた。私に聞こえてくるのは、読者諸氏が「だけどその人は確信できなくて、原因が取り除かれたと思っていないのでは」とおっしゃるところだ。実体験として私に示されたのは、人々がまったく確信していたことであるし、次の拙著には間に合わせるようにやりたいところだが手短に解説すると、こうした精神的状況はまるでたいへん奇妙で理不尽にみえるだろう。

　これは非常に困難な精神的不調であるし教師が取り除くように駆り出されても手こずる、というのもそのように表れるほど苦しんでいるなら、その人の支配は潜在意識に委ねられ、妄想で築かれた不適切な解釈にいて、一般常識や事実的関わりが全然ないからだ。別の事例として理知的判断が無視され

Part II　意識的な指導と調整

ているところを実際にお見せするために、私のところにひっきりなしにやってくる生徒諸君の精神的な態度を挙げるなら、そうした人の初回レッスンになる。努力してなにか特定の動作をやってもらうと、どれほど単純なものだろうとも、多数の生徒諸君が表わす懸念の度合いに応じて全く的はずれで問題外になる。これでは発展がほぼ不可能になるうえに、それが原因となってかなりの苦境に陥る。私の意図ではややこしい事例に関わるつもりはなく、そこに私が気づくことになった日常的な実体験は知的で学のある人がやっていたものだがしかし、単なる提示として、とても単純な事例においても困難があり、深刻な遅延状態の中で発展していかないこれ見よがしな人々がいることやどんな訓練であろうともそれが進行中であるところをお見せしよう。

　当然ながら教師はわざわざ指摘し、開始する時点であれやこれや間違っているところをはっきりさせないといけない。あまりに頻繁すぎるほど、生徒の即座に見せる明確な徴候で、不必要な懸念がわかる。こうした状況にあると大きな停滞が表れるので、どのように教授するワークになろうと、私が何年も自分自身のワークにおいて捧げてきた特別な気づきを持ってその懸念に向かい、すぐに開始する試みでそうした懸念の予防に努力し、生徒の立脚点を「意思疎通を自分で理知的にやる」ところにしてもらうことになる。数え切れないうえに広範囲となるあの手この手の手段を用いてこうした結果へ向かい、その初期段階でさえ、こうした再教育手法を記述するなら一冊の書物を優に越えてしまうだろうがしかし、ここでは能率的にかいつまんで触れるくらいにしておく。手始めにする指摘は、我らの予想でこうした様々な事柄は過ちに結びつくこと、そして、もしそうだとしても心配や懸念する事例にはあたらず、よく見れば人々は確実に修正できることになる。わたしの関心を引く明確な事実があり、生徒が教師のところに来る理由は何らかの間違いがあるからだ。そこが第一の考えであるし、もしそうでなければ教師の手伝いなど不要だ。そうなるとなぜ気に病んでしまうのか、そうした不調や失敗が発見され、知らされたというのに。それは気に病むよりむしろ、確実に何かしら喜びを呼び起こすものだ。言い換えると、我らは不完全で不調だからこそ手助けを求めるのであり、なぜなら我らの意識にその不具合な存在がのぼったからであるし、なぜなら我らの望む的確な知識としてそうした存在がどんなものかわかったなら機会も訪れ、不具合を除去できるかもしれない

からだ。常識的に聞こえることを挙げると、我らの見つけた教師はこうした不調や不調の起きる原因を看破して診断できる人のはずだから、見立てが終わったらその生徒はずっと気が楽になるし、生徒にずっと本物の満足がもたらされるのはその教師が確実に生徒を導いて不調の除去へ向かった時であり、そこでは、変容した精神的態度が即座に引き起こされる。しかし、多くの生徒は意思疎通から外れていて自分を理知的にしていないので、必要な日数をかけて再教育を確立しながら満足のいく働きを基盤に据えていくことになる。

　さて、もたらそうとする適切な行為がどんな動作になろうとも、当該原理を私の体系で教授していく上で必ずしも、初めからやらせることはないし、生徒に特別な身体的努力はいらない。こうした特別な事実で即座に取り除かれたら、原因が何もなくなり心配や懸念もなくなるけれども、多くの事例でそうはいかない。そうした事例で教師が解説しなければならないのは理性であるし、生徒に行為がやれず動作が正確にならないのは、生徒の信念に自分が何か身体的にやらないといけないという思い込みがあり、実のところその正反対が必要な時だ。生徒は誤ったことをやっている。明確に、生徒が開始するべきことはやめること、つまり、誤ったことをやめ、盲目的な努力をやめ、正しくやろうとするのをやめることだ。その道筋を載せる、そうすると、懸念となる生徒のやろうとするものは、自分の思っている自分の教師の要求で自分にやって欲しいことである。旧式で間違った潜在意識による指令が続いている生徒諸君の通常回路に置いては、自分でその事実を認知する前から行為に及ぶ動作が旧式で間違ったやり方にある。従って生徒の習得しなければならないことは抑制であり、そうした不正確な潜在意識的指令をやめ、結末が過度の身体的緊張や不完全な使い方の筋肉群になるのをやめる。しかし抑制を採用する代りに、生徒は、困難の増加するほうへ新たな自分の努力をして旧式の基盤で正しくやろうと、間違いと告げられているものをやるし、そのうえ、生徒は実際に働いて増加させた力学を自分自身の見積もりにして必要量としながら行為に及んで動作する。そこで、なぜそうなのか。なぜなら、まず人類全般はとうに失ってしまい、抑制する習慣を持っていないからであるし、人類の指導はここまでのところ感覚的な感じに依拠していて、ここでの関連で、感じは最も信頼に値しない道案内になるからだ。

　解説により、そうした生徒に抑制が初めの一歩でありそれが自分の再教

育になることや、自分の懸念する恐れのせいで自分が間違ってしまうことや、強く望んで正しくやろうとするところに失敗の秘密があることなどを示すとそのうちに、生徒は例外なく努力を自分の予防に置くようになり、何をするにも及ぼす力学はたいてい正反対の方向になることも知る。そうするとそこで、生徒の造り出してしまう第二の有害な力学が出てきて、第一のものと絡まりながら、単に増加した不適当な身体的緊張が現れ、既にやりすぎになっていた懸念状態がより強化される。基礎的な原理で再教育にあたるなら、こうした課題を予防して、このようにやりすぎている不要な懸念をしないことだ。生徒のやってはいけないことは、治療しようとしているどんな不具合にも「何かする」ように身体的に一致させ自分の感覚的な評価に従わせることであり、それをやると結末に自分の誤った先入観や不正確な心身体験が現れる。生徒の理知的な能力が支配され、自分の知覚する感じに依存し、そんな自分の心身的自己に問題があるからその結果、生徒はできなくなる、つまり、たとえ運用を試みても、どんな身体的な動作もひとつ自分の感じで正しくやる他なくなり、事実として、自分の理知的な能力や実践的な証明により生徒に知らされているにもかかわらず、自分の知覚する感じで誤った方向へ誘導され、間違いだらけの先入観が結末に出る。従って我らがやらなければならないことは生徒に理解してもらうことである、というのもあまりに多くの場合で、再教育の最中に適正なやり方で行為するならば、その動作の感じがあり得ないようなやり方になるからだ。ただ一方向へ進むしか、この困難から逃れる道はない。生徒の認識しなければならないことは、自分の旧式の感覚的評価（感じ）で指導すると危険なほど間違うことであり、そして、生徒に教えられなければならないことは自分の失ってしまった抑制能力を取り戻すことや意識的指導を発達させることである。そこで教師は手技を伴って生徒の身体を動かさなければならず、生徒がやる代りに特定の動作を要求に従って寄与し、生徒が適切な筋感覚を実体験しながらそうした行為に及ぶ動作をするように持っていく。

　経験の乏しい方々にはこれがまるで単純な事柄にみえるだろうがしかし、仮に、読者で試験してみようという方があるならばもはや私の出番はなくなり、その方に確信してもらえるのは全く正反対で、大多数の事例は単純でないとおわかりになるだろう。これが驚くにあたらないと認識される時は、教

師の両手を生徒に置いて動かそうとするやいなや、生徒がすかさず繋げる自分の過ちで誤解した知覚する感じに浸ってしまうときであるし、こうした支配的な知覚で潜在意識的な調整をされている人がこんな環境でやるものだ。私の実体験からはっきりわかり、生徒が最初に動作するときには全く同一のやり方で、たとえ私が試みて行為する動作をその人の代りにやってあげようとしても、まるで私のお願いが、その人独自のやり方で私の手伝いなしにしてやって欲しいと言っているかのようになされる。生徒が単なる不安状態にあるとしても、一つの結果が一つの要望に対して出されているなら他の要望に対しても同じであり、生徒がこんな不安状態にあるなら精神的にも肉体的にも不可能であり、関わる立脚点を再教育に置けない。生徒がまじないでもかけられたかのように自分のこころであらゆる種類の恐怖を呼び起こしていれば、やることなすこと不適切になるだろう。皆さんがことわりをいれるとすれば、生徒がある事柄をやる時に教師が両手を置いたままでやったら、生徒はきっと努力するし身体的に予防して今度こそ自分でやるだろう、と。これはもちろん最悪の間違いとなるし、生徒のやりかねないものだ。そこに立ち会えば大抵ずっときつい緊張や懸念となる生徒の行為で動作に移り、皆さんの指摘で不適切とした時よりひどいだろう。再教育のワークは本当にここが開始点で、何週間もかけて、いや時には何ヶ月もかけて運用していくと、生徒が自分で協調する段階になり、それは、生徒が本当に再び意思疎通をはかり自分の理知と繋がった時になる。こうした事実が我らの目前に提示されたなら私の感じでは、読者も納得して私と一緒に必要な原理を採用し、その原理で造られる新しい適正な習慣を用いて、不要な懸念や人類の魂にある恐怖を一掃するようになるだろう、と。こうした結果へ向けて我らは鎖を裁ち切らなければならない、というのも、人々は長い間縛られながら指示されてきて、その精神は人類進化の初期段階に所属していたからだ。そこに採用する意識的な指導と調整（人類の最高遺産）を続けるしかなく、その成果により男女とも種として自分の祖先を上回るために、わかる範囲のあらゆる側面が新たな側面に突入することになると、まだ絵空事にも思われていないところに、大多数の文明社会に生きる人々と我らの時代がある。世界はこれからの100年間でより大きく発展する進化に向かい、本当の文明社会になり、過去の300年で遂げた進化を越えるだろう。

Part Ⅱ　意識的な指導と調整

6
個人の過ちと妄想

　数多くの参考資料が既に存在していて、個人の妄想・過ち・思い違いに多かれ少なかれ有害な性質があり、そこから影響を受けて、我らは精神や肉体の努力を様々に繰り返しながら日常生活しているとわかる。さて、私が特別な関心を寄せているところは、おそらく人によって厳しい個人的な重荷と言われていて、これまでに参照してきた人々より度合いがひどいのに、ものによっては完全に未認識な状態であり、事実は前兆であって、尋常でないほど有害なしつこい悪習慣があるにもかかわらず放置されているところだ。個人の思い違い・過ち・妄想と私に思えるものを、事例研究として載せよう。そうしたものは率直な結果であり、称賛に値する試みで達成された何かをよくよく考えてみると、それを必要とする幸福な暮らしがあり、何かまるで人生を上手くやる必須要素に見え、何かしら生活上で価値のある行いのような、そんな気がしていたものだ。そうしたものから私が選んだら、以下のようになった。

1．ある計画で変化をもたらそうと熟考したうえで、身体有機体を必要な形にしたりそこで使い方を部分的に入れ替えようとしたりすること、ということは、隠すか変えるつもりで推測か本物となる心身上の異常・弱点・不具合に接することだ、そうなると、
2．誤った理由付けに執着していることになり、疑いようのない証拠で暴かれる過ちがこの理由付けに見られるから、そこで、あるやり方で手順を採用するところに観点を置き、こちらの計画で予防するか、もしくは、発作を「治療」して病気や苦痛や同意できない経験をなくす、そうなると、
3．決定にあたり、特定の状況が表れているところで厳密な結論となるよう、有害さの度合いやある強度で全般的な結末の表れている有機体を

Man's Supreme Inheritance

取り上げる、となると、その影響が日常生活に及んでいるところを見る、そうなると、

4．この計画でやる対処法は被験者がよく考えると集中を欠いたものだ、そうなると、

5．この計画で利益を得るなら弛緩することになり、結果として認識された過度の緊張を筋肉系から無くすのであって、運動する動作のみならず、この計画では休息するとき、例えば、椅子に座ったりベッドや長いすに横になったりするときなども続ける、そうなると、

6．調査により、被験者の症候群が常に深刻であると考えざるをえないなら、即座に除去し将来的にも予防するように求められるだろう。以前の概念をこの関連で見ると、いろんな影響を受け、歪んで不適切になった潜在意識的な実体験からなる概念であり、それだから、結末にも偏狭で変質した視点が取られたと、そんな状況を呈していた。この「片脳路線」手法が作動中なら、このやり方 (*modus operandi*) を採用した被験者は、それ故に、誤った前提から推論していた。症候群が原因と見なされ、さらに主要な目標を置いて被験者が実践する手順を取るところで、取得するつもりの「結果」ばかり欲してそこで当然なされるべきことをやらずにいる、けれども、必要に応じて適正に熟考して分析された「その時最適な手段」があれば安全にその「結果」に行けるというのに。

精読し、以下の事例研究に注意を払うなら、小さな認識だけれども全く重要な事実があり、人類の計画で自己救済を潜在意識的な基礎に置くと、上記の側面で生じる原因から、自分の暮らしは自分で作り出した危険地帯になる、とおわかりだろう。さらにこうした危険地帯の領域は徐々にではあるけれども確実に拡大するし、人々の心身行動にどんな新しい実体験が生じてくるかしれないが、そこで試みがなされるなら、いわゆる予防や治療の側面と呼べるものになる。

ここから、たいへん広範囲にわたる悪習慣が有機体全体に及んでいるところを示そう。

1．培われた有害な習慣は結末であり、その裏にある誤った方向付けを

されたエネルギーや精神的妄想が原因であり、不具合や不調が目・耳・鼻・喉などに表れる、そうなると

2．これが進行し危険な習慣になると耳をかさなくなり、どんな指示・意見・助言・議論なども、実践的な手順に至ると、それを逆さまにとることが心身の潜在意識的な習慣になり、関連して、不具合や異常など他にも奇妙な状況を引き起こす、そうなると、

3．その進行に伴い、やりすぎた補償作用がいくつかの方向に出る、例えば、「死ぬことばかり考えている」と我らの言うようなものだ、そうなると、

4．有害な主導要因「固定観念」にありながら関与しているので、被験者が悩んで「結果（end）」を得ようとしても的確にやれない、そこに、健全に熟考したうえで正確にやる「その時最適な手段（means whereby）」がなければ、大方の結末で、自分で培った不具合がこの道筋に表れる。

〈事例1〉
ある試みで細い首を隠そうとした例

被験者の妻君がおっしゃるには、細い首のせいで彼が何歳も老けて見え、本当の年齢にはとても思えないと。それで彼の心がいっぱいになり、いつの間にか心配が増え、妻の言うことを聞いた。気になって自分でやらないと行けないし実際的な治療がいると思った彼だがしかし、その計画に取り入れたのは自分で考えた「結果」のみで、彼の見解で隠してしまえばいいのだと自分で信じ、見苦しく満足できない部位を自分の解剖図から無くそうとした。彼に思いついた考えで、着るものをできるだけ襟の高いものにしてみたけれども、あまり納得する結果にならなかったので、お次に、非常に有害な段階に上って以下の秘匿計画を実行した。こうしてわざわざ培った習慣とは、クビを短くして、あごの下の位置を鎖骨のてっぺんになるまで落とし、アタマを引き下げて後ろにやり、後頭部の下部が襟に触れるまで圧力をかけることだった。彼の視点からは満足のいく治療法が見つかったし、悪口を浴びていたクビは最終的に視界から隠された。

立ったり座ったり歩いたりする姿勢をこうした使い方、というより、こうした誤った使い方でやったので、クビのあたりで筋肉はすぐ発達し、非常に強固に確立された習慣になり、その習慣が関連する全般的な傾向でクビや脊椎を短くしたから、有機体全体で筋肉系の協調作用は徐々に有害な干渉を伴うようになった。

いくつか私の印象に残ったことがあり、最初の面会に置いて以下の通りだった。

1．体全体でおおげさな横揺れ動作をやりながら歩いていた。
2．あごの下部そして後頭部というかクビの上部というか、襟のあたりにも圧力が見られた。
3．著しく腰椎の曲がった脊椎になり、異常に短い身長になり、はみ出た内臓壁になっていた。有害な停滞が内臓の筋肉系にあったから、全般に淀んだ臓器となっていた。
4．足の土踏まずが落ち込み、片方の足ではかなりの痛みになり、立ったり歩いたりするとひどかった。
5．皮膚の色や目の具合で表わしていたように、深刻な内的不調があった。
6．胸上部を異常に高く持ち上げ（鳩胸のやりすぎ）ていた。害になるほど喉頭を固めていた。
7．懸念となる精神状況が自分自身の個人的な活動に表れるとともに、そうした関わりが実際の出来事となって暮らしに表れた。

この人の医療的な助言者が全員一致で認めたように、ひどい苦しみになる神経や消化系統の疾患があり、そこで上手くやれず、何の改善もないまま何年にもわたって治療を続けていた。彼自身の言葉によると「年々、悪かったのがさらに悪くなっていった」ようで、神経質になりすぎることもよく起きて、普通の交通状態で道路を渡ろうとしてもやれず、恐怖がこの関連で増加して、しばしばめまいに襲われ、ほとんど平衡感覚を失いかけるところまで来た。この人の訴えでは、食事後に苦痛になる膨張が起きていたし不眠症に苦しんでいた。

Part Ⅱ　意識的な指導と調整

〈事例２〉
　ある試みにより背の高さを隠そうとしながら面接する俳優、俳優手配師が背の低い人だったからという理由。

　よく知られているように職業集団に広まっている考えがあり、俳優手配師は心のどこかで自分の背が高くあるべきだと、つまり、自分の指導する俳優よりのっぽでないといけない、というものだ。ある俳優がこうした事例の参考として見つかった、というのも、この人は何度かほされたことがあり、お得な契約があっても、自分がのっぽだから俳優手配師は背が低いわけで、そんな個人面談だったからだとしていた。ついでに私から申し上げておくと、この俳優は素晴らしい肉体を持っていたし、その時点では適正な健康を楽しんでいた。明らかなのは、俳優が努力して予防し、よい契約を失わないようにしながら職に就かなければならないとし、そこで、自分の上背が唯一のつまずき岩となって自分の望みや必要が叶わないと、自分の問題をよく考えたとはいえ、この観点のみになったことだ。一度たりとも彼がこんなことをやらないでいれば、どんな精神的あるいは肉体的な害も結果に出ていなかっただろうに。この「ひとつの考え」の観点から彼の見出した独自の処方箋ができて、そうこうするうちに自分を訓練して使うと決意し、自分の機構をあるやり方にして、自分で上背を短くしながら個人面談し、職業契約を得るようになった。上手く行ったかに見えたこの方向があったがしかし、不運にも潜在意識的な指導や調整では、そのアタマに「その時最適な手段」など採用されない。この人の考えは短絡的な努力で得て、「結果」を好みに合わせたかっただけだから、彼は一度たりとも、本気で意識的になって実際の手段に向け最終的に採用するところにいなかった。この人が短絡的に取り入れた考えで立位を取るやり方をすれば、自分の背丈を低く見せられ、面談している人と同じもしくは、より低い背丈になれた。本物の機構から外れた事が起きているとこの人はちっとも知らず、考えたことすらなかったけれども、本物の機構で必要とされるように改善した自分の知識があれば、あらゆる重要性のある道筋にいられたというのに。この男が私に助けを求めて来たのは四〜五年ほどしてからで、その間ずっと、上記のやり方を採用した立位を取りながら、いろいろな面談をしていたわけだ。そのとき、彼の苦しみはかな

りの期間にわたっていて、声は出ないし全体にくたびれて、神経や消化器系の不調もあった。ある時の体験で心身とも危機的になって、自分の医療助言者に「神経衰弱」と言われた。私の印象を、初見とその後と合わせて以下のように示そう。

1．やりすぎて有害になるほど腰椎を曲げた脊椎、その関連で内臓器にかかる圧力があった、同時に、
2．有害で不要な引き下げをやっている喉頭とその周辺部があった、同時に、
3．大げさに「あえぐ」やり方で呼吸しながら、声を出したり演劇的な努力をしたりしていた、同時に、
4．不適切に固めた喉頭になり最少の内臓能力になっていた、同時に、
5．精神調整が効かず、どんな試みとしても、心身の再教育や協調作用などなかった、そうなると、
6．悲観的な精神状態が外見に表れ、再発を繰り返すと鬱（うつ）に匹敵した、そうなると、
7．立位や歩き方の姿勢において、腰が前方に行きすぎていたし、膝関節の圧力が後ろ向きにかかりすぎていたし、角度のついた胴体、つまり腰から上が有害になるほど後ろに反っていたから、全般的な傾向は、我らの言い方で背中を狭くするものだった。

〈事例3〉
固定観念にある特別なやり方を手引きとして採用したご婦人で、ある経験から1週間病気で伏せっていた後そうなったという事例。

このご婦人の発達させてきた特定の症状が、初めにあった。彼女はそれで決意して、実践的で常識的な手法を用いて症状に対応しようとしたし、その手法は疑いもなく適正であり長期的展望の持てるものだった。それである日、この方が初めて努力してこの方向へ進むと、自分で感じる調子の登録がなされ、余計に悪くなった気がしたのだが、実際にこの人はかなり重い病状にあった、それが事実だったし、その直前の症状も予想以上に悪く、そんな

ふうに自分で望んだように取り除いて最終的に予防するところまでは、すぐにできるはずがなかった。この方はそれで、自分の試みた治療法が実は原因となって問題を増やしちっとも助けにならず元々の症状も無くならない、と決めつけた。その治療法を紹介すると、ある動作を通して精神や肉体に働きかけるものだった。この方はそれ故に、とある結論に達して、自分の病気でこうした新しい側面が実際にもたらされたのは、その試みで戦おうとして、自分の症状を無くすために単純だけれども行動的な療法を用いたからだとした。この結論がつまり、彼女にとっての*固定観念（idée fixe*）になった。

　この事態を話し合っているうちに、前述の事実が私に伝えられた。この方のおっしゃったことがあり、自分で充分に熟考してからまとめたのだから、結論は実体験に基づき、本当の治療法は床に伏せっていることに決まっていて、そうやって許しこうした不具合がひとりでに道を進めるようにさせるのだと。このように不運な実体験が原因になって、彼女はずっとこの考えを固持したので、自分が感じたらすぐに、つまり、どんな症状の前触れだろうと第一の発作になりそうな気がしたらすぐに、とにかく自分は床につくべきであり、これを「予防」として自分に言い聞かせ、「ちょっとでも可能性があれば、深刻な発作」が起きないようにした。この方は全く確信していて、自分はどんな努力もしてはならず、精神的にも肉体的にも、あるやり方で取り除くか抵抗することになる不具合に対して、自分に初めておきた発作の時やったように、そっとしておくことにした。この方の決意は、安易なやり方の無活動と無抵抗にあった。いったん、こうした判断を言い訳にして精神や肉体の「お化粧」を本当に切望したなら、そんな人は沈み込み、結論は本当に影響され、こうした潜在意識的な傾向に左右されるしかない。驚くにはあたらず、こんなやり方を続けながら誤った道を半年ほど進めば、発作はずっと頻繁にかつ深刻になり、医師の手助けがあったにも関わらず、こうした期間に彼女は床に伏せっていたのだから、自分でよく考えたすえにそれが必要であるとし、回復するつもりだったとしても、床についている時間は増えるばかりだった。それにしても最悪の徴候が彼女の事例に表れ、増加する無力感で本当の努力をしなくなり、健康な方向に行かなくなった。彼女が実際に発達させた傾向に沿うと、許して物事の進むままに行かせながら、ということは、自分で培った深刻な習慣による指導と調整のなすがままに、いわゆる

彼女の「感じ」で進むほうが多く、理性で進むことは少なかった。ご家族の出した最終結論でこの人の心身状況は深刻であるとされ、そこで私が依頼を受け、ひとつ意見表明すれば別の見解になるわけだ。
　当初は危ぶまれ、不適切で有害な精神状況が表出していたけれども、レッスンを重ねる毎に上手く行くようになり、安心してこの生徒が事実を認めるようになった。振り返ると、こうした精神概念が証拠として提出されたのは興味深く、おそらく読者にもたいへん貴重であるかもしれず、ここで紹介するように、症状が存在する限り彼女に機会が訪れて何処までも除去へ向かった、ということは、こうした症状が皆無になるまで続いた。全体の手順に構成要素があり、悪用されていた肉体や精神や霊的な力学と不可分であったけれども、そこで、全て必要に応じられるような状況へ向き、人間有機体はいわゆる適正な健康状態に戻った。この婦人が苦しんでいたところに不適切な機能をする生体臓器が関連していたので、携わる仕事には上手な消化や適切な排泄もあった。こうして証明された最終結論があり、そこで生じたことはある手法で心身の処置をすると癒され、適正な機能が回復することだ、けれどもその前に、取り除かれるべき精神的な概念があったし、そこは上記で述べた。
　その関係性は以下の通り。

　特定の症状が認識され、その症状は結果であり淀んだ臓器のせいで起きていたとなれば、そこで必要なのは、活動が増進し機能が戻ることだ。実はこうした症状がもしかして手放されていた可能性は多少なりともある、だとしても、堅実な歩行訓練を2kmかそこら毎日続けていたならばの話だが。それ故に、床について数日過ごす効果は単なる一時しのぎの基準だった。ところが成り行きとして、こんな彼女の第一印象を経て堕落した知覚で感じているところに本人が採用し、運動を基準とする治療方法をやったので、その次に、彼女は確固たる決意をして、反対に、こんなものを採用するつもりは金輪際ないとなった、つまり、実に彼女は完全に拒否し、二度と試みず、運動療法をやらなくなった。ある発作と次の発作の間は休止期間となるわけで、そこに一つの考えを固く保持して念頭に置き、ほんのわずかな症状でも認識されそうになれば、彼女は床につきじっとしていなくてはならないとし

た。彼女はさらに考え込んだすえ、どんなものでも他のやり方を手引きにするのは害であるとした。こうした考えは強迫観念になった。そうなるとますます、意思疎通が理知的でない方へ行き、そして事実として彼女に認められ、発作の頻度が増したうえに症状がひどくなったのに、彼女はそれを原因として断念に至らず、独自の床につく治療法をやり続けたのは他に好ましいことがあったからだ。事実が存在し、この人の堕落した情動や感じの調子が統制していたこと、その代りに取り残され二の次となる要因になったので理性がなかったことだ。

その気になればいくらでも類似の事例を挙げられるけれども、注意をとりわけ引く事実は、ひとつの考え原理で対応するところに暮らしの困難があり、それが本物の原因となって一連の深刻な結果を生むことだ。もし仮に、事例1の場合で、被験者が心に「そのとき最適な手段」を置いて対応していたならば、自分のクビを注意深く観察しただろうし、結果として、自分の試みによって一連の異常が自分全体の有機体に出たと彼が確実な結論に至ったなら、この細い首が生まれつきである自分の事例ではそのままで構わないし、そのほうが自分の潜在意識で積極的な害悪を培ってしまうよりずっとましだとわかっただろうに。彼も細君も調査していないから、どれほどの不具合が出てくるか知らなかった、というのも、不具合の発達はクビを隠そうとする道筋で生じたのだから。逆にふたりとも気づいたことは、彼が徐々に健康を害し、ある進行段階まできたら医療関係者の考えでも深刻であるとされたことだ。当然ながら一瞬たりとも、影響が及んでいるとは、この道筋で首を短くするところに関連して、彼にますます問題や不具合が降りかかることになろうとは、ちっとも知られていなかった。この人の精神訓練で完璧にたどられた線は、働きを「結果」（片脳回路手法）に置いていた、ということは逆に、心の拠り所を「そのとき最適な手段」に置いていなかった。

一瞬たりとも疑わなかったとしても、欠陥のある感覚的評価が彼の有機体にあった。彼の確実な信念ですぐに自分で決めて、結果を変化させようと自分の肉体の自己へ自分で命令を出すと、その運用は自分の潜在意識的な指導原理に基づく可能性があった。彼は気づかずにいたけれども、こうした直情的な要素は妄想的かつ信頼に値せず、自分で方向を出す働きも同様だった。

読者諸君の興味が湧きそうな関連をここで述べるなら、全てが重要な利

益となって生じるところは、たいそう単純な側面で日常生活に顔を出しているに違いない。さらに、より困難な問題が暮らしの上にあったとしても実用的に熟考されるだろう、つまり、怖がらずにいけば、破壊的な結果が現在あまりにも当たり前になっているところでも、なんとかなる。

Part II　意識的な指導と調整

7
覚書と例証

　本書が本国で出版されてからというもの、私の受け取るお手紙は絶えることがなく、興味をお持ちになった読者諸氏から出された意見は、職業的にもたいへん貴重な価値があると思われた。そうした書簡のなかで三つの核心的な質問が繰り返され、何度も何度も私は同じ返事をしなくてはならなかった、すなわち、(a) そうした論点が独特な興味を読者に起こさせたこと、それから (b) 満足のいく説明が彼らに提示できておらず、応用して幅広い原理を私が載せたようには通じていないこと、があった。それ故に、この版でうまく取り扱い、こうした質問や様々な事柄が読者にわき起こったところへ応えれば、その利益は未来の読者にも及ぶと感じた。
　三つの主要な疑問点のうちの二つがおよそ八割を占め、そんなお手紙にある質問を以下に示すと、

1．何が正しい立位姿勢なのか、そして、ある姿勢を取ると機構的に有利になる、というのは何か。
2．どうすれば読者は、応用する原理を意識的調整できるのか、こうして著された特定の悪い習慣、例えば、喫煙・酒・特定の食物などに耽溺しすぎている人をどうするのか、それから病気の治療というけれども、喘息・結核・脊柱湾曲症・盲腸炎などをどうするのか。
3．何が外見上の徴候になるのか、改善されたとわかるのは処方中に何が起きたからなのか、それに、そうした結果に科学的な理由付けは存在するのか。この関連において私は何度も尋ねられ、実例を出せといわれたので、複数の顕著な例を選んでみた。

　ここからこうした三つの質問を*順次*採りあげ、やれる範囲でできるだけ綿密にひとつずつ見ていこう。

Ⅰ. **何が正しい立位姿勢なのか、そして、ある姿勢を取ると機構的に有利になる、というのは何か。**
　私の考えだが、平均的な人はたいへん忘れっぽいから想定もできず、姿勢を安定させ平衡をとるようにできず、ある姿勢を確実に完全な可動域でできないけれども、やるとするなら少なくとも、足の裏の位置関係が据え置かれるとすぐに安定し、準備がありながらどちらの足を支点にしても動けるやり方になっていないといけない。最適に完全な基盤を得たいなら、足の裏を置くときの角度が45度程度になるような両足の位置関係でやることだ。その他の立位姿勢となると全てで（不具合がだんだん顕著になるのは、両足の角度が減少するときだ）見つかるだろうし、ある傾向として反らして短くした背中になり突き出たお腹になり、それではたとえどんな努力がなされても、避けるつもりであっても、こうした深刻な欠点の姿勢を正すつもりでも、そんな努力こそこうした結果を生む、というのも少なくとも両足の動きを適正な位置関係にするまでは、固い苦しい不安定な状態だからだ。これ以上はやれないというのはそれにしても、書き言葉で理想的な立位の正しい配置にある足の裏や脚など著せないから、それ故に、私の付加しておいた4枚の写真があり、それは特別にこの目的のために撮影（第一版のため1910年10月22日）したもので、さてそこで、全く明解になったのは適切に配置する足の裏だけでなく、これは根本的な問題であるがしかし同時に、どのように全身にあらわれるか、それによって人間がどのように歯車を上手く組み合わせるようになるかわかるだろう。
　しかし、この理想的な配置を認識したとしても課題があり、理想的な配置を得るために各個人にまだまだやらねばならないことがある。この課題に取り組むにあたり、私にはこれより上手くやれない記述をした小冊子の題目「なぜ『深呼吸』や身体文化（体育）を訓練すると害が増し、良いことが減るのか」1908年発行、があり、明確にくみ取ると、理想的な姿勢にはいろいろあって、わずかな差が個人的な資質としてその人独自の問題から生じているとわかる。この部分の疑問へ以下のように返答しよう。

　第一段階として、生徒に想定を許し、生徒自身で特定の立位姿勢をやって

もらうと、その意味は、その人独自の概念や感覚を重しにかけた足裏になるし、そうやってもたらされる協調作用が起き、そこに立位姿勢が依存しているのだから、その負担は全く耐え難いものだ。

　こうした概念や感覚の全ては、人に必要な呼吸や肉体の再教育をするにあたり全然信頼できない。教師が責任を取るべきであり、特別に詳細にわたる指示を出し、正確に運用して確かに生徒の代りになるように、そこで何が*正しい立位姿勢として自分にできるのか*、示す。私がこの最後の部分を強調するのは、どれひとつ取り出しても型にはまった姿勢などなく、正しさはいつでも誰でも同じ、とはいかないからだ。ある人がある働きで様々な部位を自分の体で動かしているのを、誰かが知ったような口ぶりで「有害な姿勢で立位をとったり歩いたりしている」と言えたとしても、単に、その原因のところで肉体的機構が徐々にまとまって正しく調和する働きに向かい、そのように変化する姿勢になるのであれば、時と共に、深刻な害を避けるようにできるし、そうして満足な結果に安全に行ける。さらに指摘しておくと、やろうとすると、つまり、想定した「適正な立位姿勢」を外見に表そうとすると、生徒は避けがたい負荷となる厳しい緊張を喉にかけ、それをやると踏み固めた道路で喉や耳や目の不具合へまっしぐらに進む。

　ここで実例を挙げると、ひとりの少年がいて、かなりの猫背に重ねて鎖骨の上下で沈み込みをやっていて、肩胛骨も異常に飛び出ていた。もし仮に、こんな子が「まっすぐ立ちなさい」なんて言われようものなら、すぐに不適切な肉体的努力を運用し、こんな乱暴な言われ方に応じようとした結果、背側で肩は投げ出されて後ろへ上へ行き肩胛骨はずいぶん飛び出たまま、腹側で胸部の前面や上部を持ち上げすぎ拡げすぎるだろう。そこには同時に、狭めて沈みこみ弛んだ下腹部や背側の胸椎周辺部・そこに関連して固定された突出や硬さのある腹側の胸壁・過度に反らした腰椎・縮めた身体・有害な硬さの見られる腕やクビ等々あるだろうけれども、その代りに、充実し広くしっかりした背中となり、自由に動く胸壁になって、結果として正常な曲線が腰椎周辺に戻り、相対的に伸長する脊椎になって欲しいところだ。腕が垂直にぶら下がっているところで相対的な位置関係を観ると、その周辺部位となる胸部に肺が存在しているものの、およそこれが腕の前側に見られ、しか

し本来、肺のあるべき位置は腕の後側である。こうした*姿勢*にあればこの子は無力感に陥りすぐに疲れてしまうし、不完全な協調作用のあるところにどんな試みで彼を仕込んでも、こんな直立姿勢を取らせているる限り最終的な結末はむしろ悪化へ向かい、改善しない。

さて、狭いと同時に反らした背中をこうして見てきたけれども、そこで全く正反対に、必要とされる自然体があり、そちらが得られるように再教育・協調作用・再調整をする、すなわち、*広がる背中*になりより正常でより*伸びた姿勢*に*脊椎*をもっていく。そのうえもし仮に、この状況が背中でとりあえず確保されたら、クビや腕をもはや固めなくなり、その他の欠点も消えていくだろう。

除去へ向かうべき害悪が明らかに上記で述べた二つの仮説のようであったなら、そこで教師は自分自身の立場上、生徒の姿勢を機構的に有利になるよう持っていく（原註・第2部第1章にある註でも取り上げた）、機構的に有利になるため、生徒が単に精神的な予行演習している指令へ、教師が代替する指針を出してあげる、つまり教師が、*確実な姿勢となるよう特別に矯正して生徒の代りをやってあげる*ことになり、そこではまだ、生徒自身に意識されておらず、何がそうした姿勢であるのかわかっていないから、教師がやる。

同一課題についてさらに詳しい記述が、「なぜ我らは*呼吸を誤ってしまうのか*（1909年11月）」にあったので、下記にその小冊子から引用するが、別の説明としてまっすぐ重要となるいくつかの観点を含んでいる、すなわち、

　……お手本になるような「正しい立位姿勢」などあり得ず、誰でもが同じにやれるわけではない。この疑問は、正しい姿勢にはないけれども、正しい協調作用（すなわち、筋肉系の機構が関連するところ）に置かれる。さらに、誰であろうと手に入れた能力で協調作用を正しくやるならば、再調整が可能になり、各部位を肉体上で対応し、必要に応じ大抵どんな姿勢もやれるようになり、そうなると常に指揮され、適切で正確な動きの呼吸機構になり完璧な発声調整も可能になる、というのもひとつの事実として、私の実践でそんな毎日を生徒と共に過ごしているからわかる。継続した再調整により各部位を肉体上で、過度の身体緊張なしに動かす、それが肝要であると証明されたし、そうすれば、高い水準にある健康状態で長期にわたり軽やかに動け

る。重要な事実として、全く正反対の事例が運動選手に見られ、それは、過度の筋肉緊張のためよい結果が出せず健康を害し選手生命を短くしているところにある。

さて、私の記述から全く明らかになるのは初めに大事な原理があることだし、それを含むと正しい立位姿勢が得られ、据え置いた足の位置は確実に最高の結果を根底からもたらし、どちらの足からも動けるように準備があって、そうして展開した四肢や胴体で静止状態を作れば、正しい影響と援助を受けて、重力の力学は上手く働く。ここで記しておくと、体重のかかるところは主に後ろ足になり、それで腰が許されて後ろへ行くようになされるべきで、可能な限り均衡を変えないようにしてやれば、結果は足裏の配置に影響され、そうなれば、わざわざ体を投げ出して前へやることがなくなる。（写真1a・2a参照）こうした動きが始まるのは足首からで、効果はとりわけ足首関節と股関節に出る。体を前傾するときに脊椎やクビを曲げてはならない、つまり、股関節から上部の相対的な姿勢において、胴体全体の部位を残存させ変化させないままでいなければならない。この姿勢を想定するものは誰でも、さらに必要となる動きをもたらすために、脊椎で適切な伸長が起きるように、そして、背中で適度の広がりが起きるようにする。背中の広がりに必要とされる適度な心身訓練があり、それを参照した二つの事例を上記に挙げた。

こうした立位姿勢の解説にあるように生理学的に正しいやり方にして、これを第一の拠り所にして動作し歩行する。重量が預けられるのは主に後ろ足になり、そうすると可能になってもう一方の膝が曲がり前足の足裏が持ち上げられる、そうすると、同時に後ろ足の足首が曲げられるべきであり、その結果、全身がわずかに前方へ傾き、こうして許された推進力は重力により作動する。

全体的な生理学が歩行において実に、完全に単純になるのは、こうした基礎的原理が理解されたときだ。本当の解決へ向けた第一の動きは、許された身体で前傾姿勢になるような足首からの動きになり、その足首で重さが支えられ、次に予防して、自分自身で沈まないようにしながら、許された重さを受け取るようにして足を交代し、前足へかけることになる。この手法は

単純に見えるかもしれないが、一般的に採用されていない。機構的に不利になっているやり方でよく知られる「早足」を例にあげると、早足のおおよそ一般的なやり方では全く不可能になり、たとえ上記の指導がなされ注意深く取り入れようとしてもやれるものではない。だから、こうした結果が機構的な機械系統全般でその人の問題となるし、それが表わされる事実として、協調する原理がもたらされた時にこの手法で確立され常にひとつの傾向となり胴体は伸長へ向かう、けれども、そこに通常の傾向があると、それでは当然、誤った立位姿勢や不正確な協調に続き胴体は縮む方へ行かされる。

　数多くの実験や観察をしてきた私は、ほぼ全員の動作で、歩行時に稼働する不要な肉体的緊張を見つけたし、その道筋はあるやり方になっていて、ひとつの傾向として縮めた脊椎や脚があり、そのように圧迫している、つまり、私の解釈では慣れ親しんだものである、そうすると、下向きに床の下まで踏みつけることがまるで必要であるかのようにやっているけれどもその代りに、そこで、軽やかな圧力をかける伸長した身体になって、投げかけた重さを前へ向け、動きを軽く自由にすることもできる。当然の成り行きとして、こんな「縮み」や「押し下げ」の単純な行く末は、文明社会の人々がますます扁平足になっているところに出る。適正に協調した人の働きならば、適度な緊張を伴ったやり方に特定の傾向が見られ、脊椎や脚が伸びながら均衡をはかり、不要な圧力を床の下までかけないから、そこには軽く自由な動きがあり、こうした人は見た目にもずいぶん分りやすいだろう。扁平足の人がやらなければならないのは、ただこうした状況を確立し自然なアーチ（土踏まず）を回復することであるし、そうすれば扁平足は良くなる。

　我らに見つかるのは、おそらくこれ以上の好例はないほど、必要とされる応用原理を意識的調整にしてその基盤に据えて必須の前提とし、立位・歩行・走行をするべきところであろうし、写真でドランド選手が表わしているのは、彼が最後にひどいあがきをしながらゴールインのテープに届こうとしているところで、そのマラソン競技はロンドンで1908年にあった。見れば、彼はどうしようもなく疲労困憊しており、もしかすると何らかの意識的な調整によって自分の筋肉系機構が働くように手に入れていたかもしれないが、この瞬間には、潜在意識的（あるいは主観的）調整に完全な主導をおいていたから調子外れになり「意思疎通を理知的に」やっていなかったとわ

Part II　意識的な指導と調整

かる。我らが写真で窺うと、彼の肉体は投げ出され腰から後ろへ倒れ、腕はいっぱいに広がって自分の後ろへ回っており、脚は前に曲がって膝がつくほどになっている。終いには振りしぼってもほぼ使いきってしまい、自分の肉体全力で、後ろにひっくり返らないようにするのがせいいっぱいだった。彼はもがいていたが、莫大な引力の作用で引き下げられ、ゴールから離れる方へ引っ張られていた。ドランド選手が、素晴らしい運動選手として疑いようもなかったのは過去かもしれず、もし仮に、訓練時の原理を意識的調整に置いていたならば、こうした態度に見られるように、まさか彼がクタクタの疲労困憊になってしまうことなどありえなかったであろう。その理由は、もし仮に彼が潜在意識的な調整を受けていなかったとするならば、自分で養った自分の常識に従い、この瞬間にも、動作の拠り所となる指導を常識的な線に沿ってやったからだ。こうした決定的瞬間にこそ我らは、緊急の必要に応じて理性で調整するべきなのだが、まさにその時に我らの苦しみが最大になる、その理由は、失う動物的な対価があるから、すなわち、直情だ。

　ドランド選手は筋肉に負担がかかって最大能力を発揮できていなかったかもしれないけれども、もしかして、彼が意識的に調整して前傾していたならば、後ろへやらずにすみ、そうすれば必要な強度を保てたであろうし、（しかし、たいへん小さな部位にある強度を彼は実質的に使い果たしていた）自分で予防し、面目を無くさないようにするには、引力が自分にかかり続けているとしても代りになるやり方があったはずで、というのも、引っ張られて後ろへ、自分で達成しようとする対象物の逆へ行くような働きが本件で実際に起きていたからだ。手短にすると、もしかして彼がその気になっていたならばその代りに最高の使い方で能力を発揮することもやれたし、最低の使い方をしないでもよかった。

　過ちはこうして我らに見えるように増幅された形でこの実例に出ているし、その気になれば今日の一般人に見つかり、こうした事実で医学関係者にひとつの大きな重要性がもたらされる。患者によっては、常に歩行訓練をするように助言されているけれども、数多くの事例でその訓練が疑いもなく有害になり、むしろ良いことが少ない。私の見解で全くもって必要不可欠となることは、全ての医師がもっと注意してこうした課題にあたるべきことで、彼らが現時点で費やしている時間以上になされて然るべきであり、なんとな

れば、医師の地位から助言し自分らの患者の利益となるように歩行訓練させるならば、そして、患者諸君は歩行訓練するがためにさらに悪化し問題がややこしくなって苦しんでいるとするならば、当然ではないか。明確にされるべきであると私は考え、新鮮な空気や穏やかな訓練で良い効果がもたらされるはずなのに、それが実質的に無効になっているならば、患者に得られる唯一のものはますます長引く不具合になるし、そのせいで自分が処方箋をもらうことになったところを堂々巡りする。

　このような同一の法則は等しく応用可能であり、これを原理にして動作し、座ったり立ったり、つまり腰掛けている姿勢を取ったりそこから離れたりしてみる。ほとんどの人が正確な精神的概念を所持しておらず、「そのとき最適な手段」をやってこうした動作に至るようにやらず、言い換えると、正確な使い方で部位を働かせ自分らの行為に至るようにやっていない、けれどもそれにも関わらず、事実があり、我らの行為でこうした動作を継続的にやっていくと、これが明らかに楽になるような我ら自身の観点がある。みなさんが誰でも友達にお願いして腰掛けてもらうとしたら、お気づきになり、皆さんの観察している動作にもっと近づくと、おそらくほとんどの事例で不適切に増した筋肉緊張が身体や四肢の下部に表れており、さらに、数多くの場合で腕が実際に動かされているだろう。一つの規則性として、それにしても一番びっくりする動作があり、変化する位置関係がアタマで起きて、投げ出され後ろへ行くアタマと同時にクビが固くなり縮んでいるところだ。いまから私の描写で正確な手法を知らせるけれども、心に留めておいて欲しいのはそのまま寄与しても使えないことであり、つまり、私がここで呼称するいわゆる「指令 (orders)」により筋肉機構に働きかけたとしても、元からあった習慣や特定の原理で精神的概念となってこの動作に関わっているところが除去されるまでは上手く行かない。たとえばもし仮に、それ以前に寄与されたどんな「指令」があろうと、そこに従って、その実験者が既にもっている固定観念で自分の一貫した行為をしながら腰掛けた、とするならば、そうした行為はよく知っている自分のやり方だから、この提案で即座に呼び起こされ、全てが旧式の退廃した協調作用になり、新しい指令に全く影響されない機構のまま監督される、というのも、こうした機構は元より不完全な働きにあり、そのように保持され旧式の基盤に置かれた力学は慣れ親しんだ提案に従うか

Part II　意識的な指導と調整

らだ。そこで第一に、心理から腰掛ける考えを取り除き、練習法を考え直してひとつずつの指令を独立的にやりながら、最終的な結論へ小さな歩みを進める。言い換えると、習得するのは「手段」であり、あわてて「結果」へ行かない。第二に、立つ姿勢で既に描写した適正な立位姿勢を取り、脚の裏側がほとんど椅子の座る面に接触するくらいにする。第三に、指令によりクビが緩むようにすると同時に指令してアタマが*前に行く*ので上に行くようにする。（注意点があり、「指令」した筋肉群がクビで緩むという意味にないから、「許したアタマが落ちて前に行き胸に触れる」ようにはやらない。この指令で提案するのは、単に精神を予防して、誤った先入観を持たないことだ。）第四に、しっかり明確に心に刻み、全般的な考えで伸長する身体になる、それは、直接的な結論であり、第三でやった一連の指令から起きたものだ。第五に、指令して同時進行で腰を動かし後ろへ行かせ、膝を曲げ、膝と股関節の動作を蝶番のようにやる。こうした動作中にも精神的な指令を寄与して、背中が広くならなければいけない。こうした指令が充分行き渡った時に実験者に見つかるのは、自分が椅子に腰掛けているところだろう。しかし、まだ自分が垂直になっていないのは身体が前傾しているからだし、そこで、自分が欲求不満になる全体の行為がこの時点にあって、自分の旧式の指令で垂直な姿勢にしそうになるが、そうやらずそのままでいる。そこで第六に、これまた大変重要で、しばらく間をおいて、その姿勢で椅子に落ち着いていたならば、ここまで出された指示に適切に従っていたことになり、そうなればその次に、指令してクビが緩んでアタマが*前に行く*ので上に行くようにやり、脊椎が伸長し、背中が広がりながら、椅子の後ろまで動いて、垂直な姿勢になるのに座骨を支点に使う、けれどもやらないことは、縮めた背中・固めたクビ・投げ出したアタマだ。

　動作して立ち上がるのは単に、今やったことの巻き戻しだ。足裏を後ろに引いて、片足をわずかに座席の下あたりまで近づけ、許した身体を前に行かせるように座骨を支点に動き、常に心に留め置いて、自由なクビになり、その考えで伸長する脊椎になる。許した全身を前に来るようにさせながら重心が足の裏にかかるまでやるところ、それは言うなれば、そこでの均衡状態をたとえ椅子が取り除かれても大丈夫になるくらいまでやるところで、そうなると、皆さんの置かれた平衡を取る姿勢は、誰かさんの「カエルのダン

ス」みたいになっており、その次に、働く筋肉を脚や背中に任せ、脚を伸ばすに連れて、腰・膝・足首を動かし、直立姿勢が完全に得られるまで、そう続ける。

　もし仮に、皆さんが実験的にお友達にこの動作で立ち上がるのをやってもらい、そこで観察したとすると、そして、その動きで行為にいたる人が不完全な協調作用にあったとすると、同じ悪い動きが発生し、傾向として、固めたクビ・反らしすぎた脊椎・縮めた身体・突き出した内臓壁などが見られるだろう。

　ここでひと区切りとするが、協調する考えに観点をおいた立位・歩行・座位やその練習方法を示唆してきた私の解説でおわかりになり、それを非常に有益な第一歩とすれば、適切で健全な使い方で筋肉機構を働かせ、こうした単純な動作を日常生活で続けられる。

Ⅱ. **どのような原理が存在していて、意識的調整を応用した治療で特定の悪習慣に立ち向かうのか、もしくは、特定の病気を治療するのか。**
　以下に引用するお手紙は典型的なものである、すなわち、

　　拝啓
　　小生は貴書を拝見しまして、人類の最高遺産はたいへん興味深く、そこでお許しいただけるとよいのですがあえて指摘をいたしますと、少々わかりにくい点があり、それ自体が私には思い浮かばないということは、おそらく、一般読者の心にも浮かびにくいところでございましょう。
　　と申しますのも、どんなやり方を提案なさっているのか、応用する原理を意識的調整でやると紹介された事例、要するに、習慣を克服するところで、喫煙はよくある例でしょうし、もしくは、事例として機能的な不具合、例えば便秘がありましたが、どうするのでしょうか。まるで小生には、たいへん興味をそそられた大方の人が一般書でいわゆる「新思考」的なものを読み、そこに載っている明確で簡潔な規則なら実践できそうで、そのように読者は知識を得て、救われたければ自分が何をしなくてはいけないかわかる、そんなように見えます。けれども正直に申し上げて小生には皆目見当がつかず、

Part II　意識的な指導と調整

どのように貴殿がお勧めになる設定をやって貴殿のおっしゃる原理を得ておられるのか、そこがわかりません。小生が大いに助かるとすれば、他の方も間違いなくそうなりましょうし、もしかしてその辺りを解説してくださるならば、おそらくより大きなワークの可能性を貴殿が示していらっしゃるところで、これがもっと充実するであろうと思われます。

　それにしても今のところあまりに図々しいお願いでないとよろしいのですが、小生といたしましては大いに喜ばしいことでして、もしかして、貴殿が親切丁寧な示唆によって、この手法を提案されていらっしゃるように、そこでの原理を適用して上記のような事例にどう対応なさっているのか、その辺りをお知らせくださるとありがたいです……。

さて私はもしかすると、このお手紙をくださった方に不義理をするかもしれないけれども、気持ちは傾き、この方を分類するとたくさんの質問者のうちでも、まるで確信的に奇跡を望んでいる方のように見えてしまう。序文に、「この小冊子の何処を探そうと王道を示すものなどないし、あらゆる問題の解決策やなんにでも効くものなどありはしない」と記述したのだが、私の感じでは確実に、読者の中にはそれにも関わらず、そうしたものを想像していらっしゃる方がいて、素晴らしい手法で自分が治療されるかもしれないしそんな考えがもらえれば良しとしている、だとしても残念ながら、私が既に著わした観点に、当該手法がある。我らに見えるひとつの文章がこのお手紙にあり、そこから引用すると適した実例となり、依存したい欲求からどんな機構的手法でもやろう、みたいなものだ。「たいへん興味をそそられ……一般書でいわゆる「新思考」的なものを」我らが読んだら、「そこに載っている明確で簡潔な規則を実践できそう」だと。実際、私の載せた文章に「明確で簡潔な規則」はなんにもないし、それで網羅して、想定できるどの形式でも身体や精神の問題に対応するとは言ってないから「新思考」や「信仰治療」の支持者がやるようにはしていないし、そこで、私の考えとしてその理由を充分あからさまにするべきであって、それというのも自分の経験からわかったところで、どの二つを取り上げても全く同じ事例などなく、となれば詳細にわたる指示を載せようにも、Aさんに伝えた指示がもしかすると、BさんやCさんには非常に有害なものになるかもしれないからだ。

それにも関わらず見えてきて、幾分深めた解説も必要だとわかったから、私なりに、ぼんやりした輪郭としても全般的な原理を示し、包括した規則で応用へ向け、そこで、どれほど多様な手法が実践されるか知れないが、やってみることにしよう。
　始まりのところで全てにおいて、特定の悪い習慣、つまり、いわゆる耽溺状態で食物・飲料・たばこなどを摂取していたならば、それこそ証拠で、欠落した「調整」でそちらの方向へ進んでいるわけで、それから、かなりの数に上る特定の不具合、つまり、いわゆる喘息・結核・癌・神経症などがあれば、そこに示される干渉があり、通常の状況で身体操作が出来ないなら、欠落した「調整」による不完全な働きの中に人間機構が置かれていて、あちらこちら様々な部位でその機構の生命力は枯渇し、必然的に低水準の活動となり、そんな機能が全ての生体臓器に及んでいる。被験者の到着したところがそんな状況だとすると、有害な習慣が深く根付いていて、そうした水準の病気に対する抵抗力は深刻に低下している。
　再び通常の健康や能力を取り戻すには、上記の事例において、いわゆる私の呼称する「再教育」が確実になされないといけない。この処方の開始点で、実践的な総ての事例に置いて指示される第一の要素があり、そこに関連する除去するべき誤った先入観があり、そこに関連する悪習慣を無くし、それから、非常に単純な修正により精神や身体の協調を取り戻す。身体の様々な部位は回復されなければならず、本来の姿勢動作になるように再教育を受け、筋肉機構で正確に調整された使い方をする。この道筋において血液が浄化され循環系が徐々に改善されると、有害な集積物が全て取り除かれるように内側から揉み出されるし、そうした部分や一群で生命活動が増加するように、こうした再教育がある。
　このように第一段階において、悪習慣や不具合が除去されてある時点に達すると、改善状況となった健康が根付く。よもや忘れてはならないことがあり、この道筋で再教育にあたるならかなり大量の学習課題があり、調整するこころに寄与される。とりわけ解体する有害な協調作用や退廃したぐるぐる巻きが根深いところにあれば、新しい信号の寄与される方向は特別に知的な機能群であるし、そこが今まで働きに加わっていなかったからだ。反射動作で組み立てられて不健全な状況になるのだから、それを調整し変更でき

Part II　意識的な指導と調整

るやり方はただ一つ、意識的な認識であり、そうして指導する道筋を代替し、そこで、一連の新しい信号を意識的なこころへ向ければ、類推的にはほとんど同一の結果が生じる、つまり、身体で内臓マッサージされるような状態が生じて上記に参照したようになる。旧式の集積物は潜在意識的な思考の産物であったけれども、そうしたものが消散した跡地に新しい概念や認識が生まれるだろう。

　第一段階が過ぎると、かなり容易にほぼいつでも暮らしを組み立て「良い」習慣を作れるし（「良い（good）」は試験され、全て我らの実体験や知恵からわかったもので）、「悪い（bad）」のも同じだ。悪い習慣という意味に、事例の99％においてその人は問題点と気づいておらず、多くの場合でずっと甘やかされた特定の知覚にわざわざ耽溺してきて、おそらくほとんどもしくは全く考えもなしに、どんな有害な結果が生じるか知れないのに自分で容認して、その習慣が主導する小さな喜びに浸ってきた。このように不注意にも弛んだ理性となればすぐにでも困難は倍増して明確な指令が出来なくなり、それを、上記のような耽溺が習慣になっている、という。知覚が乗っ取られ、その地位がとても心細い支えで理知的にやれないなら、要するに感覚的になっていて、このやり方がいったん能力を得ると情け容赦ない独裁者になる。仮にも、我らが継続して成功裏に我らの最高遺産を用いるつもりなら、まず打倒しなければならない独裁者がおり、そうした後に王権を再び確立するなら、もはや鈍感や無頓着でなくなった王国の福祉に、それにしても積極的に油断なく開眼して、害悪の結果を見据え、原因は旧式の政策が*自由放任主義*にあったからと悟るだろう。

　たいへん多くの方々に私の見つけたものはまるで、ある観点を持ちながら、この原理で意識的調整をするとある種の魔法にかかり、その働きは上手な呪文のおかげであるかのように見えているところだ。そんな人々に見られる思考回路は、我らの得る意識的調整は言うなれば隠された内分泌腺のようなものだろうと、だから我らが指令を寄与できるようになったなら、多少なりとも隠れた胆汁や消化液を出すような、そんな指揮を客観的な心でやれるようになったのだと。もしかして、そんなことが可能であるならば、そして、私が授けるとどんな人もこんな能力を明日から使えるようになるならば、自分で完全に知りおくべきであるうえに、私のやるべきなのは、そうできるの

だから、その人に有効期限が一生続くお墨付きを差し上げることだろう、そうなると私は同時に充分に寄与して、その人を毒物付けにするかもしれない。比喩で王様を出したのは、皆さんが充分に期待できる王がいて、彼が指令を出し管理し詳細まで自分を主体とする個人生活をしているとして、それと同じくらい期待できる意識的なこころがあり、このこころから直接的に指令を出し管理するひとつひとつの機能が身体にある、と知らせるためだ。仮に、王の勅命が適切で公正な法規なら政策は上手く行き、組織を任された下位の行政官が細部を行なうだろう。そのように監督される身体組織には適切で完全に整備された身体機能がもたらされ、その統治能力で意識的調整がなされ、その命令が妥当な法規となり、そこで確立される平和や繁栄が議会に及ぶなら、そんな組織は力学に内包された調和に基づいて働き、そこに見合った適切な結果がもたらされる。その一方で大いなる危険があるし、意識的調整を過小評価した能力に閉じこめ、仮にも促成栽培したり邪魔したりして自動的な機能を上手くやらず、価値や範囲を限定するなどもってのほかだ。

　例えば、いくら可能性がなく、調整を直接的にそれぞれ独立した部位にやって内臓器官を働かせることはできないとしても、我らにやれることはあり、調整を直接的に筋肉へ及ぼし内臓壁に作用させれば、その内臓壁は内臓器官を包んでいるのだから、そこで余計なものが減れば突き出た腹部は引っ込む方へ行くし、我らにやれる調整は数多い他の筋肉にもあり、とりわけ、背中の筋肉において、適正な働きで協調するようにやり、広がりが出るような別の形に背中が変化し空間ができると、突き出していた腹部も変わり、許された腹部は本来収まる自然な位置になるよう、押し込められていたところから戻され、それに連れて寄与される自由な遊び空間で再び自然な機能の内臓が働き、そこに、ゆがめられ捻られていた力学で余儀なくされていた姿勢関係があったと、そのように推測されるしかなかったところも変化する。こうして見ると、意識的調整が影響しても道筋の直接的な指揮はしないけれども、まるでそれを低次の自動的機能のようだと仮定すると、大きな危険を孕む推測になり、こうした機能がはるか向こうの手の届かないところになってしまうかもしれない。

　こうした危険が目前にもたらされたと読んだ時に思ったのは、*BMJ（英国医療会報）* 1909年12月版の記事で、私の教授法から一側面のみ取り上げた

Part II　意識的な指導と調整

S博士による投稿があったからで、彼は私の古い生徒だったのだが。その記事中にS博士はこんな事を書いている。

> 人類の教育において、指揮はいつでも意識的な指示でなされるわけではない、というのも、望まれざる環境に置かれていなければ、人類には学習可能で、無意識的に模倣して適切なモデルをもらえるからだ。

さて、これは実演できるほどの不実ではないがしかし、同時にこれでは、今から私が示そうとしているように極めて誤った誘導になり、結果に価値があるとしても、この処方箋は貧民の患者へ、高級シャンパンや温室葡萄を摂取しなさいと伝えるようなものだ。

第一に、我らが記憶しておかなければならないのは、S博士自身も事実を認めているように、普通というのは極めて希で、全てがそんな事情にあることだ。医学的専門家に見つかっていて、彼らにもっともありがちな過ちの元が診断時に起きるのは、偏った準備のせいであるし、普通状況を想定して患者に求めても、患者の内的経営と筋肉協調は実にそこからかけ離れ、理想的な水準としての呈をなしておらず相互関係もばらばらだ。仮にも、専門的な訓練によって生理学を修めている人でさえ指摘できずにいて、歪みのせいで全体の経営が上手く行っていないところをなんともできないでいるとしたら、いったい、どんな人が最高の権威者であると呼ばれるのにふさわしいのか、その権威者が選んだ「適切なモデル」を無意識的に模倣するのか。

第二に、我らの記さなければならない心理的な要因があり、そこで即座に測定する疑問点として、有効な無意識的模倣などあるのか。この要素は実演可能な事実である、つまり、無意識的模倣1000例のうち999例で見られるのは過ちでしかなく、模倣で長所は伝達されない。長期間の経験になる再教育において、数多くの男優や女優など演劇人とこの国でもお会いしたし、そんな私の豊富な機会に観察を続けて来たのでそこに、ある手法で「代役」を務めるために「模倣」を主題に組み込んでいた方々もいらしたけれども、私の様々な実体験から、潜在意識的模倣が見られると常に何度も繰り返し、男優も女優もひどく目につく失敗をやっていた。そこに、知的な読みで場面を理解すること・精妙な抑揚で発声すること・きめ細かい詳細までの身

振り手振りなどは見過ごされていたうえに、そんな「代役」諸君は「マンネリ」を繰り返し、明確にいかさまのセリフ回し・やり方・身振りなどどうでもいい要素ばかりで、真に読み込まれた場面になっていなかった。加えて、私の実体験にある事例から吃音を取り上げるなら、私には極めて明確に見え、とりわけ男子や青少年における吃音例の大多数は、他の子を模倣するところから起きている。我らには見つからず、男の子がやる気になって模倣したから誰かお友達でたいへん上手に話しているようにできたという事例などない。

　さてこうした模倣により誤った話し方が潜在意識的になると、修正は放っておいてもいつでも自然にできるとは言えなくなるだろうがしかし、その理由をはっきりさせるにはちょっとした熟考がいる。ある男がいて、仕事は精密で入り組んだ部品からなる機械操作だとしよう。その人に教え、動かすのはこっちのスイッチやあっちのレバーであり、そうするとある効果が及んで、然るべき望ましい結果が得られるとしよう。この動作は単純なものであるから、その人はひとり残されても調整可能で、機動する機械を易しく確実に扱えるだろうと。しかしそこでもしかして、重要な部品が機械のどこかで歯車から外れてしまい、そして、その機械が、滑らかに容易に運転される代わりに、ガタガタしゃくりあげるようになったとする。我らの推測で、操作者はすぐにわけがわからなくなる。見えるのは何か変だし、明らかに摩擦があってそこは以前には滑らかだったはずなのにという部分で、それから、雑音が静けさに取って代わったと、がしかし、彼の知るところにどんな働きで機械が動くかというものはない、つまり、基本的な動作でスイッチやレバーを使って自分が指示されたようにやる以外には何も知らない。さて彼の行為でこうした動作を何度も何度もくりかえすかもしれないがしかし、機械はしゃくりあげたままで、我らが操作者は途方に暮れて何もやれず、こうした過ちを取り除けない。彼はあきらめてこの機械がずっとひどい働きを続けるままにするに違いなく、もしそれでも稼働するのであればそれしかない。

　ある男子を引き合いに出して吃音の事例にしたところで、その子が模倣によって他の子から過ちをもらってから、その過ちが常態化したのだとわかると、全く同じ立場にある非熟練工を今しがた描写した。その子の知る普通の使い方にある自分の発声機械で、それまでは普通の結果が生産されていたのだけれども、それ以上は知らないから機械を修繕できず、歯車が外れてし

Part II　意識的な指導と調整

まったらお手上げだ、そうなると、その子の調整できない機械になっているので、すぐにでも機械を直して以前の能率で動けるようにしてやればいいのかもしれない。しかし、非熟練工の受けた指示が完璧な機構に置ける管理作業だったとして、そしてそれがもうこうなってしまったからには、一旦機械を停止させ、どんな過ちであろうと明らかにして、不具合の元を見つけ、それから組み立て直すことになるのと同様だ、そうなると、どんな人になろうとも、指示する原理を意識的調整でやる人なら可能で、探り出して除去へ向かい、どんな過ちがその人の発声器官や他の身体的な機構に出ていようとも、たとえその過ちの元々あったレベルが意識を下回っていようとも、きっとやり遂げる。

　こうした典型的な事例において健全で信頼できる分析をして、原理を無意識的模倣において生理学に応用するとどうなるかお知らせした。完璧な協調作用にある男女がいたなら、実は、そんな人の印象には模倣するところが少なく、一般の観察者は男女問わず外側に明らかな不具合が出ている人の方を模倣しやすい、というのもまるで、完璧に衣装の整った男女が通り過ぎてもあまり印象に残らず、比較すると、大げさな衣装で人目を集めたい人の方が印象に残るのと同じだ。もし仮に、我らがここに用意して、わけのわからないギリシャモデルを子どもに差し出して見せられる機会がたまたまできたならば、そこで、無意識的模倣をするお子たちの飛びつくところは顕著である以上にあっさりと印象的な不具合ばかりで、それが強いられるように入り込み、かなりの部分で日常生活の不具合になるだろう。完全な世界でなら、無意識的模倣は働かず変質した影響はなかろうし、その概念にあるそんな世界へ向けて、我らは充分に注意の方向を変えてもよかろう、がしかし、他に絶対そんなものの得られないやり方はどんなやり方になろうとも、その原理に意識的で理知的な認識による構築もしくは再構築があり、そこに私は基盤を置き、全面的に自分の理論や実践を組み立てている。

　そして最後に、それでもなお深刻な危険があるので記しておくと、それは、たとえ我らの見つけた能率的な手法で我らの置かれた文明社会を過ごせ、我らの学習が無意識的模倣から離れていけたとしても、起こりうることだ。記憶しておかなければならないことは、進展する文明社会において人類が喪失した能力で、それを呼称すると直情（本能）であるし、この能力で指導を受

261

けてきた人類は自然状態といえども、今なおそれで指導されている低次の動物世界にいるのと変わらない。我らの歩みでこうした原始的な状況を通過する最中にひとつ大きな不具合があったのに、我らの精神や肉体や教育的な訓練でずっと認識されず、文明生活は直情の死の床であることや、文明生活における人類の教育で常に要求されなければならないのは意識的な指示であることなどが知られていない。その理由が我らに見えていて、決定的瞬間に人々が失敗し上手くやれないところにある。ドランド選手の事例を既出したし、そこで我らに見え、完璧に訓練した運動選手であるその男は、素晴らしい努力でマラソン競争をやり遂げられるのに、略奪され勝利できなかった、それは、決定的瞬間に自分の依存した無意識的調整のせいであり、その正反対にある意識的調整が本件の命題であり、人類の最高遺産である。そして毎日我らに決定的瞬間がやってきて、危機的な争論時に、まだ疑問に思っているのに急に求められて決定する瞬間に、恐ろしい肉体的な危険に直面したときに、人は「アタマまっしろ」になる、そして失敗する。とりわけそうした状況、いわゆる人生の危機で、人類の教育される原理が意識的調整になっていれば、いつもと変わらぬ行動が出来て、理性や常識で性格付けた自分の精神動作や肉体動作をする、つまり、生活上の普通の機会にやっているようにできるかもしれない。もし仮に、人々が*無意識的模倣*を頼りにしていたならば、そんな人はまだ依存状態であり、ある度合いの直情にあろう。

　質問２を離れる前ではあるけれども、私の取り上げようとしているものが特別に二つあり、それは我らの時代に蔓延している病気、すなわち、脊椎湾曲症と盲腸炎であり、そこで示して、どのような原理を私が表明しているのか、予防や治療において特定の収穫が得られるのかなど、こうした二つの深刻な慢性病において解説しよう。

１．脊椎湾曲症

　完全な脊椎はいかにも重要な要素であり、保全されてそのような状況や使い方にあれば、人体機械は全体で上手く働き（work together）完全な健康体になる、とはいえ、比較的少数の方々以外はある形式や度合いの苦しみにいる、となるとおそらく極めて無意識的に脊椎湾曲症になっている。

　現在の判断では、こうして非常に深刻な印象を受ける肉体的な不活性に

対してちぐはぐになっていて、まるでそうでないかのような扱いをされ、この事実にはほとんど悲劇的な重要性が含まれているので、私の引用するものはこうした関連でしたためた手紙であり、ポールモールガゼット紙1908年3月14日付けに載ったものだ。他にも関わってきたいろいろな事柄もあったが不要なのでここでは触れずに、以下に載せる事例は結果的に、我らの現段階での判断である。

　我らの学校や軍隊などで、人類は実際に発達する障害を起こし続けていて、それは呼吸法や肉体訓練法に見られる。私の手元にある一冊の書物に呼吸訓練が載っており、それは軍隊で使われているものだけれども、どんな人であれ良識的に精通した生理学や心理学の心得があり、生理学と心理学を分離するのは実践的に不可能と知っていればすぐに了解し、なぜそれほどの害が結末に出るのかわかる。将校も兵隊も事例にある。大なり小なりの度合いで、過度に突き出した胸の上部（発達する気腫）・過度に反らす背中（脊柱前湾）・固めたクビ・きつくした喉頭・その他の肉体的異常などが培われている。そうしたものが理由となる心臓疾患・静脈瘤・気腫・口呼吸（その訓練）があまりにも明らかに軍隊で生じている。こうした事態には国家的重要性があるので、私は用意周到に時間を割いた必要な証拠をもって、そうした権威筋（医療でも政治でも）として関わっている方々に対し、軍・学校・療養所などで「深呼吸」や肉体訓練など流行らせているのは害になるほうがずっと多く、良いことは少なく、そうやって築かれた基盤でより根深い問題となり未来へ持ち越されると示そう。ここに真実があり、全て訓練に「深呼吸」を含んでいるものは原因となり、やりすぎで欠陥のある筋肉協調が元より表われていれば、もし仮にそれでひとつの悪い習慣が除去されたとしても、結果的に、他にも数ある部分でずっと有害になることが多いし、そちらを培う。

　この関連で唯一必要なのは指摘することであり、それは、深刻な結果をもたらす「深呼吸」や身体文化（体育）訓練法があり、それが原因になって喉や耳の不具合を生じさせ、引き続き不適切で有害になる押し下げを喉頭でやり続けることであり、そうなると、喉で圧力を下向きにかけた構造になり、そうなると、こうした圧力を毎回の吸気にかけ、規則的に毎回の呼気でもか

ける。喉にこうした非協調の必然である緊張領域を起こしている人々はいつでもやりすぎていて、この傾向がだんだん増加し人々の抱える問題まで達すると、喘息・気管支炎・花粉症などといわれるけれども、そこで、除去がなされたなら、つまり、こうした要因で引き起こされる緊張や非協調状態が無くなるなら、その意味は大いなる解放であり、それからもゆるやかな進展で除去するようにこうした不具合に対処していくと、それにしてもそうなればもちろん、有機体の問題はおしなべて取り除かれ、こうした症状は消えるに違いない。

さてもう少し突っ込んだ話をさせてもらうと、今までのところで私の試したどんな手法においても、身体文化や呼吸訓練の傾向として、時と共にいくつかの形になって直接的な害が出て、腰椎における脊柱湾曲症を引き起こさなかったものはなかった。それから、私の調査した事例に、（疑わしい）治療をされた脊椎湾曲症があるけれども、そこで前胸部が有害になるほど曲げられ深刻な変形状態になかったものなどひとつもなかった。元々の考えがあり、その診断で脊椎湾曲症とされたなら、そこへ導入される手法で生産されて以下の結果を向かえるはずで、すなわち、「ある動作をする筋肉は必要であり、そうして再緊張した脊椎で直立姿勢になる必然として、それゆえに第一の原因があり、脊柱側湾を生じさせていたところを詳しく調べると、脊椎に異常な機能をする筋肉の影響が出るとわかる」と。この筋障害性理論はオイレンバーグ氏によるもので、この権威ある見解で重大な影響がもたらされ、医療的な実践がなされている。

　間違った偏向の肉体訓練であると一般的な理解のできるところでは、どんな種類の治療法にあっても脊椎湾曲症がさらにひどくなり、それが一般人ジョン＝ドー氏よりひどいので、本書の前半部に加えて再びここで氏の事例を参照しよう。ここでの質問は同様に、正確な意識の認識に関するものであるし、それがより顕著な事例となるのが脊椎湾曲症であり、それが前述した事例以上の度合いになっているというのは、ドー氏の事例では特に変形までは至らず筋肉で生じていた、つまり、緊張を増やす訓練方法に私は不賛成であったけれども、その作業はとりわけ著しい構造的な奇形がもたらされるほどではなかった。

Part II　意識的な指導と調整

　重要な要素を、脊椎湾曲症に関して述べると以下のようになる、(a) 角度がついたり丸められたりしながら曲げられて、それ故に脊椎が縮んでいる、(b) 減少した内的能力は胸郭に至る。簡単に言うと、注意を払わなければならないところは、まず、よじれをほぐして伸長するように、曲がって短くなった脊椎を扱うところだ。これがなし得るのは訓練を受けた操作者の手であり、その操作者は診断を下すことができて、相談者が誤った先入観に悩んでいるところでその生徒に根拠を示して、もろもろ抑制するように運びながら、そこで働かせ、ある姿勢で機構的に有利にやる。そして、そうなされる際にしなくてもいいのは、その生徒に行為してもらうようにお願いしてその人の理解を見せてもらうこと、つまり、本人はひとつも肉体的な動作をしなくてよい。さらに、もし仮に正確な指導的指令が寄与されるように、教師から生徒に伝わったのであれば、そして、その生徒が自分でやろうとしないまましばらく、我流のやり方をやらずにいられるなら、伸長する姿勢となり、そうした使い方になる筋肉系は、それにしてもそのうち動きだし確実になるし、その理由は胴体を保つのに正確な姿勢でやれるようになるからだ。以前の意識では、その観点で正確な動作をすると過ちになり単なる妄想に過ぎなかったので、その筋肉機構が働くと身体を引き下げていた。ある事実がここにあり、旧式の不健全な状況でもたらされる脊椎湾曲症において、筋肉に自然に表れる正確な働きがあるのに、部分的な問題のせいで調子外れな動作になっていた、そうなるとそこで全体の目的は、私の推奨するように再教育手法をやって再び取り戻すところにあり、そういった筋肉群が上手く働くには肉体的訓練をするというよりも、その働きを、ある姿勢で機構的に有利にやること・正確な抑制を反復練習すること・指導する精神的な指令を生徒自身でやれるように持っていくことなどにして、そのように正確な操作や方向を教師が出し、ふたりの心身要素により確立され心身習慣になるまで続ける。

　この道筋で再教育するなら、要素 (b) を忘れてはならない。少し考えればわかり、どんな変化であろうと脊椎が変われば、その必然的な影響により肋骨の姿勢や働きも変化する。(類推のために、船の竜骨のように肋骨がバネになって働いていると念頭に置けば、明確に以下の解説がわかる。) おそらく、肋骨の保持は各々の筋肉組織（類推として船の甲板）でなされているのだから、脊椎を曲げて肋骨を変形させるにはかなり強力な力がいるし、そ

の力学で充分に破裂した筋肉組織にならない限りはそうならない、と見られる。しかし同時に明確に、いくらかの遊びがあるのは間違いなく、そこに肋骨が順番に並んで自ら調節しながら新しい姿勢を取る。こうしたアソビが結果として人体に備わっている（そしてその結果、機構的に肋骨は船中にあり、肋骨に備わっている充分な柔軟性が発揮されていたならば）とすると、一緒になって両端を担い、「誤った」肋骨か「浮かんだ」肋骨か、どちらかになるだろう、というのも、下部に位置する肋骨は何処へも接続されておらず、胸骨にしっかり支えられているわけではないからだ。これが平坦にされ肋骨の曲線がなくなり自由な先端まできつくなると、向かう先は胸郭能力の減退になり、それはまるで、我らの描いて見せた船のようであり、その能力が減退するとしたら、我らが強制的に狭めて船の梁をきつくしているからである。その逆から見て、胸郭能力を増加するように持っていけば、当然遊びは増加し、こうした肋骨先端は離れる方へ向かい、我らの適用する機構的な原理にある巻き戻し動作の傾向で、伸長する脊椎をもたらす。

　上記の二つの動作がある、すなわち、再教育した「筋感覚系」と胸郭体積の増加がある、そこで、そのように応用し機構的な能力を得ればその手段で筋肉や肋骨が働いて伸長する脊椎になる、つまり、こうした動作はひとつの中心にある考えから派生していて不分離で不可分だ。

２．盲腸炎

　流行のような盲腸炎、これはいつでもまるで最大級の衝撃的な証拠であると私に見えるし、無能な現代的手法の観点が健康被害に表れる。幾度となく私は不思議でいっぱいになってしまうのだが、我らはここまで悪い状況を容認したうえで段々助長し、とうとう盲腸が摘出されるまで続ける。それにもちろんよく知られているように、手術がなされる多くの場合において、そんな状況に表れているところはそこまで極端な検査結果を示していないけれども、事例によって私の気づくところはそれにも関わらず、そうしたものが教育の行き渡っていない階級で起きているとは言い切れず、教育の行き渡っていない階級になるとさらに症状が悪くなり、年々有害な習慣で生活していて、そのせいで余儀なくされ大手術に至る。幸いにも、医学者でありながら異を唱えている一派があり、科学に基づき、全てで盲腸摘出をやるのでは

なく極端な事例でやるとしている、そうなると、ここに反対意見の証拠を挙げることが可能になり、それで相対的に易しくなれば、極端な状況は避けられ患部の完全治療が自然な手段でなされうるかもしれず、そのようにして、ずっと制限された側面に置かれるなら、こうしたチャンピオンが刃物を握らずにはおられなくとも、刻まれる生体数は減らせるだろう。

　疑問も疑いの影もなく、全体の枠組みが適切に協調作用していて、身体調節が正確に管理されていて、その際に採用する原理が私の表明したとおりになっていれば実践的に不可能だから、盲腸炎にはなりえない。問題を生じさせている根本原因は、不完全な調節がなされている身体で容認もしくは無理強いされ、内臓器官の位置が外れたり落ち込んだりしているところにある。第一の結末として、ここで圧力変化すると自然な内臓マッサージが欠落するけれども、普通状況なら自然な内臓マッサージがある。そうして便秘に繋がり、他にも様々な症状が出て、それが容認されると徐々に有害毒素が蓄積される。

　問題が既に目に見えてそれ自体でわかるほどになり、積極的な炎症を示しながら虫垂炎の徴候が該当部位にあるとしても決して遅すぎることはなく、私の手法は応用できる。新しい協調作用がこうした実例にたいへん迅速にもたらされるとすれば、そしてそれが後ほど確立されていくならばすぐに、誤った内臓圧力は解放され、それで許され自然に再び調節されて、内臓器官は元に戻りながらさらなる急速な快復へ、健康で通常な状況へ、大いなる拍車のかかるように内的マッサージが起きる。

　ある見地から今挙げた処方を眺めたり私がこれまでお知らせしてきた本章を見直したりしたところでひとこと申し述べておくならば、多数の生徒からの質問に、私の使うのは内臓マッサージでありそれを私のシステムにある再教育でやるのか、というものがあった。本書の第3部に「*理論と実践、呼吸の再教育について*」を載せたのでおわかりになるだろうし、私がこうした記述方法をしたのはすでに述べたように、上手い表現がないからで、能率的に理解するにしてもこの原理そのものが第一に重要だ。

　患者でも生徒でも配置を、ある姿勢で機構的に有利になるように、私はたいへん数多い機会で紹介しなくてはならなかったけれども、それがやれたら操作者として安心できた、というのも、内臓の各臓器で最大の動きが厳

密に自然の法則に従って起きるように生徒が習得すれば同時に、全ての内臓器官に最大機能が行き渡るからだ。こうしたやり方で有害な集積物は消散し、便秘は解消し、多少なりともだらけていた内臓器官は、つまりそれが原因で全ての問題が生じていたところは、復元され適切な配置にまとまって本来の機能を果たすようになる。

こうして見ていくと、上記の全ての事柄を必須要素とする予防や治療があり、それは盲腸炎にも対応でき、加筆すると、この原理を応用してきた莫大な数の事例において、医学的に手術が提案されていたところに、結果として実際に当該原理が応用されたから、その価値は個人としても種としても存在する。

盲腸炎にはインフルエンザ同様、おそらくほぼ罹患不可能な自然状態があるだろう、そうなると、病気はひとつの結果であるし文明社会で潜在意識的な調整を受けている機構から生じるがおそらく、この状況を我らが助長した場合のみ罹患する、そうなると、こうした非本質的な問題や慢性病が発生し続けその仕業で破壊され続けたとしても、それを止めることができるし、なにがしか一般的な認識をして必要な交換をやり、意識的調整をするようになれば、その部分が入れ替わった力学によって、乱暴な状態の表出するこんな慢性病は起きない。

Ⅲ.「*何があれば、外観上の徴候として改善がわかり、処置中の目安にできるのか。*」

改善の萌しは多方面にわたり必然的に様々で、それは自然と元からの不具合によるからだがしかし、ここからいくつかの特徴を示す典型的な事例を観てみよう。

我らの目にするところはまず初めに、典型的な不具合が身体にあると、配置のずれた部位か部位群で筋肉機構（事例によっては骨格までずれている）が働いているところ、つまり、不具合が留まりそれで投射された異常な緊張が筋肉に出ているか、それとももっと一般的には、筋肉群をそんなに緊張させているつもりがなくても全てにいくらか関連する不具合があるか、そうしたどれかになるし、そのように観察されたなら、指導者によって特定され可視化された特殊性や異常性があると言える。それから我らの特別な注意

Part II　意識的な指導と調整

を払わなければならない事実があり、ここでの関係において、こうした外側の徴候はお互いに*作用*する内的な不具合の存在を示す。外側の徴候も内側の不具合も一つの観点からではなく、双方に*結果*が出る。いくらかの過ちによる不完全な協調作用かそれで勘違いした機能のあたりに根本原因があり、そうなると、内側の不具合や外側の徴候は等しくひとつの結末であるし、それが我らにとっての指標になる。

　すんなり予期できるように、主なる指標は顔で見つかる。私にはそれが最も価値のある書類であり、その書き込みには好奇心のそそられるほどもつれたものも多く、時には警鐘をならす告白となる。表情が、目・唇・額のしわ・さらに多くを物語る重々しく動く顔の筋肉に出ており、そうしたもの全てを徴候として読み取れる専門家もいるかもしれない、そこで、この質問に直接お答えするなら、初期において外見上に表れる改善の徴候として見つかるであろうことは緩んだ表情にある、つまりその裏に、仕方なく不自然な表現で上記のようなよじれをやっていたとわかる。明らかに、私はここに全部を組み込めないに決まっていて、よじれが出るところの元にある様々な内側の不具合まで詳細にわたる徴候をいちいちあげつらっていかないけれども、ひとつ挙げておけばその例で、他のものがどれほど多様であろうともわかってもらえるだろう。

　次に疑問になったのは心臓肥大の症例で、この方が私のところに来られたのは知人の医者を通してだったけれども実のところ、非常に危ない症状が出ていたのはそれにしても氷山の一角で、奥に居座る原因があった。そんなわけでここに私の記述をしておくと、脊椎を内側に反らし、脚で不必要なたいへん異常な固め方をしていて、この患者は立位を取るときにそうやり、それから、胸の上部を有害になるまで高く持ち上げていた、そうなると、この最後の症状が影響しながら生産するものは、本当は、三次的な結果であったけれども、それがこの事例における最大脅威、すなわち、心臓肥大だった。さてこの患者の携えるある種たいへん興味をそそられる印象が顔に表れていた、というのも、第一に全般的な表現が緊張したまなざしやほほの筋肉に出ていて、第二に四つの非常に顕著なくぼみというかへこみというか、それが額にあった。ここで実に、専門家なら読み解くかもしれない極めて興味深いそうした徴候の記述をしておくと、私の処置が進むうちにこの患者は快復し、

269

適正な使い方で身体を動かし、結果的に完全な健康体に戻り、第一に消失したものを挙げると緊張した表情で、それが目や顔から無くなり、第二に戻ったものを挙げると、徐々に埋まっていき四つの興味深いくぼみは額から消えた。この事例にあった根本的な症状があまりにも印象的だったので、この患者の友人はみんなで言葉にして表情が変化したと、処置が進む中で伝えていたようだ。

　顔は、しかしながら決して唯一の指標ではない。数多くの不具合が進むと、そのやり方は固めたクビや喉の筋肉に出て、音質や音量が変更されて発声される。それから、そのやり方で動くと失敗になるような表現で筋肉動作する・不器用になる・非直接的な行為で単純な動作をやろうとすることなども、診断の手助けとなるし、そうした根本的な不具合や自然の流れに逆行しているところのどちらにあっても、楽な機能に進めば回復する。

　一般的にも我らの観察ができ、すっきりした肌や目つきになったら不具合が除去されたとわかるし、改善はより良い循環器系統で改善された血液の質によるもので、この要素によりもたらされた継続的に増加する能力で、有機体それ自体に浄化が進み腸や腎臓のみならず肌まできれいになる。

　もうひとつ最後になる記述をしておくと、全般的な改善は体型に出る、つまり、身体を支えるところに全体的な印象として協調作用が現れ、理知的な調整がなされているかどうかわかる。

　別の興味をそそられる面白い検査があり、協調している人なら意識的調整を携えそうやって使う身体を得ているはずである、それは、その人の手を観察すると、その人が両腕を落として脇においている姿勢を素のままでやっているところに出る。主な段階が三つあると観察されうるし、人類の発展においてこれはとりわけ遷移が多くたぶん常に厳密に発展しているのではなかろうが、それでもそう言えそうだ。第一段階を観察するなら低次の未開状態になり、オーストラリアアボリジニのホッテントット族など数多くの種族における初期の発達段階に見られる。こうした事例では、立位において身体を投げ出すように腰から後ろにやり、腹を突き出している、そこで検査すると、手のひらを前に向け、肘を内側に曲げ、親指を体から離して外側に向けている。第二段階の証拠は一般市民の今日ある姿にあり、立位において規則のように手のひらを身体の方へ向け、肘を後ろ向き、親指を前向きにしている。

Part II　意識的な指導と調整

　第三段階において適切な協調作用をする人なら、立位において手の甲を前に向け、親指を内側に向け、肘をわずかに外側に向けている。これは興味をそそられるけれどもほとんど知られざる検査で、私の実体験に置いて一度も失敗した事はなく、ひとつの指標として不完全な筋肉協調を表わす。
　私に確信でき、こうした返答を能率的に詳細までいくぶん広い試みでやり、件の三つあった質問に対応してきたけれども、そろそろ結論を示そう。ひとつ記述するのは更なる点であり、既に論点に上っていたものだ。
　ここでの疑問は、なぜ大多数の男女は呼吸を胃や胸の上部から起こすのかで、それを許してしまうといろいろな害悪になり、特に、肋骨付近の曲線を狭めると浮かんだ肋骨が締め付けられ固くなる。多くの女性の事例で、この原因は疑いようもなく窮屈なコルセットをはめているからで、コルセットは肋骨全般を締め付けるうえに、全般的に有害な締め付けは自然な遊び空間にある生命機能に及ぶ。しかしもうひとつ、私の見解による第一の原因は、よくある実践において赤ん坊を帯でぐるぐる巻きにして、生後まもなくからそうして子どもを拘束し、何ヶ月も幼少時代を過ごさせるところにある。この考えでやる実践方法は予防のためであろうし、男児でヘルニアが起きないようにしたり、その子らが暴れて泣き叫んだり咳き込んだりしても大丈夫なようにしているのかも知れないけれども、疑問は残り、おおよそ看護婦の手にきつくしたりゆるめたりする帯の締め方が預けられ、彼女らは大多数の事例で念を入れて「大事を取る」やり方でしばりあげるから、子どもには不要なきつさになる。明確に、幼少の習慣は維持されて一生続き、そこを破壊するような外側からの影響を受けるまでそのままだ。変形しやすい幼児有機体なら、そうされても呼吸器官の機能は即座に再調整されるだろうけれども、この害は徐々に集積し、あれやこれやの原因があってもなかなか表に顔を出さない法則性になり、そのまま人生の後ほどまで持ち越される。
　他の原因も存在し、筋肉機構になんらかの不完全な調整が出ていて、それで上手く行かないのであれば、不適切な訓練のせいだったり無意識的模倣のせいだったりするか、あるいは、どんな機会にも常に表出している子どもは無計画な体系において身体教育されていて、そんな教育が幼稚園や学校で行なわれているせいだ。
　それからここでこの章全体をまとめると、議論の余地はないから私には

進むしかなく、注意深く熟考した原理を私が知らしめたように、この原理はいかにも妥当であり、それと同時に、無理強いによってほんの上っ面だけを試験しただけの体育が学校生活を送る子供らや道行く大人らに広まっているかもしれないと、記述しておこう。我らが実に苦しんでいるのは、大英帝国のみならず欧州大陸や米国でも認識に失敗し、人類はもはや自然動物ではなく、その動物の生活習慣が依存している発達能力は直情に置かれていると知らないからであるし、全ての身体文化体系（どんなに多様なものがあるだろうか！）は必然的に失敗し、この状況は、人々が注意深く始めから終わりまで欠かさずに自由な使い方や意識で理知的に調整する心理になるまで続く。

Part III

Man's Supreme Inheritance

Part Ⅲ
理論と実践、新しい手法による呼吸の再教育
（初版 1907 年）

　誰であろうと発表に尻込みし、自分の考える最高の真実を言わないことにすれば、ずっとやりにくいままで時間が過ぎて行きかねないのだから、そこで、自分の自信を回復するために、自分で行為を見直し、個人的でない観点を取ってみてはいかがだろうかと、……。無意味ではないし、自分にそうして共感できる原理があっても、そこに反感を持つ他人もいるだろう。人間は自分の全能力と大志と信念を伴いながら、偶然の産物などではないがしかし、時間の産物である。人間の記憶しておかなければならないことは、自分は過去の末裔であると同時に未来の親になることで、そうなると、自分の思想はまるで自分の子どもが生まれるようなものであるから、不注意で死なせてしまうわけにはいかない。

ハーバート＝スペンサー　Herbert Spencer

（訳注。ハーバート＝スペンサー、英国人、1820 〜 1903。学校教育を受けず、父と叔父を教師とする家庭教育を受け、16 歳で技師として働き始めた頃の空き時間に著作活動を開始、1843 年経済誌『エコノミスト』の副編集長になるなどしたが、終生在野の研究者で通し、生物学・哲学・社会学・倫理学などの著作がある。有名なものは「総合哲学体系」全 10 巻だ。適者生存というのはこの人の造語だが、自然淘汰か獲得形質の遺伝か、どちらかというと上記の引用文で見られるようにダーウィンよりもラマルクを支持していたようだ。ちなみに明治時代、日本の思想にもスペンサーの*社会進化論*は大きな影響を与え、個人の自由を主張した点で自由民権運動に、社会を有機体的に捉える側面で明治政府の国権主義に、それぞれの形で受容された二面性をどのように考えるのか議論された。）

Part Ⅲ　理論と実践、新しい手法による呼吸の再教育

第3部の導入

　おそらく興味を持った読者が知りたくなる手法かもしれないし、それを私が発見したのは結果であり、現実に起きたたぐいまれな実体験を通して私にそうした知識が得られたので、以下に示す、
1. ずっとむなしい試みで除去しようと、個人的な発声や呼吸の不具合に対して既成の体系に頼ってやっていた、それで、
2. しばらく訓練を続けるうちに、独特の根本原理に出会い、そうしてやっと除去へ向かいそんな不具合を減らせるようになった、それで、
3. 個人的に実際にそうやってそんな原理を応用していたら、呼吸や発声や健康などの見地が得られた。

　私が最初に伝えることになったこの手法は上記のように進化し、医師の紹介で患者が訪れたのはかれこれ、1904年6月から遡ること10年前だ。1904年6月に私の紹介したこの手法が先鋭的なロンドンの医師の目にとまり、その方は調査後に決起して、この手法の存在をひとりの医師として述べるなら「もっとも能率的であると知った（自分がいた）」と。この手法でやれるものを以下に記述する。
　*教育*において。
1. 予防になる、特定の不具合が以下に参照するようになる、つまり、
2. 正確で適切な使い方になった筋肉機構で、問題となっていた呼吸は変わる。

*再教育*において。
1. 除去される、特定の不具合が以下に参照するようになる、つまり、
2. 協調する使い方になった筋肉機構で、問題となっていた呼吸は変わる。

　上記の2にある結果は、呼吸機能を能率的にさせるのみならず、確実に通常の動作をやらせて、*内臓器官*に自然なマッサージが戻り、必然的に生命機能は適切な働きになり、そうして維持された適切な状況にあれば、健康になる。

FMアレクサンダー

1
理論の立つ呼吸の再教育

　人工的な状況の近代生活では、相対的に屋外での自由な身体運動が不足し、その延長で呼吸能力に不適切な使い方が及ぼされる。耽溺する有害な習慣が食べ方や姿勢に現れ、その原因は同様に習慣となって受け継がれ、無意識的模倣で「第二の自然」になり、大多数の大人が今日あるように、子どもまでも幼少期からそうやる。
　通常の状況なら生き生きと動作する構成要素になるはずの部位が、呼吸機構を大いに干渉する、そうなると、全般的な神経の弛緩がもたらされ、弱々しいしまりのない動作が恒常的になる。
　胸部の機構を司る主導的な働きは特定筋肉にあるのに、そこでの呼吸動作を全く不活性のままに人生の大半を過ごしているうちに、他の部位は決して意図されておらず自然では独占的にそんな動作をしないところだけれども、そちらが働くようになり、単に援助か変化するために利用されているうちに呼吸動作が完全に入れ替わる。
　このようにしてひとつの状況が生じ、姿勢や身体の左右対称性、それから優雅に通常の曲線を描いている全体像などが歪められるほど入れ替わったり変更されたりする。
　胸部（胸郭）の体積や可動性は減少し、その形（とりわけ腰椎付近・鎖骨・両脇の下部）が有害なやり方に変えられて、内臓器官は配置移動を余儀なくされる、そうなると、心臓や肺やその他の生命器官が落ちる方へやられる、つまり通常の位置から下垂する。胸部が不適切に固められた空間になる、そうなると、その意味は明瞭に減少させられた「生命能力」である、それに配置移動を余儀なくされた生命器官がその中にあるから、重大な要素として妨害になり、自然な動作で部位が動かなければ問題が起き、それ故に不可能になり、自然な働きによる完全な機能はなくなる。そのような状況は、自然に化学物質の変化する適切な人間有機体ではない。

Part Ⅲ　理論と実践、新しい手法による呼吸の再教育

　循環経路が深刻に干渉されて、不適切な酸素供給の血流となり、全体が妨害され、適正に栄養が回らず不純物は浄化されない、なぜなら、排出回路の作動が遅延状態になると、ゆっくりではあるけれども確実に外部からの物質が有機体全体に蓄積するからであり、遅かれ早かれそれが原因でひどい症状の病気になる。
　即座に理解されるように、不具合が数あればそこで作り出され、目立った低下状況は様々な身体器官に及び、またよく知られるように、ある器官の病気抵抗能力が依拠しているところは適正に機能する能力であるし、それがまた役割上依拠しているところは適正な活動である。
　中国医学の記述に記録が残っていて、紀元前2000年から利用されている呼吸訓練があり、ある種の病気に治療方法としてあてがわれていた。それ故に明確であるのは、人々の問題が達している地点である、つまり、

1．この段階はヒトの進化に関連する我らの時代、すなわち、再教育が要求される時代である、そうなると、
2．ヒトのおかれた段階を観察し、原因と結果においてよく起きる今日的出来事を取り上げると、ヒトの誘導されるところに再教育が必要とわかる。こうした再教育を欠かさずにやれば快復へ向かい、誕生時の赤ん坊が自然な状況で普通にやっていたように誰でもやれるはずであるがしかし、それが徐々に低下するような状況下に近代生活を送っている。

　近年かなりの人数に上る医療専門家の主張によって計り知れないほど大きな価値があるとされていることは、呼吸機構を育み発達させ向上することであり、そして彼らが結論へ導かれたのも実践的な結果によって確保されたからで、呼吸の再教育と組み合わせて適正な医療的治療を施すやり方があるとわかった。

医学的見解、問題になる有害な結果は干渉によるもので、不適切な使い方にある呼吸過程が関与しているという内容

　ガイズ病院の外科医であるW＝アーバスノット＝レイン氏の授業が、ランセット誌1904年12月17日付け1697ページに載っていたので論点を観ると、呼吸容量の減少はたいへん重大な要素となって活動低下を引き起こし、それが身体全ての生命過程に及ぶとあり、それから第一の事実として、気体交換や酸素供給が不適切になるのは結果であり、内臓機構で深刻な入れ替わりが生じたせいであり、その後、こうした非能率的な気体交換で消化系過程まで損なわれる、としている。

　治療に関する授業でヒュー＝A＝マッカラム医学博士は「ビセロプトシス（内臓下垂）」に触れ、BMJ（英医学ジャーナル）1905年2月18日付けに載っている指摘で、女性の90％以上が苦しめられている神経衰弱（神経の能力が衰退している状態）があり、そんな皆さんはビセロプトシスの被害者で、さらにこの状況の現れるところを挙げると、悪い立位・不完全な使い方にある下部胸郭・張りのない内臓筋肉系があり、そうして誘導され不完全な腹腔内圧力になる。マッカラム博士の記述では、フィラデルフィアと英国のキースに置ける二つの症例をジョン＝マジソン＝テイラー博士も同様に第一に指摘していて、根本的に、こうした病気の開始は胸郭で誤った姿勢で誤った使い方をやるところにあるとしている。

　ランセット誌1904年12月24日付けの記事に以下の記述が見える、

　　いったいどんなものが原因であろうとも確かなのは、都市住民の苦しむ便秘や結腸弛緩性が増え続ける件数として存在すること、それから、下剤・浣腸剤・按摩などは無力で予防にならずこっちの便秘やあっちの便秘が進行中であることだ。

回復期

　呼吸の再教育に価値があるとして、治療方法にとりいれたら回復したと指摘されており、最近（1905年）の事例ではM＝ザイアデイ氏とM＝ローゼンタル氏による論文が会議で読まれていて、その団体名は病院医師の会

Part Ⅲ　理論と実践、新しい手法による呼吸の再教育

(the Société Medicale des Hôpitaux) という。

抜粋で、ランセット誌1905年2月18日付け463ページの記事を以下に載せる。

　……一般に、非効率な呼吸はひとつの原因であり、全般的に衰弱状態になり、それ自身が顕著な病気の後遺症に見られる。簡単に認識されるのも患者に以下のような症状が現われているからで、すなわち、胸郭に非効率性があり、胸郭の現象として動きがないか不完全である、そうなるとさらに、横隔膜に非効率性が示され、内臓の現象として不稼働や退行を起こしながら呼吸されていた、そうなると、この状況は疑似肋膜炎と一致し、それが肺の基盤に生じていた。

　呼吸の再教育とは、医師諸君の見解によると特定の治療方法で呼吸の非効率性にあたることのようだ。事例群において回復期に一定の生産がなされており、発達する三つの結果にまとめられ、すなわち、拡張する胸郭・利尿作用・体重増加であった。そうして推進され、生命機能が注目すべき度合いで回復し、顕著な病気後に全般的な健康状態へと患者は急速に改善した。それは当然他の形式にある治療方法と組み合わされていたけれども、他の形式にある治療行為に広がりが出たのは呼吸の再教育のおかげだ。

こうした事実があり、欠陥が予防されたと同時に回復に向かい適切な動作になったことは明らかであり注目に値する。以下にお見せすれば、読者にも確実に理解できて何が必要であるかわかるだろう。

1．*予防*において。
何度も教え込んで適切な精神的態度になり、そうした動作で呼吸するように子供らに伝える、わかるまで必要に応じてこういった詳細にわたる指導を正確に訓練する、こうした呼吸訓練を続け、適切で正確な使い方の呼吸器官が働くようにする。

2．*回復*において。
ひとつか複数か全ての不具合が前もって肉体で特定されているならば、そこに再教育が必要であるし、ひとつの目的は除去であり、不具合が生じる

のは悪い習慣などのせいだからそれをなくし、それからもうひとつの目的は回復であり、適切な状況に戻す。呼吸機構は通常*無意識的*だから、そこで必要に応じて取り返し、呼吸機構を最大効率の使い方にするために、進展するやり方で*意識的*調整をして、通常な状況が回復するまでやる。しばらくそうしているうちに完全に無意識的な調整になる、つまり、それが元々存在していたようになり、以前のように呼吸や肉体の不都合がないところへ戻る、そうなると、特別な意図はいらなくなる。

Part Ⅲ　理論と実践、新しい手法による呼吸の再教育

2
過ちを避けると同時に事実を記憶して
理論を立て実践する呼吸の再教育

　どの能力にも必要とされる適合性があり、その機能でなされる行為は本来の機能でなされなければならない、そうなると、もし仮に、その機能が行為される際に置換した部位でなされたならば必要な調節は決して自然に起きなくなる、そうなると、それにしてもそこで自然は変形されて、適合するように人工的な脚色を受け、自然本来の配置は代えられる。

ハーバート＝スペンサー

　良くしようとどんなものをやってみたところで、現象としては有害になるかもしれないし、そうした結果は、無分別に応用されたり不適切な使い方になったりしているせいかもしれないし、そのうえ、数多くの権威筋による報告では、こうした事実に関連して呼吸訓練が取りざたされている。読者への道案内になるよう細部までそんな有害な結果を挙げるなら、有害な結果の生じる試みがなされているのはいわゆる「深呼吸」であるから、呼吸や身体文化（体育）訓練で実践されているところや、その関連で指示に組み込まれているところなど、そうした原理の主張を認識して呼吸の考察をしよう。
　まず指摘させて欲しい点があり、呼吸の教育もしくは呼吸の再教育で明らかな成功を遂げるとしても、生徒の心理にすっかりたたき込まれるくらいに真の原理を取り入れ、その応用で大気圧・身体平衡・重心を利用し、ある姿勢で機構的に有利になるまではできない点であるし、そうして入れ替わることになる拡張と収縮があり、それが胸部で問題になる。言い換えると、*適切な精神的態度を持つことが必須であり、呼吸の教育あるいは呼吸の再教育に向けて、特定の動作で構成される訓練がそこに内包されていると同時に、適切な知識や実践を伴う働きによる真に一義的な動き*が、ひとつずつ全部の動作にある。

ここで印象付けておくと、私の認識したこうした事実を応用し実践で使ってみたのはもう20年以上も前になるけれども、他の体系における形式からはずっと全く看過され軽視されてきたし、以前も今も相変わらずそのままだ。実は、私の紹介した手法をロンドンの医師諸君は即座に認知し、価値のあるこの重要要素を知ったけれども、そこで驚きが表明され、こうした重要性が以前は主張さえされていなかったところで、見えてくれば実践的な観点からこれがたいへん重要であり、呼吸の過ちや不具合が除去される（再教育）だけでなく、そうしたものが予防できる（教育）とわかったようだ。
　適正な精神的態度、と私が何度も繰り返すのは、これが全く重要だからだ。それをいい加減にすると深刻な不具合は数多く生じるし、よく不具合に遭遇する文明社会の人々の呼吸機構では何をやろうと助長されるのに、お決まりの「呼吸訓練」をせっせと練習している。

1．「鼻をすする」あるいは「あえぐような息」。
　「深呼吸」のなされるとき、もし仮に、鼻腔を通過し大きな音で「鼻をすする」のが聞こえたら鼻翼が狭められているし、口を通過してなされていれば「あえぐような息」の音がする。その生徒にちっとも教えられていないことがあるというのも、もし仮に胸部が適切に拡張しているならば、すぐに肺が空気で満たされるように大気圧が働くからで、全く同じ現象を見たければ、ふいご（じゃばら）を空気で満たすのに取っ手を引けば良い。
　よく知られた事実だけれどもたいへん残念で、多くの教師が呼吸や身体の訓練にあたり実際に生徒にやらせ、得たいものは増加する空気供給であるのに、鼻から音を立てて息をしなければならないとされている。
　さらにひどいのになると、多くの医療関係者は罪作りなことに似たり寄ったりの指導を患者にしていて、個人的に実演してどうやって「深呼吸」するか教える時に、医療関係者は「鼻をすする」音を大きく立てるように狭めた鼻翼をもたらし、アタマを後ろへ投げ出し、干渉が重心に及ぶやり方をやっている。当然必要なのは単に、彼らに留意してもらい、大気圧の法則があってその応用で呼吸がなされることや即座に自分の過ちに気が付いてもらうことになろう。
　そうした状態における事象が提出され目の当たりになれば、嘆息するほ

どの無知が流布されてこの20世紀においても絡んできて、著しく必須になる機能としての呼吸、これがないがしろにされていて、そこを見直し我らが気付かなければならないほど深刻な状態にあるので、いくつかの観点からこれは本当に痛ましい。

ほとんどの方が、「深呼吸」をするように依頼されながら進めていくとすれば、要するに、私の使用するこの用語を話している何万人もの人々がいて、そのなかで私が実験をしてきたところでは、つまり、「口から空気を飲み込むようにして肺に入れ、胸を拡張する」ようになされていたけれども、そこはもちろん、第一の動きとして胸に適正な拡張が起きるべきであり、その動きを元にして鼻翼が拡張へ向かい、肺が空気で即座に満たされ、そのように大気圧が働くから、なにも有害な圧力低下をやらなくてもいけるはずだ。

2．有害な「鼻をすする」動作をやっている最中に見られる事柄を以下に記述する。
 （a）喉頭が不必要に押し下げられ、同様に横隔膜も不必要に押し下げられる。不必要な緊張が、上記の不自然に押し込められた喉頭やその周辺部で引き起こされると、間違いなく最大要素となり、喉の諸問題を起こす原因になり、とりわけ職業的に発声する人で問題だ。これを有り余るほど証明できる実践的な試験があり、私がここ12年ほどかけて作り上げたやり方になる。私の成功事例には、ロンドンにおける演劇や発声を職業とする卓越した団員も数々いて、その人らを私のところに送り込んだのは彼らの医療的な相談者であった、とここで触れておくのも関係あるだろう。
 （b）胸の上部が不必要に持ち上げられ、ほとんどの事例で肩も同様にされる。
 （c）背中が不必要に反らされ腰椎周辺でそれが顕著になる。
 （d）腹部が全般的に突き出され、腹腔内圧力に異常な混乱が出る。
 （e）アタマは投げ出されて後ろへ行きすぎ、クビは不必要に固められ短くなり、全部一緒にそれが起きる、ところが、そこは完全に緊張から解放されているべきである。
 （f）胸部でやりすぎの拡張が起きると、他の部位に分けられるべき拡張

が起きなくなり、とりわけ背中・腰の部分で収縮が顕著になる。
（g）呼気の最中、胸上部に不要な下垂が発生し、そのせいで有害な腹腔内圧力の増加が生じて、血流はせき止められ薄く覆っている静脈や耳様突起などを上手く流れず、心臓の動作に影響が出る。
（h）不必要な喉頭の引き下げで適切な配置や自然な動きは邪魔され、舌に及ばなくなり、適切で正確に解放された口で形作られると共鳴する口腔にならず、それを必要とする発声で真の「あー」という音がやれなくなる。よく知られているように舌は喉頭に繋がっているからそれ故に、どんな不必要な抑圧であろうと、それが後者（喉頭）にあるならば必然的に干渉が起きて、前者（舌）に自由で正確な動きがなくなる。
（i）アタマが投げ出されて後ろに行きながら開く口になる。これはよくある過ちで、職業的歌手でさえやっているけれども、ある瞬間に熟考された動きがアゴで起きる、つまり、解剖学的な見地から現すと、動作を下向きにやるのに努力なしになされるべきで、そしてもうひとつ、必ずしもアタマを後ろ向きに動かす必要はなく、結果的に解放された口をやるには下がるアゴがあればよい、なぜなら、実のところ、後者（アゴだけ）の動作はずっと容易で完璧な行為になり、もし仮にアタマを残して直立したままにしてどんな偏りもさせなかったならば、そうやれる。声を使う人は誰でも習得するべきで、口を開くのに、アタマを投げ出して後ろにやらないことだ。非常に明瞭な利益が得られるので、人々は上手く確立してそれを習慣にすると良い。

よく知られているように、実践されている「身体文化」訓練の数々が原因となって気腫になるとこのように提示され、不自然な呼吸訓練がこうした事態を招く。私の参考意見をここに載せる理由は紹介したい事柄があるからで、それは原因を成り立たなくさせて気腫などにさせない手法であり、そのために呼吸の教育や再教育を私の練り上げたようにやる。

気腫の原因となる可能性は以下の通り、

1. 肺細胞や肺組織で柔軟性の減衰する結果は、肺に不必要な拡張をもたらすから生じ、そのうえ長時間それを保持したままこんな拡張姿勢を取る

などやりすぎになっているからである、そうなると、
2. 過度の胸郭内圧力になり、ある試みで呼気や身体行為をなす際に換気細胞上に残存する空気があると、詰まった状態のまま結末を向かえ、その手段で、肺からの排出口が一時的に閉じられるように声帯と心室帯がひっついて動く。

　もし仮に、基盤となる原理に従って私の手法を観察すると、上記の状況は表出せず、実践的な訓練中にも見受けられず、肺気腫はそれ故に発生せず、それだけでなく、おそらく以前に肺気腫のあったところに治療効果があがると見られるだろう。
　第一の地点において、ある傾向として過度の拡張をする部位や部位群をどこだろうと胸郭周辺でやっていたとするならば、ここに触れないその他の部位においても、予防へ向けて、詳細まで個人的な指示を受けながら、関連する訓練をひとつずつやり、それを応用して個人の不具合や奇癖を生徒が無くしていく。そのうえで機構的に有利な身体形状や胸部均衡を想定し、一連の訓練を根本に据えて、そうした部位での行為が最少の努力でなされるように仕向け、誘導を続けて、それにもまして調整された拡張が胸郭全体に及ぶようにする。以下にそうならないものを示すのは、あまりにも多くの事例があるからで、胸の一部だけで過度の拡張をやり、他の部位に分配されるべき拡張があるのにそちらは収縮している事例で、そうなると、ひとつの状況に含まれ、例えば、横隔膜で過度の押し下げを吸気時にやっているようなものだ。この後者の事例において、肩胛骨の上下で沈み込み腰椎周辺で反らした状態になり、内臓にやりすぎた突出が起きて内臓器官の配置がずれ、身長は減衰し、喉頭を過度に押し下げ、重心が投げ出されて後ろに行きすぎた状態になる。
　こんな*衝撃的外見*になっている人は今までずっと訓練してきた*呼吸訓練*によって、やりすぎた*脇の拡張*を肋骨下部に起こしながら、部分的もしくは全てにおいて上記にあげた不具合を表出する。こうした過度の拡張を起こすと胸下部にやりすぎた広さが出るし、若い女性のかなり数に表出される全く老成した外観はまさしくその結果だ。呼吸訓練の伝え手が歌の教師であり、それがとりわけ能率的にもたらされると、こうした望まれざる有害な状況を

迎える。
　必然的に指導原理を留意しておくべき教師と生徒であり、その双方で確保して、最少の努力で完全な使い方を構成要素にした機構にし、懸念とされる呼吸や発声にあたる。そうすれば遅かれ早かれ、適正な可動性・能力・速度・完全な調整となる芸術的操作が続いて生じるに違いない。
　ほとんどの人々は教師も生徒も同様に、思いつくか実践するかいずれにせよ呼吸訓練になると、ひとつの固定観念に捕われている、すなわち、呼吸訓練の根本を大きく拡張した胸部にするところにおいている、けれどもそこには、適切で正確な収縮が等しく重要である。実に多くの実例で呼気動作に求められる注意があり、吸気動作以上の細心さがいる。
　注意深く観察すれば見えてきて、人によっては吸気を「鼻をすする」ことや「口から飲み込む」ことでやっていて、そうすると常に実体験は大いなる困難を伴い、呼吸調整しながら話したり歌ったりするのも、その行為で呼吸訓練している最中にもつらくなる。これは真実であり続け、空気を排出する通過経路が口であろうが鼻腔であろうが、不完全な使い方にされた胸郭機構やその結果にでる損失のせいで、機構的に有利にならない間はそのままであるし、既に参照したように吸気の最終部分がそうなっている。
　自然で強力な空気調整能力がそれ故に不在となり、その不在が原因になって声帯に過度の接近が起きるうえに、排気はおそらく心室帯の働きで阻害され、その空気は以前には解放される状況もあったけれども、その後不適切で不完全な調整をされるようになった。
　声の使い方において憂慮すべき増加傾向が示され、このような欠損した呼吸調整にある胸上部で、かなり急速に無理な圧迫を受けながら発声される。
　これは重大事だが驚くにはあたらない、というのはもし仮に、ひとつの機構的有利性が必ずあって、そんな胸郭が適切に拡張して吸気されるとすれば、同様の調整能力が必ずあって、呼気にも働くはずだけれどもそこでもし仮に、呼気の際に胸上部が落ち込んでいたならば明確に証明でき、有利性の指標は現れないからだ。

3
呼吸の再教育を訓練する

　我等がしっかりと大自然の手法を捉えたならば、そこに見えるいずこにも莫大な結果がもたらされているし、それが重合された微細な行動によるものだとわかる。

ハーバート＝スペンサー

習慣と関連する奇癖や不具合

　精神や身体の奇癖や不具合は男女における結果であり、遺伝や後天的な習慣が原点にあるので、そこに関連して、立位や座位の姿勢・歩き方・ある位置に肩や肩胛骨を置く・腕の使い方・ある使い方の発声器官で話す、などが見られる。

　こうした家族の奇癖や不具合が無意識的に採用されたのは子ども時代であり、それがより顕著に次世代へ引き継がれることもありがちで、そうして身につけた習慣は良かろうが悪かろうが、実例として存在する。私はしかしながら自分を抑え気味にするつもりで、あげつらうのは諸々の有害な傾向とし、ある理解で悪習慣を捉えてから必ず考えなおして、そのうえで教授する原理を採用した私の手法があるので、呼吸を身体的に再教育するところでお見せしよう。

　主な奇癖や不具合は大きく下記のように指摘できるだろう、すなわち、
1. 不正確な精神的態度の向けられた呼吸動作になる、そうなると、
2. 欠損した調整が重なり、不適切で不正確な使い方になり、そんな構成要素の部位は様々な機構に出て、胴体・四肢・神経系などに現れる、そうなると、
3. 身体や胸の均衡が不正確な形状で図られて、そのせいで結果的に立位や座位の姿勢に不具合が出て、干渉が起き、正常な姿勢や形状の脊椎、同様に肋骨・肋骨付近の曲線・生命維持に不可欠な器官・内臓器官など

も邪魔される。

　再教育とは、ひとつあるいはいくつかあるいは全てのこうした奇癖や不具合が表出している時、その意味は除去になり、存在している悪習慣を無くすほうへやる、そこで、以下に示唆し、いくつか主な原理を教授手法に及ぼし、このような再教育の基盤をなすところを示すと、
　(a) そこでは人間の機械性が問題になっていて、大自然は部分的に働くことがないけれども、全てのものをひとつの全体として扱っている、そうなると、
　(b) そこにひとつ、適正な精神的態度の向けられた呼吸活動が即座にたたきこまれるように、ひとつひとつの呼吸動作を実践的に訓練するなら、直接的な結果が選択されて、第一に第二にそれから次々に、動きの必要に応じて適正な行為になるように、そうした動作が初めから確実に指導され、そのように生徒が学ぶ。

　証拠になりそうな興味深い事柄に触れるため、FRSのWマーセット医学博士とロンドンのハリー＝キャンベル医学博士・外科医学士の意見を載せると以下のようになる、選択されると、それで充分に直接要求に沿った呼吸能力となる、一方で全ての身体的努力は全く無関係である、そこで大いに有利になるために後者（全ての身体的努力）をせずにいれば、増加する生産物に老廃物は出ず、傾向として胸郭の硬化になる原因を造り出すこともない、けれども例えば、胸で多少なりとも遅延した動きが起きるとそれが生じる。実験者のマーセット博士によると、ある時間内にある人が能力を出し続けて筋肉収縮を必要なだけやり、錘（おもり）を持ち上げた回数を計る実験で、依拠しているのは忍耐力であって、脳中枢が要因になって動作する選択をすることのほうが、筋肉能力に頼るよりも強力であるとわかった。実例が引用されていて、ある男性が持ち上げた重量は約2kg、これを203回繰り返した、それから休憩をはさみ、無理な行為の呼吸動作を止めさせたら、同じ錘を同じ高さまで700回持ち上げた。
　筋肉の発達や胸の拡張に観点をとったハリー＝キャンベル博士は著書において、サンドー選手の事例で呼吸の仕方を示している。結論は明らかに興

Part Ⅲ　理論と実践、新しい手法による呼吸の再教育

味深い。博士の指摘がある、サンドー選手の主張によると増加可能なサイズは胸囲で14インチ（約35cm）となっていた、そうなるとすなわち、胸囲48インチから62インチ（120cmから155cm）になる。キャンベル博士がそこで表明した見解は、そうして増加したとしても、ほぼ全面的に結果は増大した大きな筋肉がくるんでいる胸であるし、そしてほぼ確実に、骨格的な胸部（胸郭）で増加が起きてもせいぜい2〜3インチになることで、というのも、視点を選手の「生命維持に必須な容積」に置けば、それはたったの275立方インチ（約4リットル強）であるからだと。

（医師諸君に対して、もう10年間以上も私が注意を促してきたのは、ごまかしが一般的な胸囲計測方法・害悪が施される肉体訓練・「気を付け」の態度が流行っている、そんな軍隊生活であったし、それから、有害な結末が教練されている学校において、不運な子供らは無理矢理と思われる姿勢を取らされ、それでは全く兵隊と同じで、衝撃的な特徴としてやりすぎで有害になる反りかえった格好をして、腰椎においても数えきれない不具合が不可分になり、不自然な姿勢から生じている、そうしたことだ。）

そうして身体形状や胸の均衡が即座に改善されると、どのような状況（除外されるのはもちろん構造的不具合が組織化された場合だが）にあろうと、そのために、価値の高い機構的有利性が確保され呼吸動作に起きてくるように、徐々に改良される訓練がなされ、それは、そんな習慣が確立されて、人間の身体で重力の法則が働き適切な仕事が出来るようになるまで続けられる。

この機構的有利性を取り上げて特別な価値とする理由は、その意味が予防になるからであるし、呼気の最終部分でやりすぎで有害になった落ち込みが胸上部になくなるからである、というのも、落ち込みをいつも表出している人々は実践的にお決まりの呼吸訓練をやってきたようで、そんな生徒は機構的有利性を奪われ、これがあまりに必要不可欠なので、適切な行為で次の吸気動作をやれないからだ。

機構的有利性があれば続いて当然、拡張や収縮する胸郭で増加する動きとなり、そうした動きが適切に完全に調整されるまで続く。

さらに、こうした拡張が第一の動きとして保証され、増加する胸部能力があれば、必要に応じて大気圧で通常の気体交換がなされ、不要な圧力低下は生じない、というのを言い換えると、拡張時に寄与される機会に肺は空

気で満たされ、一方で収縮時には大気圧に打ち勝って肺から空気を押し出し、そうして同時に確立された調整能力により呼気の速度や長さが決まる。

呼吸器官でやりすぎて、有害になるほど空気圧が低下したり、その結果、縮んだ鼻翼になっていたりすると上手く行かないし、大気圧は統制された呼吸速度で肺を満たすように働かない。

これは価値が高いとすんなり理解され記憶してもらえるだろうし、「鼻をすする」やり方の呼吸方法にいつもこうした低下状態が表出し、それが原因になって縮んだ鼻翼になる。もうひとつ、そうした傾向が原因になり呼吸器官の粘膜が充血すると、この吸い込み体系に前触れとして、カタル（粘膜炎症）や関連した害悪となる喉の不具合・失声・気管支炎・喘息・その他肺関連の症状が疑われる。

初回レッスンから内臓領域に効果が及び、そうしたところで多かれ少なかれ血液が停滞を離れて肺へ流入すれば、さらに他の部位でも身体上に効果が現れる。腹腔内圧力が多少なりとも回復してくれば徐々に傾向がもたらされ、恒久的な確立へ向かい、正常な状況になる。

きつく締め上げたりコルセットを使用したりするのは戒められるべきで、治療に際して、突き出た内臓に採用されるのはそうした原因を実践的な手段で取り除くことになろう。いわゆる矯正器具が内臓壁に対して不自然で有害になる理由は、その傾向により筋肉をより軟弱にするからである。そんな呼吸機構が再教育されるべきである理由は、その意味として再教育により、強力な支えが大自然によって供給されるからだ。別の言葉では、肩胛骨の上下に沈み込みを起こしたり腰椎を過度に反らしていたりすること、それが困った要因であって直接の原因になり、突き出した腹部になる、要するに、それが除去されたら正常な状況の内臓筋肉が確立される。この意味はたいへん確固たる改善であるし、外観上にも全般の健康にも表れる。

内臓の状況が改善（内臓器官や発達する内臓筋が改善された配置になる）すれば形作られて、呼吸動作も改善される、要するに、ひとつの事実がすんなり理解されるとすれば、私の指摘したように、動きの生じる部位が相互依存しているところだ。腹腔領域に誤った膨張が現れている時、そこに横隔膜を不必要に下げた呼吸が見つかる、つまり、過度の抑圧を横隔膜でやりながら呼吸されているとき、干渉があり、重心の配置が変更されて前のめりにな

り、その補償をするために腰椎周辺を後ろに反らす。
　しばらくして、いわゆる改善された使い方で構成された部位になれば、その機構で吸気する際に、望むのであれば確保され、横隔膜が下がっても同時にその瞬間に、その状況にある腹腔領域が実際に改善されることもある。
　改善した呼吸に入れ替わるように確保され、胸郭の拡張や収縮が徐々に増加すると、肺の通気が増加し、酸素供給や二酸化炭素排出が速やかになる。
　肺臓内で余剰空気の分量が大いに増加し、そこで仮に、呼気を常に向上する呼吸訓練として、調整されたささやき方で母音を発声する実践をすると大いなる利益が生じ、とりわけ、空気を長時間肺に留めておくことから利益を得られる、というのも、適正な腹腔内圧力によって必要に応じて働けば、適切に供給された酸素が血流に乗り、必要な分量の二酸化炭素が排出されるからだ。
　こうしたささやき音を導入する意味は、適切な使い方の発声器官で形成される発声方法をしていればよくある悪習慣がほとんど関わってこないことや、問題部位を完全な協調作用へ持っていくために不可分となる適正な調整ができることにあり、そのためにささやく発声をする。
　急速にきれいな肌になり、蒼白だった顔色は自然色になり、脂肪分の燃焼に向けて充分な酸素が供給されるから肥満症では脂肪の減少が起きる。
　このように減少した体重やサイズはしばしばたいへん印象深く、同時進行で発達が起きてきて、内臓壁で弛んでいた筋肉群が働くようになり、問題のあった部位でも結果的に動作が改善される。

結論としての印象

　以下に提示し注意を喚起するのもずっと遠くまで届き得する結果が欲しいからで、うまく思いつかず、満足していないし理解しやすくもない命名だが私なりの呼称をした、呼吸の再教育だ。
　これはひとつの手法であり、それがなされるのは維持管理や治癒のためで、こうした身体状況は正常な子どもであれば誰でも生来のものだ、そうすると、その存在によって確実に適正な水準で健康が保たれて適切な病気抵抗

Man's Supreme Inheritance

力を示す、そうすると、その反対の力学においてもし仮に、深刻な病気が起きたとしても、これが役立って波の向きを変更し、決定的瞬間において回復へ仕向けることが出来る。そのような状況が保証された世代の意味は復活世代であるし人類種が今日構築できうるうるものだ、そこで、私はためらうことなく開始し、この結果が確保されるように今までの20年間を費やしてきたし、とりわけこの13年間はロンドンにおいて協働する優秀な医師諸君に恵まれ、そこで私が正当に評価されたように、実践的な応用として、この原理に基づく新しい手法で教育もしくは再教育すると評価できないほどの勝利を手に入れ、不利益や悪習慣が我等の近代生活で生じていようとも、そこで、明らかに偉大な要素を挙げて成功裏に阻止すれば、人類は肉体的な不活性を生じなくなるだろう。

FMアレクサンダー

付　録

アフォリズム・教えの言葉　1930年代
「講演と論文集　FM アレクサンダー著より」
池田智紀訳

【第16章】

　FM アレクサンダーのレッスンから122個の引用句が、エセル＝ウェブによって書き留められた。彼女はアレクサンダーの助手のひとりである[原注]。1920年代と1930年代にアレクサンダーの秘書として彼女は働き、アシュレイプレイスにあるアレクサンダーの教室とは別に小さい事務所を代行していた。事務所と教室の間にある扉はたびたび少し開いており、どのようにアレクサンダーがテクニークを教えたり説明したりしているか、トレーニングコース中の教師や生徒達は時々「立ち聞き」していたのだろう。エセルが秘書として働いていた席から、レッスン中の会話を聞くことができた。時折、紙とペンを持って彼女は扉に忍び寄り、このような「格言」を書き留めた。

　戦時中、建物は軽い爆撃の被害に遭ったが、彼女の覚え書きを保護するために、バーロー博士はそれを移動した（彼女とアレクサンダーはこのときアメリカにいた）。アレクサンダージャーナル（7号、1972、pp.41-48）で、バーロー博士はそれらを後に発表した。その内容はここに示された版である（原典の所在は不確かである）。

　アレクサンダーの言葉に付随していた語調と身振り手振りを我々は知ることができないが、それは彼の発言を明確にしていたり、あるいは意味を修飾していたりしただろう。記録された言葉は、教えている状況の「断片」を我々に与える。すなわち、この引用句はテクニークについての簡潔であると同時に辛辣な言葉なのである。

　（原注　ピップ＝エセル＝マリー＝ウェブ（1866-1952）は、英国のピアノ奏者でアレクサンダーテクニーク教師であり、F.M.＝アレクサンダーの助手であった。彼女は1890年代にベルリン市でピアノを学び、すばらしいピアノ奏者となったのだが、プロ演奏をするための体力を持っていなかった。彼女は人類の最高遺産（1910）に非常に感銘を受け、すぐにレッスンを受ける手配をした。それ以後、家族と友人たちの心配にもかかわらず、アレクサンダーと彼のテクニークを支援するために自分の人生を捧

げた。1913年に、マリア＝モンテッソーリの教育手法とアレクサンダーのワークにある関連を研究するために彼女はローマ市へ行った。そこで彼女はアイリーン＝タスカーとナウムブルグ女史に出会い、仲良くなった。そして両者ともこのテクニックに関わることになったのである。ニューヨーク市で（第1次世界大戦の間）、彼女はテクニックを用いて子供達を扱う仕事を始め、そして第2次世界大戦中のアメリカにおいて、リトルスクールでの滞在中にその仕事を再開した。自分のファーストネームを嫌うのは、アシュレイプレイスの生徒と教師に「ピップ」といつも呼ばれていたからだ。数年間アレクサンダーのために多くの秘書の仕事を彼女はこなし、援助と支援の他に、彼の教育実践を確立することをアレクサンダーに与え、彼の生徒（事務員や教師、友人だけれども）に気を配り、通常の秘書の職務をはるかに超えて働いた。戦後に秘書の職から退任したが、亡くなるまで若干の経営上の業務を果たすために続けた。

教えの言葉

こんなのは呼吸ではない。自分の胸を持ち上げながらつぶしているのだ。

「ようやくわかりました。自分が呼吸をしなければ、自分は呼吸をするのです……」（生徒より）

私が体得している呼吸の通りに呼吸をすると、何か変なことをしているのです。

調整とは道筋になければならないのだ。上乗せされるものではない。

私があなたに授けるつもりなのは、極力少ない要素の一つ一つなのだ。なぜなら、はじめに起こる大事な調整のためだから。

あなた方が同意しない理由は、どんなものでも同意することがあなた方にないからなのだ。感じを除くとそうなる。

付　録

　あなたのお願いは、私がその椅子を動かすことなのですね。私がすべてを同意するなら、そうすることができるだろう。

　自己を協調することによって、自然の方向を君は変化できない。

　あなたは有機体を使おうとしているけれども、はじめから誤調整している有機体に基づいています。

　彼らは自分のやりたいことに関しての知的な観念があるかもしれないし、自分の起こしたいことを書き留めているかもしれないが、どのようにそれをするつもりなのだろうか。残りの部分を変えることをしないのに。

　変化とは生きる習慣に対抗して、活動を続けることを含んでいる。

　「床を足の裏で掴みなさい。」何の意味がこれにあるのだろうか。床を足の裏で掴もうとしているとき、彼らの足の裏の半分はその脚に起きている緊張で離れているのに。

　何かをすることをしないようにあなたはお願いされると、それをすることをしないという決意をする代わりに、あなたがそれをすることから自分を妨害しているのです。しかし、これが意味することは、それをすると決意して、そしてそれをすることから自分を妨害するために筋肉緊張を使うと決めただけなのです。

　存在しない物事は最も除き難い。

　椅子に立ったり座ったりすることが最良の状態の下でなされるとしても、いかなる価値もない。つまり、単純な身体訓練である。その動きが起き始めるときの準備する際に君がしていることだ。

正しい位置のようなものは決してないのだが、正しい方向のようなものはある。

　ある人がこれまでにしてきたあらゆるものは、自分が習慣づけられた精神的な方向に従っており、これに対する信頼が、これまでの方向を、彼に与えようとしている新しい方向に取り換えようとさせない。

　自分の望んだ結果が自分に与えている方向を介して生じない場合、今ある調整された状態はこの結果をもたらすようなものでは今のところなかったからだ、と私は悟ったのだ。そしてそれゆえに、自分自身に唯一することといえば、正しく調整された状態が成熟するまで方向を出し続けることだとわかり、そうすると結果は苦もなく生じる。

　私がやれているように君はうまく話せるよ。話すために何かしていることを止めればね。それは話すために誰もしていないことだ。つまり君のように吃音の人以外はやっていないことなのだよ。

　あなたがやっているのは、いわゆる「構わないで」なのですよ。

　授けるために言葉を伝えることはできますが、することは伝えられないのです。

　あなたの場合、することとは非常に「やりすぎていること」なのです。動かしたい部分をほとんど麻痺させている程にしているのです。

　やる前に時間をかけて考えなければならないのです。なぜかというと、することに関する古い考えが再びやってくるからです。

　するということをあなたは伝えられません。なぜかというと、あなたのしなければならないことは感覚的なものだからです。

付　録

　しているという感じは、「少しずつやめている」ということです。

　こういうものはそれ自体でうまくやれるのさ。

　この世のすべての大ばか者達は、自分がしていると思うことを実際にしていると信じている。

　あなたへのお願いは、何もしないことなのだ。しかしあなたの行動は、まるで何かするようにお願いされたかのようである。人生の習慣が関係している自分の決断に従って行動することを、私はあなたを訓練しなければならない。

　自分の知らない何かを君はすることができない。知っていることをやり続けているならばね。

　あなたは決意をしていない。即ち、自分が正しく感じることを運動感覚的にしている。

　大切なことは、その活動の中で子供が自身でしていることなのだ。

　あらゆる人が、昔からすべきことを教えている。そして、我々がすべきでないことをそのままにしておくのだ。

　この結果にあわてていく状況は、次のような点に行き着く。それは麻薬よりもひどい。

　あなたの望む体験はそれを手に入れる過程にあるのだ。あなたが何かを持っているなら、それをあきらめなさい。手に入れること、つまり*所持*をしないこと、それがあなたの足りないことです。

通常の教育手法の下では、19個の悪いことを1個の正しい体験のために生徒は手に入れるのだ。それはあべこべのはずである。

　S氏がやってきて自分の目に問題があるのだと話した。3日間ベッドにいたのだが、そのとき自分の目の働きが全く通常通りであると彼は気づき、ベッドにいる間ずっとこれが続いたのだ。再び起き上がるとすぐに歩き回り始めたのだが、再び彼の眼は悪くなっていった。

　少年が脅えているということに対してあなたは間違っていると言います。そう言っているあなたが間違っていると私は言います。そのような状況にあるときに彼が脅えていないならば、それこそ深刻であると言わなければなりません。

　どんな愚か者でも自分の感じたいことをすることはできるのだ。つまりそれについての心配なんてないのだ。困難なのは、自分が感じたくもない自分の感じになることだ。

　もし自分の首の感じが固いと思っても、首「が」固いと言わないことだ。

　あなたがするように、何か新しいことに対して私が反応を示せば、私は間違ってしまう……。あなたの中で我々が消そうとしているものは、「個性」であるとあなたが思っているものなのだけれども、それを消すことができないのだ。個性とは習慣なのだから。

　君はすべての古い先入観から抜け出すのです。なぜならば、君は古い習慣から抜け出している最中なのだから。

　けれども人々は自分達がいつもやっていることで変われたとお思いなのだ。それこそが習慣を意味しており、私を参らせるものである。

　すぐに一生涯の習慣を我々は捨てられるのだよ、自分の頭を使えばね。

付　録

　椅子から立ち上がるという何かしらを感じない限り、彼らは椅子から離れられないのだ！その何かしらが習慣なのだ。

　自分の舌を引きながら「t」と発音してくださいと私はあなたにお願いしています。つまり「t」と発音しないのです。だから、厳密にあなたは予防して、指示を与え、そして「t」と発音しないのです。「t」と発音してくださいと私はあなたにお願いするのは、あなたに「t」と発音してほしくないからです。その理由は「t」と発音することを拒む機会をあなたに与えたいからなのです。

　予防しなさい。自分のしていることを止めるのです。そうするとあなたは中間地点にいます。

　するように要求されていない何かをあなたはやっている。いいですか、いわゆる不可能は決して起こらないということなのだ。するつもりのないことをしない限りはね。

　彼らは「私は長くなろうとしています」と言って自分の目を上げている。もちろん、目を上げても、ブーツ以上に長くなるということは一切ない。しかしこれをすることで、それ以降、長くなるという観念は目を上げることと紐づけられるだろう。つまり、長くなるという考えがやってくると、構築されてしまった誤った関連性を破壊するために、彼らは目の動きを直ちに抑制しなければならない。長くなるという命令を自分にするよりも前に。

　君が物事に気づけないのは、手段が間違っているおかげなのだ。

　大衆が学習のかわりに脱学習という考えに向かうと、そうしたい気持ちにあなたもなるでしょう。

　大衆の信じ続けているものが「知っている」ことならば、どんなものでも根絶しようがない。つまり、彼らに教えようがないのだ。

君の言葉とその感じを今つなげよう。それを学んだとき、どんな訓練するやり方を用いても学ぶのだ。

　私の手を介する最も重要な考え方のいくつかがあります。そして、実のところどんな考え方もあなたは望んでいないのです。あなたを悩ませているものは、私がするようにお願いしたことを、私が伝えた通りにやれるかどうかということだけです。

　問題は「知性」なのだ。我々が熟知しているように、我々の内側で我々が間違っているとき、それは唯一利用できる。

　すべて別の考え方なのです。あなたが葛藤するとき、それを手放しません。つまり、危険の中であなたを助けるのは「意識的に」なることなのです。私は支える筋肉を調整しているけれども、君は筋肉の調子を狂わせているうえに、とてつもない頑張りで自分を支えているのです。その結果、その努力を止めると、あなたの崩れる姿はこれまでよりひどくなるのです。

　調査が行われるようになると、ワークで我々がしていることは、正しい状態である場合に自然においてまさしく行われているありとあらゆることだとわかるだろう。その違いは我々が意識的にそれを学んでいるということなのだ。

　一連の指示をそれらが一致するまで繰り返しなさい。

　動く前に指示を出しなさい。そして動いている最中も指示を出し続けなさい。

　君がその指示を続けるならば、とり消すことは千年たってもできないだろう。しかし、自分の出している指示を忘れてしまえば、すぐにとり消すことができるだろう。

付　録

　あなたが自分の指示を与えるなら私と格闘せずに済むのですよ。あなたは私と戦っているだけなのです。なぜなら、あなたの考える私があなたにしてもらいたいことと私がしていることを、「しよう」としているからなのです。

　指示を与えて、それが実行されないことを神に祈るところまで行くと、あなたは第一歩を踏み出しているのだ。

　どうすれば「すること」以外を指示できるのだろうか。することを理解しているようにさえやっていないのに。

　「手放しました。」自分の手放したかったことをあなたは手放したのだ。すなわち、留めたかったことは手放していないのである。

　指示を出しながら隅々まで、一つ、二つ、三つと続けるのです。初めに誤った動きを抑制し、それから動き始めるときに新しい指示を出すのです。どうすれば間違うことができるのでしょう。

　指示を出している過程で我々は結果を手に入れたいだけなのです。頭が前に上に、背中が長く広く、云々というように。

　指示を与えなさい。頭が前に上に、下に肩を、背中は広く、悩むものは何もないのだ。一つの指示は別の指示を出すのだ。

　指示を与えることが役立たずになるのは、すでに誤ったことをしてしまったときなのだ。もちろん、あなたのしたことが指示における誤解を起因にしているならば、それは別だろう。元に戻ることができるし、別の指示を出すこともできるのだ。

　指示を与えていることが役立たずになるのは、何かすることについて知性の裏側に考えがあるときだ。

正しい位置を感じることがあります。しかし不完全な調整に合う位置になっただけなのです。

我々が強制されたことは、教育に関する至る所で、理論を具体的な手順に翻訳させようとすることなのです。

何か取り除くことを手伝ってもらおうと懇願する人は、取り除くための努力を決してしないだろう。

人が漸進的変化をしていくことに対して、あなたが原理を適用するならば、多くのことを学ぶだろう。

誰にでも難しいことは、過去のでたらめな結果にあわてていく手法の代わりに原理を応用しなければならないという、新しい暮らし方を始めることなのです。時間のかかる過程を示しているけれども、我々は皆、日々の着実な改善に満足しなければならないでしょう。しかし、我々が配慮しなければならないことは、その日その日であらゆる方向に関するすべての試みについて、適用する原理を実際に信頼しなければならないのです。自分の正しさは間違っているとレッスンで最初に学んだにもかかわらず、正しくなることをあまりに心配しています。しかしながら、自分の問題をよく考えながらあなたはうまくやれたのです。そうすれば調整された自己の使い方を改善し続けるでしょう。着実にワークをして、指示されたようにしたらですけどね。（手紙から抜粋）

宗教観の真髄とは、宗教が宗教自体によって枠に留まるべきでないということであるが、しかし、「日々の活動」や「共通する目的」の基礎をなす、常に存在する指針でなければならない。だからまた、我々の活動に関する日々の仕事においてこの原理を適用できるし、それらの活動をしながら注意を失うことなしにやれるのだ。

付　録

　我々が働かせている原理によって生じることから信じる、と彼らの言うまさに理想をその人らは阻むのだ。

　私は最善をつくしているけれども、あなたがそれを知らず、それを理解しないのならば、あなたのする反応は、まるで私を敵かのようにふるまうだろうね。

　君の持っている力が魔法で泥棒を改心させるものであると思ってみなさい。役に立たないだろう。ある男は、誘惑に抵抗する体験がないし（すなわち、正しい反応も誤った反応も、特定の刺激に対して体験したことがないのだ）、99回の正しい反応を1回の誤った反応に対してする体験がないのだ。泥棒であることから改心させることができるより前に、それらの体験を男がしなければならないものである。

　誰も結果を手に入れずに毎日過ごしながら満足することはあり得ない。もし彼らがやり方を見直したなら話は別だが。

　もしあなたが何か過程に影響を及ぼすことをしたならば、それらの過程で起こるおそらく結果に作用する何かをしているに違いない。

　皆さんが信じていることがあります。上達をすれば、自分達が正しいのか間違っているのか見分けがつくに違いないと。

　あなたがここにいるのは、運動をするためや正しくすることを学ぶためではなく、いつもあなたを間違った方向に導く刺激と直面できるようになり、その扱いを学ぶためなのです。

　自分の行為に対して抑制したり方向を出したりすることをあなたは学ぶために来たのです。あなたは、まず抑制することを学びました。習慣的な反応を特定の刺激に対して止めるのです。次に方向を出すことを学びました。特定の筋肉が動くのに作用するやり方で、自分自身へ意識的に指示するので

す。これらが刺激に対して新しい反応をもたらす手順です。要約しましょう。所定の刺激に対して特定の反応を抑制することにすべては行き着くのです。

　しかしこのやり方をわかる人はいないでしょう。彼らは、おそらく椅子に座ったり立ったりするときの正しいやり方だと思っているのです。そういうものではありません。自分のすることに同意するのか、あるいは同意しないのかということを生徒が決めるのです。解剖学や生理学を顔色が変わるまで、このやり方がわからない人らは教えるかもしれません。すなわち、あなたはまだこの側面を持っているのです。生き方の習慣に対抗して決意を貫きなさい。

　正しい行為は最後にすることなのです。最後にすることは自分自身に託したやるべきことなのです。なぜなら、正しい行為を我々が考えなければいけないのは、最後にすることだからです。

　皆さんの知りたいことは自分が正しいかどうかでしょう。さらに進むと、皆さんは正しくなるでしょうが、それを識別しないし、正しいかどうかを知りたくないでしょう。

　自分が正しいかどうか確かめるのを待つのです。それを根絶する考えをあげましょう。直接的に正しいかどうか心配するのではなく、邪魔している障害物は消されるのです。

　もちろん、あなたの指示はそれらを投影するためにしたことだと覚えておかなければなりません。しかし、それで満足してはならないのです。というのも、そのことが正しくできているかどうかあなたは確認しようとするかもしれないからです。

　それが正しいとき、あなたはそれをしていないだろう。あなたがそれをするということは、ただ間違っているときだけなのだ。

正しくやろうとする古い考えが我々に残ってしまうのだよ。状況が変わると我々の正しさは誤っているという事実があるのにもかかわらず。

　子供たちに方向を誤らせることの愚かさは、彼らが方向を誤ったら、正しいことが誤ったことになるからだ。つまり、より正しくしようとするほど、より方向を誤るのだ。

　私の所に来るな。君の間違いを伝えたときに、微笑んで喜ぶつもりで受け入れるまで来るな。

　あなたが正しいときはいつでも、あなたに伝えたその時最適な手段を利用する動機は間違っているのです。

　さあ、17歳の若者よ、私が知らせたように自分が間違っていると知っているね。君の「正しさ」が間違っていると示しているのではないのだ。なぜなら君は一度も間違おうとしていないからね。君はいつも正しくしようとしていたのだ。私が君にしてもらいたいことは、特定の指示を出し、次に抑制をして、正しくしようとするとてつもない努力を止めることなのだ。

　どんなときに我々が間違っているのかを知ることが、我々がこれまでにこの世で知っているすべてなのだ。

　今日完璧になったとしても、そう思わないように。君は完璧からもっと遠く離れて、これまでよりも先へ行くのだ。

　直接的にあなたが彼らを正しい地点に連れて行ったとしたら、彼らは続けないだろうし、（駆り立てるものもないので）彼らは続けたくないだろう。つまり、すべての活力と成果がただ利用可能なのは、誤ったものが付随されたときだけなのである。

何か指摘されたとき、我々が唯一持っている考えは、誤っているものから正しいものにすることなのだ。事実として誤ったことを何年間もしていたにもかかわらず、我々はすぐに正しくしようとする。

友人のように、まず間違っていることを停止しなさい。

あなたが変わる瞬間、緊張でないものを緊張と感じるでしょう。

誰でも正しくしたいのですが、しかし誰も正しいという考えが正しいかどうか考えるために立ち止まらないのです。

理解することができる地点に到達するとき、まさに見えるものがある。経験が中身を作り、育むのだ。

なにもやる事がない人々がいます。彼らはそれをちゃんと理解します。

人々が間違っているとき、正しいことは彼らにとって間違いに違いないのだ。

私が君に与えようとしているものはすべて、新しい体験なのです。

正しい位置だと感じることを体験したけれども、彼が不完全な調整ならば、欠陥のある調整に合う位置になっているだけなのだ。

頭が前に上にという考えを連想する状態を感じる限り、頭が前に上にやることに活力を与えないだろう。そしてそれは、不運にも、堅くしたり短くしたりすることとであり、まさに前に上にいくこととは逆方向なのだ。

ある事態が起こりつつあるとき、彼はある段階にさしかかっている。ある事態が起き始めるより前に彼はその段階にいて、それらを感じることを楽しんでいたのだ。今ではそれを過ぎ去り、何も起こらないと彼は考えている。

付　録

　感覚的評価は観念を条件付ける。あなたがこれを知ることができないのは、間違った手段のおかげである。

　自分の感じが信頼できる時がくると、あなたはそれを使いたくないだろう。

　それが事実を変えないのは、あなたがそれを感じられないからだ。

　書かれていることに注意しなさい。書かれているようにあなたは読んでいないかもしれない。

　実のところ、いわゆる「知性」よりも感じは多く利用されるのです。それが正当であるならばね。

　私が出かけて行って誰かの所で歌のレッスンを受けたとしても、彼が私に教えることはないだろう。つまり、彼は私を痛めつけることができないだろう。

　ひとつの方向を手に入れるということは、もうひとつの方向を失うことになる。それゆえに、あなたは特定の結果を達成しようとしてはならないのだ。

　特定の予防が容認されるのは、していない、することをしないという条件下だけである。

　全体の機構が原因となって特有の問題を起こすのだ。これについての証明は、過程の中で我々が特有の欠陥を撲滅するということである。

　我々の置き換えではいずれにせよ、身体や精神や霊的な緊張を筋肉緊張にしています。

すべて別の考え方なのです。あなたが葛藤するとき、それを手放しません。つまり、危険の中であなたを助けるのは意識的になることなのです。

　私はどんな人間をあなたが連れてくるか気にしない。ソクラテスや他の誰であってもね。すなわち、あなたはその人の思考に隙や穴を見つけるだろう。私に調整をさせなさい。そうすると彼の思考に隙や穴は見つけられないだろう。

　試しにやってみるということは、我々のすでに知っていることをただ強調するだけなのだ。

　人類の個性と人格について話そう。それはその人が自分を使うやり方なのだ。

　あなたが私に肺活量の水準を上げさせて、適切に自己の使い方を教えさせてくれたなら、あなたは何でも受け入れることができるし、自分を傷つけることもないだろう。

　方向なしにしようとすること、つまりあなたが間違っており、「やろう」とするならば、まあかわいそうに。

付　録

（第6部）自伝的小品　1950年
「講演と論文集　FMアレクサンダー著より」
池田智紀訳

【第29章】
　日付、アレクサンダー氏の正式な住所、タイプ印刷された署名と一緒に、この前書きは1枚の原稿に記されている。
　1926年にリットン卿との出会い[原注1]をアレクサンダー氏の生涯に含めた失われた自伝のための前書きである。戦時中にその自伝はおそらく紛失し、それからアレクサンダー氏のオーストラリア時代（1904年まで）を含んだ新しい自伝が、南アフリカでの名誉棄損を鑑みて書かれた。
　「まだまだ若い、私にとってとても大切な人」とは、アレクサンダー氏の養女であるペギーのことだ。
　戦争の後、自分の写真が新聞で公になることをアレクサンダー氏は許諾した。

　（訳注。この項はおそらく編者による記述だろう。）

自伝への前書き　1931年11月2日
　私の自伝を書くという発想は、自分の写真を書籍に載せることや自分の肖像を新聞で見るということと同じくらい自分にとっていつも嫌なものである。
　それでもなお、私がまさにこの物語を書き始めようとしているのは、自身の利益や自身の望みのためではなく、まだまだ若い、私にとってとても大切な人のためなのだ。
　おそらく同様の理由で、自分の写真を自著に掲載することや新聞に肖像を載せることをいつの日か承諾するかもしれない。そもそも他の関心を優先するならば、この世で人々に起こるかもしれないことを、実際には我々は知る由もない。それでもなお、その発想は現在このように私を大いに喜ばせているし、その限りでは利己的な人間と称されるかもしれない。間違いないの

は、そのような人間になることを私は望んでいないということだ。

ケント州ベクスリー市近郊パークヒル

【第30章】　（訳注　この項はおそらく編者による記述だろう。）
　ここに44ページのダブルスペースで書かれた原稿があるが、日付はない。原稿から判断すると、アレクサンダーと医師達（アレクサンダーテクニークと南アフリカ裁判に関する書籍のために、記者のロン＝ブラウンという友人であるアレクサンダーの生徒（第27章の注釈を参照[原注2]）によって提案された題目である）の中に、それは含めるつもりだった。年代決定が1950年であるのは、適格な推測である。
　綴りといくらかの句読点の間違いだけが正されたのは、アレクサンダーの特徴的で、自然な風格を保つためである。
　アレクサンダーがタイプを打ったと報告されていないので、どうやら、アレクサンダー自身の草稿からこの原稿が用意された。文書の中にいくつかの空白が残されたままであるのは、アレクサンダーの書風の解釈に関してタイピストの熟慮を表しているかもしれず、もともと読みやすいものではない。（あるいは、将来的にアレクサンダーによる付加や校訂のためにこの隙間は残されたのかもしれない）。これらの空白のおおよその長さが提案されているが、ここでは参考に「欠落」としてあるけれども、草稿の中でさえもこれらの存在はなかったかもしれない。
　この自伝は1904年4月（ロンドン市への出発）までのアレクサンダーの生涯を含んでおり、最後では、「もう1巻を将来的に、おそらく5年か9年以内に、」彼の生活したロンドン市やニューヨーク市、ボストン市での暮らしについて書くとアレクサンダーは約束しているが、しかしこれは始まりさえしていない。
　アレクサンダーの青年時代は波乱に富んでいた。朗誦家になろうとする際の困難と成功を彼は書いている。つまり、彼が学んだ人々や人間形成への影響を及ぼした経験について書いているのだ。この記録は始めの35年間の

生涯にわたるもので、必然的に省かれたものも多くある。テクニークの発展と実践についてこの草稿はほとんど明らかにしていない（読者に『自己の使い方』の「進化するテクニーク」をアレクサンダーは参照させたにすぎない）。しかしながら、テクニークを発展させた男の個性と気質について、この草案は我々に詳しく伝えてくれる。

下記は、アレクサンダーの青年時代の簡単な年表である。

1885-88年	ウォラタ市、ビスコフ山スズ採掘会社で働く
1888-94年	メルボルン市、事務職とアマチュア独演会
1894-95年	タスマニア島とニュージーランドでリサイタル旅行
1896-1900年	メルボルン市、朗誦の指導と公演
1900-04年	シドニー市、朗誦の指導と公演

自伝的小品　1950年

出版のためにこの本の主題を準備する中で、かなりやり手の記者[原注3]*の助言と力添えによって利益を授かることのできた私は幸運である。彼によると、私のすべきことは……［1行欠落］、そしてそれゆえに、おそらく別のやり方を自分はしないだろうと私は約束した。*

タスマニア島[原注4]の北西岸にあるウィンヤード市で私は生まれた。一方は海に、もう一方はイングリス川に面しているテーブルケープを含めて、価値のある共同管理された地所を私の祖父マシアス＝アレクサンダー[原注5]が所有していた。祖父の死でこの地所をマシアス、ウィリアム、エドワード、ジョセフ、ジョンなど6人の息子達が受け継いだ。最後に名前を出した人物が私の父親となり、[原注6]私の母親はブラウン治安判事の娘である（私が書いているように、洗礼名を思い出すことができない）。私の幼少期は、この地所とのつながりで、乗馬と射撃、釣り、狩猟、農業、動物に関係している

すべての知識の習得というような特別な恩恵を楽しむことができた。それから特に馬に関して、彼らの訓練と管理をすることが最高に楽しい趣味になる。

　若いころ、17歳のときに、正確に私が思い出しているならば、ビスコフ山という注目に値するスズ鉱山を訪れた。私が滞在したホテルでは、ビスコフ山スズ採掘会社［原注7］の会計係をしているフランク＝ホーン氏が長期滞在していたのだ。彼は私にとても親切で、しかも、帰宅する時間がやってきたとき、自分の事務所の職を彼は私に提案した。両親とこの件について話し合った後に、私はこれを引き受けるべきであると決意した。しかし、未開拓地や原野のきれいな空気の中でする野外体験、［単語欠落］、さらに川や海、海水浴場での舟遊び（漕艇と帆走）といった自然と密着している当時私がとても楽しんでいた生活様式を終えるということに深い後悔なしではいられなかった。過去は薄れていくことのできない記憶であるけれども、職業の成功という未来が優先だった。ホーン氏と会社の支配人をしているバド＝カイザー氏が私を歓迎してくれて、とても容易に過去との決別に大いに役立った。事務所で最初の2週間が終わるころ、ホーン氏は病気を患い、2〜3週間の間、彼の関与している事務仕事を妨害したが、仕事を早朝にすることで、必要不可欠なものや取り残されていたもの、もちろん、未完成のものも私はやり遂げた。私の努力にカイザー氏は感謝を表し、さらに彼が告げたことで私が驚いたことは、当時会社の役員に与えられる特別手当をもらうのに見合う可能性があるようなので、私の給料がおそらく上がることになり、さらに、私が会社役員になるかもしれないということだった。特別手当の授与を祝うために夕食会の手配がなされ、そして私が祝賀者の1人であるべきだということと、さらにシャンパンを乾杯して飲むのがよいだろうということをカイザー氏は主張した。私は強い酒はいかなる種類のものでさえも飲めず、酔いつぶれるかもしれないということを恐れている、と私が彼に伝えたとき、「なるほど、もしそうなったら、私が君をホテルに運んであげるよ」と彼は冗談で返した。実をいうと、彼はこれをする必要がなかった。つまり、私はワインを楽しめたようだ。

　私が会社の一員となって約9ヶ月が経過し、副支配人であり町議会の名誉役員でもあるホール氏が私に告げたことは、望む報酬を付けられる固定資産徴収官［原注8］の地位への魅力的な出願書であり、そして志願することを私

に求めた。私は求められたとおりにして、それから私の申込書は受諾された。とはいえ、後で私が気づいたことは、自分の要求した報酬は他のどの志願者よりも高かったのである。少し経った後、労働者や他の鉱夫にビスコフ山の役員によって推薦された生命保険会社の代理人として取り次ぎすることを頼まれた。このように三つの収入源を私は手にしたのだ。

　もうこのときには、ヴァイオリン演奏をできる限り独学することと、素人芝居に参加することが私の主な趣味だった。マウント・ビスコフ社で働いて3年が終わるころ、メルボルン市（ヴィクトリア州）に住むことを私は決意したが、カイザー氏に退職届を出したところ、「ばかげている、君はここにいなければならない。ちょっと外に出てよく考えてきなさい。」と彼は言った。私の二つ目の試みに関して、大都市で地位を手に入れる際に多数の競争を君はするだろうと彼は私に指摘して、私の辞職を受諾することに彼は再び拒絶した。結局、書面で自分の辞める旨を届けることにして、日付を指定した。しかしながら、私の決意を変えさせて、自分の会社に留まらせるために説得しようと彼は続けた。私は実のところ、シャイロックに仕えていたときにランスロット＝ゴボーが気づいた[原注9]葛藤を抱えていた。一方で、親切で思いやりを持って私を扱ってくれたカイザー氏とホール氏、他の役員達に対する私の感謝の気持ちは、彼らと一緒に留まろうという確かな衝動だったが、しかし異なる職業への衝動は、より広い範囲の活動に影響を与えるだろうが、生計を立てるだけでなく、最大限の感覚がありながら芸術と教育の領域において、また一般的にメルボルン市やオーストラリアでこのような好機はより一層あるだろうから、そこへ行くという自分の決断を持ち続けた。

　給料から私が貯めた500ポンドを手に、私にとって大冒険になったことに取り掛かった。私がメルボルン市に到着したとき、私の叔父と叔母であるジェームズとジェーンのところで過ごし、彼らは家族の1人として私を扱ってくれた。3ヶ月かそこらの間、最高の劇場や画廊、音楽を見たり聞いたりすることに主として興味があった。この時までに、朗誦家としての職業のために自己を訓練することと、それから会社の事務所に就職することを熟慮して決意するようになった。この目的を達成するために、ジ・アーガス（二紙ある一流新聞のうちの一紙）にある三つの広告に応募したら、驚いたことに、

それぞれ面接の予約をするという返事がきた。かなりの満足感と励ましとともに叔父に手紙を見せたら、「とてもいい子だね、でも与えられている面接の予約は、おまえの確かな成功を意味するものではないのだよ」と彼は言い、さらに、カイザー氏が指摘したように直面するかもしれない争いのことを私に思い出させた。しかしながら、彼らの警告にもかかわらず、自信満々で、私を面接する人の異議や偏見、反応に出会う機会を熱望して面接に行ったのだ。

　私の最初の体験は、大規模のとても利益のある事業をしているかなり図体のでかい禿げ頭で気取っている不動産業者との面接だった。彼は少しも私にやりやすいようにしてくれず、むしろ逆であった。私に座ることを彼は尋ねなかったのだが、しかし自分を納得させてこのやり方で始めたとき、「自分の饒舌さで酔った」〔原注10〕状態にすぐになる男の対面に私はいた（このことに関して私は正しかったのだ）ので、座るつもりだということをただ宣言して、すぐに行動に移した。この行動が彼に印象づけたようで、というのも彼は椅子にもたれかかるのをやめ、前に乗り出し、さらに最大限の謝罪をするような声で、「はい、どうぞ」とつぶやいたからだ。かなりの質疑をして、私の年齢で、自分のすることになるかもしれない職務の要求を全うできるのだろうかという疑問が出てきた後、私はそこの経営者と話し、彼とその問題を解決するべきだと最終的に決定した。経営者は感じのよい人で、優しい人情を持ち、違った見解に進んで理解して、さらにその見解に十分な配慮をする人物だった。欠員のところに私が任命されるならば、成功のために要求された共通の関心事を我々は多く持っていると気づいた。会話の結果、彼は私に引き受けてもらいたいと宣言し、私はすぐに始めることができると宣言した。他に二つの面接があることと、その面接の結果がわかるまで、はっきりと決めることができないということを話した。

　次の面接は、直接農家から週ごとに受注した大量の乳製品を競売にかける商社（G.W.Gray）〔原注11〕の経営者だった。商社の社員は父親と3人の息子達で、事業を運営する役割を全員が果たしていたのだ。経営する兄弟は長男だった。彼は有能で、後年に私の気づいた理想を持つ思いやりのある男は、普通の職業的理想をずっと越えていた。少し長かったが大変気持ちのいい面接の後、空席が私のために用意された。もう一つの面接があることと、その

結果でこの提案に返答することを約束する、と私は説明した。
　三つ目の面接は大きいデパート（George & George）の会計士とした。将来の展望と物分かりの良さは、私が最近勤めていた三つの勤め口で働いた他の人達を上回っており、彼は最も知的な男だった。面接の終わりに、前職の3年の間にした私の経験を考慮し、自分の提供する役職であなたは成功できると確信したと彼は宣言した。私の年齢の3倍近い男はその職に数年間あてがわれていたのだ。
　叔父の家に帰り、そして私には三つの職で選択肢があると話したとき、冗談を言っていると叔父は決めつけ、事の真相を彼に説明するために、かなり真剣で断固とした態度が要求された。それが達成されると、提案された職業の良い点と悪い点を我々は考察し始め、主に不動産業者が短時間であるという理由で、彼の申し入れを受け入れることに決めた。当時ヴァイオリンを有名な教師の下で私は習っていたし、さらに素人演劇同好会のための芝居と演出が夜の多くを占めていた。それ故に短時間の職業を私は求めていた。さらに言えば、私の生涯を通してずっと、そのときの発作のおかげで無気力にさせられたので、働き過ぎないことを強調して、かかりつけの医師は警告した。しかしながら、私は従順な患者ではなかったのではないかと思う。
　この不動産業者の事務所でのある日の体験は、良い選択ではなかったという心配を感じるのに十分だった。ある週の体験がこれを私に確信させた。およそ2週間の終わりに、不動産業者が彼の個人事務所で会うことを私に要求してきた。この際に、依頼人の事前面談のすべてを私に受け持ってもらいたいということを彼は伝え、次に彼のビジネス手法について話し始めたことは、それは最も重要なことであり、私はこれらに従って行動すべきだということだった。彼の手法には誠実さと公平さを遵守していないと思ったので、辞職に応じてくれるように私はお願いした。非常に無礼な言いまわしで私の態度を説明するように、彼はこの辞意に対して暴力的に反応した。すぐに彼の事務所を私は出て行き、その晩に確固とした辞意表明を手紙に書き、法的な立場に彼が私を留めるならば当然の通知を与えるけれども、しかし私はこれをしたくないとさらに加えた。法的な立場から私を解放することを彼の代わりに彼の会計士が返答し、そこでメルボルン市での最初の冒険に起きたことは終わったのだ。

まもなく、不動産業者の自分の地位に私が満足したかどうか、酪農生産物競売会社の長男から私に尋ねる手紙を受け取った。私は辞職したと返答すると、彼は自分を呼んで会うことを私に要求する手紙を書いた。私は言われたとおりにすると、職員の地位を私のために空けたままだと彼は告げた。これに関して短い話し合いを彼とした後、提案を受け入れることを私は決めた。この職に対する私の主な不服は火曜日と水曜日の夜間勤務があることだった。なぜなら私のすでに手配していた素人芝居同好会をおそらく邪魔するからである。しかしながら、それを軽減するために現れる何かを「自信を持って予想する」ミコーバー氏の態度の状態に私は直面したのだ。[原注12] 私は帰るための支度をしたとき、夜間勤務の初体験を10時まで続けた後だった。私がそのようにしていたので、同僚の1人が帰る用意をしようと言うまで我々は終わらないのだ、と社員の1人が私に宣言した。しかしながら、私は出発して、そうすることを続けた。このことについて私が話すだろうと、職員は完全に確信していたが、しかし彼らは間違っていたのだ。その時有名だった教師からレッスンを受けており、退社後にレッスンを受けるときは、その当日は事務所へヴァイオリンケースを持って行く習慣があった。これらの出来事の一つであるが、私が出発しようとしたとき上司が私を呼び出して、レッスンの前に夕食をとるのかどうか尋ねてきたことがあった。どこへ私が行き、私にレッスンがあると、9時まで食事をとることができなかったことを彼は知っていたのだ。食事をとらないと私は彼に告げると、驚いたことにとても満足して、妥当な時間で食事をとるためにレッスンの日は十分に早く退社すべきだ、と彼は述べたのである。数か月後、個人事務所に2人の助手と一緒に特別な仕事を請け負うために会社が私を求めているという、私を非常に喜ばせる告知を、この善人は私に伝えた。
　ある日、会社にいる一番若い同僚が事務所に駆け込んできたと同時に、大手貿易業者である顧客にとって特別の価値のあるものを供給している農業者の1人の品を取引する際に、見積もりに関して深刻な手違いをしたからだ、と私に責任があると訴えてくるまで、この準備はすべてうまくいっていた。私には少しも責任がないので、そのように彼に伝えると、これはただ非難を繰り返している彼に役立つだけだった。非常に白熱した口論が展開され、そうしている間に気分の悪さは高まっていき、不当に非難された私側の怒りに

よって刺激されたので、私が自分の制御を失うまで発展し、そして自分の恥かしさで彼にインク入れを投げつけるまでになると、目標には命中しなかったけれども、黒いたくさんのインクで奇妙な形を付けて事務所の壁を汚した。直ちに私は事務所を出て、自分を大変恥じたのだが、それでも雇い主達に届く情報が真実からかけ離れる可能性があるという事実によってかき乱されることはなかった。どうやらこの事件を彼らはすぐに発見したようだ。というのも、いつものように事務所へ来ることを私に要求しており、さらに、疑わしい情報に基づいた性急な判断によって、そのような不運な事態が引き起こされたことを彼は後悔を表している、という先輩からの手紙を翌朝に私は受け取ったからなのだ。私が事務所に到着するとすぐに、彼と後輩が私のところに来て、それから後輩は私に謝罪をして、さらにこの事件に彼は深く後悔したという実際の証を捧げたいと望んでいると伝えた。我々は親友になり、そして毎週土曜日に彼の家の食事に招かれ、それから彼の会社に私が務めている間、夜の休息のときは一緒にビリヤードを楽しんだ。

　朗誦家生活に必要とされる研究への私の関心は増大した。そして、夜間勤務があるのでその時の地位を辞めなければならないということと、この業務を必要としない地位を手に入れなければならないという結論に至った。役職を私に提供したデパートの経営者へ手紙を書き、今の地位から辞職して、すぐに別の職を探すだろうと彼に伝えた。やがて会計部署の地位を私に提供するという返事が届き、私は喜んでそれを受け入れた。この返事に関して私は特に喜んだ。というのも、私が前述している彼との面接で良い印象があったからだ。彼と付き合う人らに対する彼の態度と、その人らの幸福と支援を与えることに対する彼の関心は、楽しくて鼓舞する体験を彼の同僚にさせるという全般的に友好で幸福な雰囲気を作り出した。これに関する私の感謝は際限のないものであった。不運なことに、以前から時々私が煩わされていた病気の一つの再発によって私の健康を奪われた。回復に費やした期間は数週間にもおよび、その間にも私の給料は毎週送られてきた。私が復帰したとき、労働時間を減らすことを経営者は私に会って知らせた。そしてそれを達成するために、私が始業時間と終業時間を自分の気に入るようにしたのだ。彼によると、常勤に復帰するなら、このことは必要不可欠なのだという意見だった。私のかかりつけの医師も同意している意見だった。数ヶ月後に医師の命

令で私が海辺へ行かされるという現実によって、彼らがどれくらい正しかったのかは裏付けされた。
　いわゆる、思いがけない幸運の一つによって、［単語欠落］レーン市で大規模ビジネスの一つをしている経営者に私は出会った。自分の取引相手がブライトン市で欠員を出しており、君が望むならば私が紹介しよう、と彼は私に告げたのだ。感謝とともに彼の親切な提案を私は受け入れ、それから約束が手配された。面接で、彼の質問に答える際に自分の体験について詳しく話し、そして関税当局と取引するのに要求される知識が必要不可欠であるということを彼が［私に］知らせるまで、すべてが順調に進んだ。この知識を持っていると私は主張できなかったので、当分の間、ずいぶん悩んだのだ。けれども、この職が私の居場所になるならば、この知識を手に入れるのに取り掛かりたいと考えて、いや決意して、この問題からすぐに私は立ち直ったのだ。1週間以内に明確な回答をすると私は約束され、次に関税当局と取引することをおそらく可能にさせる知識を手に入れようとする機会をこの出来事は私に与えた。たとえその職に就けなかったとしても、この知識は役に立つものとなるだろう。そこで、私が問い合わせると、私の友人が、商事会社で通関業務をした男をよく知っていたということがわかった。友人は私を彼に紹介して、1週間の間、助手として一緒に働く許可を与えることに彼は同意した。その間、私がブライトン市で必要になりそうな彼の考えたすべての知識を「私に指導した」。やがて、直ちに職務を受けるならば、職を提供すると書かれた手紙を受け取った。親切なデパート経営者によってこれは手配されたのだが、彼は正当な届出に私を拘束しなかった。自分の職務を調べたとき、会社 ［Alec Miller's Department Stores］ の経営者は、仕事に多くの時間を与えるつもりはなく、さらに成功をもたらすやり方が忠実に守られるように配慮することを、彼の妹や私自身は期待されているのだろう、ということに気づいた。このすばらしい女性はとても有能で、初っ端から私はそれに気づいて彼女と働けることに満足していた。私がブライトン市にいる1週間の前に同級生に会った。この出会いは相当な満足感を我々に与え、さらにブライトン市で私の経験を積んでいる間、私の幸福をかなり増幅する出来事になったのだ。期待されたように、私は健康と体力の状態はより良い方向へしっかり改善し、3ヶ月の終わりにはメルボルン市に帰ることを決意した。

付　録

　1ヶ月の休息の後、ヴィクトリア州とニューサウスウェールズ州の地域で大規模供給事業をしている紅茶卸売商社［Messes Acherley & Dawson］の事務所に務めた。私がこの職に就いている間、劇的でユーモラスな表現のあらゆる範囲を使い果たす機会を与えた。小規模の厳選されたレパートリーを持って朗誦家生活のために自分を準備することを、暇なときに可能だったことすべてを私はしたのだ。一方で、このときまで、声のかすれの再発に大変悩まされ、そして活力を弱められた。しかしながら、活動する際に、特に発声器官と朗誦しているときに関連する機構の使い方において、自分自身にしていたことに問題の原因があるという発見を、私の研究と観察によってわかったのだと私は考えた。〔註〕新しい職業を始めなければいけないときと過去を今回限りで手放さなければならないときに、これらの事実は決断する難しさを提示した。素人の基準は成功をおそらくもたらさないということを私はとてもよく知っていたので、前述の決断が明確にさせたのは、プロの朗誦家としての機会を試しながら、タスマニア州のウィンヤード市や大小の都市で着手するという決意である。この冒険中の体験は魅惑的なものだったし、さらにあらゆる演技とともに信頼を手に入れたと認識した。

　（註　私の著作『自己の使い方』でこの記録は見ることができる。）

　私がプロの朗誦家として始めたという宣言を、クライストチャーチ市（ニュージーランド）に暮らしている友人に手紙を書いたら、この地域の中で良い仕事をしていると広い層の市民によって高く評価されるにつれて、ニュージーランド一周ツアーが成功を収めたと証明できるだろう、という私に自信を与える素早い返信を受け取った。私は友人の助言を受けて決断し、私のツアーを始めるのに希望したダニーデン市に旅立った。驚くべきことに、私が上陸したら友人が私と会うためにそこにいて、クライストチャーチ市で始めることを強く勧めた。私はそこに一緒に移動し、それからその将来性を協議した後に、私が提供した催し物を評価した人々に対して私のレパートリーにあるセレクションが魅力的であるかどうかを見出すために、できるだけ早くリサイタルを開催したいということが決定された。自分のリサイタルに対する新聞告知にとても満足のいく反応があり、ホール内の全席を埋め尽くした聴衆の前で私は演じた。後援者を自由に操ることができるプロの基

準に慣れた人々によって私の努力は申し分なく評価されたという証拠を与えられたので、この晩の仕事は素晴らしく、そして最も励みになる体験だった。2時間に及ぶリサイタルの終わりに、3週間か4週間以内に2回の公演を私はするつもりだという発表をした。このころ、メルボルン市から手紙を受け取ったのだが、6ヶ月以内にそこへ帰る準備をしなければならないということを決断させた情報を私に与えた。[原注13] やがて、私はウェリントン市に移動し、自分のリサイタルを告知する際に、クライストチャーチ市で受けた評価を利用することができた。最初の告知の後まもなく、メルボルン市かシドニー市で2人の若い女性が歌のレッスンを受けるための支援に対して、基金を調達するコンサートが手配されることになっているということを新聞紙面で見た。私は手紙を書いて、プログラムの第1部と第2部でセレクションをすることを提案したのである。そして提案は暖かく受け入れられた。幸運なことに、2日以内に自分のリサイタルの全席が予約されたという事実を示したので、私のリサイタルは認められた。「波に乗っている」という言い習わしがあるが、ウェリントン市の夜を満席にした聴衆へお辞儀をして、大きく鳴り止まない拍手を聞きながら動かずに立っていると、この言い回しの源となることができたという気持ちを私は理解したのだ。特別なアンコールの選集を使い果たし、それらのいくつかを繰り返すことを強いられるまで、プログラムの各演目にアンコールが続いた。これはまさに私にとって高揚させる体験であったし、初めての体験であった。そして朗誦家生活を始めることを決断するのは正当だったという見解を私に確信させるのに役立った体験なのだ。

翌朝、私がホテルで食事をしていたところ、ある紳士があなたに会いたいとウェイターから言われ、そして彼の名刺を私に手渡した。ウェリントン市で（ボストン通りのチャペル社系列の[原注14]一流の音楽と娯楽を扱う会社 [Messrs. Tates Brothers] を彼が経営しているということをこの名刺は明らかにした。

彼の握手といつも見せる表情は誠実で趣のある、善意の人を表していて、いわゆる、「親切な行い」を他人にするためにいつでも準備しているような男だった。彼は前夜の成功を褒め称え、ウェリントン市で同様の成功を私が継続して手に入れられるということと、全体的にあなたを援助して支援し

いということを私に話した。娯楽に関係するどんな芸術分野においても、成功しそうな若者を支援するために自分はいつでも準備していると彼は宣言した。ネーピア市にすぐに行くことになっているんだと私は伝えた。この言葉によって彼は大変心がかき乱され、ウェリントン市に留まって定期的にリサイタルを行う方がよい理由を私に提示し続けた。しかし、心配ではあるけれども、私は固く心に決めていたのだ。最後に投げかけた彼の言葉は、「よかったら、土曜日の夜に人気の演目をすることに同意してほしいのです。この企画に広いスケートリンクが借りられるし、その上、私の会社が広報活動をして、すべての費用を請負、さらにあなたは利益を受け取れます。私がこれを提案するのは、」彼は続けて、「ここに留まることをあなたに強く勧めるなかで私が正しかったということを証明するためなのです。」と言った。

　サタデー・ナイト・リサイタルをすることに私は同意したが、予定を延ばすことには同意しなかった。ネーピア市で私のリサイタルに関するいくらか事前告知を、私の広告代理人がするかどうか紳士は尋ねた。

　「いいえ」と私は答えた。「私は自分自身の広報活動をやるのです。」

　「なるほど、私は地獄に落とされたのか」と彼はつぶやいた。

　「妙な話です、」私は続けた、「ブラフ・アンド・ボウカルト社のロバート＝ブラフに私は会いました。そしてあなたがちょうど尋ねてきたような同じ質問を私に問われました。それから私は『いいえ』と返答すると、私の『いいえ』に対するあなたの返答と一致して彼は何かをつぶやいたのです。」と話した。

　土曜日の夕暮れ、ホールを満員にしたことで、私の相談役の意見は正当化されたのだ。そのホールはとても広く通常の舞台に仮設舞台が取り付けられるので、ホールの反対端の人々のことを私はよりわかることができた。あらゆる視点から本当に成功だったし、私の取り組みに対して多額の小切手を私は受け取った。ウェリントン市に滞在してリサイタルを継続することを私に勧めよういう試みを相談役は再び始めたのだが、しかしネーピア市へ移るべきであると決断し、次の月曜日にその都市へ出発した。そこで私の身に起こることがわかっていたならば、ウェリントン市を去ることをそれほど切望しなかったのに。

　広報活動に関連する最初の体験は、ザ・クリッパーという名前の雑誌の

代表として、私に会いに来た男が相手だった。私に見せるために彼が携えた原稿にざっと目を通すと、私の名前や仕事に関連のないニュースや一般的な話題の類が印刷されていたので、彼に宣伝材料を渡すのを拒否した。彼は非常に怒っていくぶん無礼になり、さらに脅迫的だった。日曜日の夜は無料で娯楽を行うことがネーピア市において慣習となっていたのだが、聴衆が寄付したいと望むならば、ドア付近の箱に寄付をすることができたのだ。日曜日の夕方公演を行うことを有力紙の経営者に勧められたので、この目的を達成するために、最も厳格な国教徒を怒らせることなくどんな教会でもやり通すことができた演目を私は準備した。演劇用語で「大入り満員」という言葉があったが、寄付の総額は私を驚かせるものだった。

「終わりよければすべてよし」、と我々は話したが、すべてがうまくいくわけではなかったので、そのリサイタルの終わりで冒険の終わりとはならず、日曜日の夜に公演することに対して私は出頭を命じられた。けれども、私と知り合いである新聞紙の経営者や他の人達の驚きと違って、私に驚きは一切なかった。この謎を解くことを私は決意し、それからこのことに役立つ可能性のある調査を開始した。まもなくザ・クリッパー誌の代表の訪問事件に私は引き戻された。というのも、私が暴露したのだが、その雑誌の代表が、出頭命令に対して責任を負っていたカービー警部の息子であると私は見出したのだ。私が出頭させられたというニュースが新聞に掲載されると、ウォルター＝ベントレーという、その時有名な俳優[原注15]が私に手紙を書いて、訴訟の中で私を擁護するという提案した。これは彼がニュージーランドの法廷でかなりの経験をしていたことを私に思い出させる。彼の親切な提案に返事を書いて感謝し、そして証人台にいると思われるカービーに反対尋問の機会が欲しかったので、私が自分自身を弁護することを決心したのだと彼に伝えた。裁判の出来事は広い関心を呼び、そのころ私の持っていた余裕以上に私に負担を負わせる評判を私のリサイタル業に与えた。オークランド市の新聞が、私が一連のリサイタルをそこで行うことになっていると発表したということと、ネーピア市で日曜日の夜に公演したことに対して出頭させられたというニュースを掲載したということを私は知らされた。

裁判で、入場無料で日曜日の夜に公演されたことを私は当然認めたが、その責務に反抗して出頭命令が発令されることなしに、数年の間このことは

付　録

　行われてきたのだと指摘した。カービー刑事は証言席に進んで、証言をした。反対尋問の中で、彼の立場において、娯楽を行っている際に法律が破られないように取り計らうことが彼の義務だった、という自白を私は彼から引き出し、おまけに（そして最重要であるが）日曜日の夜の私のリサイタルより前に、いかがわしい冗談やおどけるような詩、ステップダンスといった低俗な種類の興行が行われたが、出頭命令は発せられなかったという自白も引き出した。裁判長からいくつかの質問があり、真剣にこの自白を受け取ったということを彼の表情は明確にさせた。ザ・クリッパー誌の中で私のリサイタルの広告を手に入れようするために私を訪問した人物が、刑事の息子であるという自白もまた私は引き出した。後に、カービーは、この証拠が自分に不利になっていたと理解して、自分のポケットから私のリサイタルを告知するチラシを取り出し、日曜日の娯楽に関係しているならばニュージーランドの法律に反しているのだ、とそれを配布した責任があの人にあると断言して、裁判長にチラシが手渡された。これらのチラシを配布したのかどうか裁判長が私に尋ね、そして「していません」と私が返答したとき、私の答えによって彼がひどく当惑させられたということを彼の変化する表情は見せた。それから、内容の編集と印刷、チラシの配布に対して自分が完全に責任を負っていると有力紙の代表が話したとき、とても芝居じみた瞬間に我々は居たのである。そしてそれは真実だった。あのときカービーは日曜日の夜の聴衆の中で、さらにカービーによって説得されて証言をした人々のために、証言の謝礼を要求した。

　判決を伝える際に、裁判長は私を見て、「あなたは罪を認めました。従って私は5シリングの罰金をあなたに課さなくてはいけません。しかし、この裁判の結果に関する新聞においてあなたがおそらく手に入れる注目は、賠償をはるかに超えるでしょう、と私は確信しています。」と述べた。彼はそれから証人に向かって挨拶し、そして彼らに証言の謝礼を受け取ることを拒否するようにお願いすると、彼らは即答で満場一致だった。法廷は次第に空になり、そこにカービーがたった独りいた。私が彼に近づいたとき彼はイスに座っていた。そして彼の肩をたたいて、「カービーさん。若者によって打ち負かされましたね。」と私は言ったのだ。彼はイスから飛び上がって、そして激高した動物のように私に金切り声を浴びせた。それから私を追いかけて

きたので、彼は私をドアへ向かわせた。法廷の外へ私が出たとき、再び男を見るために振り返ると、彼の目の野蛮な顔つきと概して悪魔のような雰囲気は、私にどんなひどい行いでもできるやつがここにいたのだと確信させた。

私と同じ番地に住んでいた役人は重要な行政職の地位を占めていた。友情関係が我々の間で深まったので、私は彼に惜しげなく話せた。裁判の結果について彼が尋ねて、そこで彼は私に祝辞を呈すると「同僚のカービーを君が打ち負かしたことをうれしく思っているのだ」と付け加えた。

「我が友よ。同僚のカービーは人殺しや悪いことをする能力があるよ。それができるならばね。」

私がこの結論に到達したということに私の友人はすっかりかき乱された。そして彼が気づいている限り、カービーは良い評判の持ち主だとそれなく知らされた。(ところで、私がオーストラリアに戻ったとき、このことについて友人と話す機会があったが、その後、彼の家に招かれたとき、私に見せた朝刊の第一面に、私が正確に思い出しているならば、14年の期間にわたって、彼が恐喝のために［単語欠落］したときのカービー刑事の逮捕に関する記事だった。)

この裁判は群衆の中で知れ渡るだろうという裁判長の予言は真実となり、そして有力紙の中で社説（はじめの私のリサイタル業に関連する）として用いられた。

次のリサイタルの後、私はオークランド市へ移って多くの公演を行った。それからそのとき、［Cook'sの経営者であるウィリー＝カニングハムによって手配されて］さらに数回することを企業組合によって約束された。この時期に私はロイセット教授[原注16]（記憶システムの専門家）とフレッド＝ヴィリエ氏[原注17]（従軍記者）に会った。彼らとは親密で有用な友情が生じた。私のしていた演劇の類に両者とも興味を持っており、米国へ一緒に行くことを前者の彼が私に説得し、そこでリーランド・［単語喪失］・リサイタル・ツアーを行うことを、私のために手配できると話したのだ。私にとってこれは非常に魅力的な提案だったが、しかし、すでに手配されていた最後の一連のリサイタルをした後、私はオークランド市に留まって自分のテクニックを教えると最終的に決断したのである。最後のリサイタルの終わりに、私はこれを発表し、それから、1週間以内に、朝9時から夜遅くまで教えていたのだ。

教えている数ヶ月の間、私は臨時リサイタルをした。概して、自分の生徒と一緒に私は最も興味深く価値のある体験をしたのである。

コンテストが朗誦と演説法に関心のある多数の人々によって手配され、そのために準備することを数人の自分の生徒が私に求めた。しかし、私は彼らをこの欲求から思いとどまらせようとしたのだ。というのも、真に朗誦や演説法に関して高い水準に相当する理解を、そのようなコンテストの審査員の誰もが手に入れるのに困難であるからだ。しかし、自分たちは競争を望んでいると若干の生徒は決意したので、「奴らの頭上に血の雨を降らしてやろう」〔原注18〕と私は彼らに伝えた。出場者の名簿が知らされたとき、特定の私の生徒が勝ち取るだろうという意見が一致した。

私がこのことを知らされたとき、「ええ、同感です。そしてもうひとりの私の生徒が2位になるでしょう」と言った。

そこで私は生徒の名前を尋ねられた。私が名前を出したとき、彼はその時疑いようもなく一番ひどい生徒だったので、ほとんどが嘲笑した。この選択に対する理由は、自己の使い方を変化することや改善することを可能にしたテクニークを用いると適切な道筋で教育がやれる、ということを証明するためのめったにない好機がここあったのだと私は理解したからである。成功するためには、コンテストの日まで毎日この若者にかなりの時間を割くことが必要であると私はわかっていたので、そうするために準備した。約1週間の間、私は彼に自分の望んだ進展をさせる可能性を与えなかったので、もし我々が成功するには、その割合を非常に増やさなければならなかった。私の生徒はこのことを理解し、とにかくそれが可能ならば彼は成功するために覚悟したということが、すぐに明確になった。それでもやはり、訓練中に我々には多くの「浮き沈み」があったが、しかし幸運なことにコンテスト当日まですべては順調にいき、そしてその後、私の2人の生徒によって1位と2位は受け取られたので（上記に言及した生徒は2位の受賞者）、結果はお祝いにふさわしいものだった。

コンテストの数日後、2人の訪問者が私の教室へ予約なしに来た。彼らはこのことについて謝罪して、我々はおそらく多くの時間を取らないだろうと宣言した。

「オークランド市の最初のリサイタルの始まりで、どんな些細な出来事も

あなたは覚えていますか」と1人が質問を始めた。

「覚えています。私が脚光に近づいたらすぐに、自分の右手側にあるいくつかの席で妨害を私は感じ、それから（セレクションの始まりで、私の習慣だったので）静止して立ち、同時に私が妨害を感じた方向を見続けたのです」と私は返答した。

訪問者達とグラスを交わし、それから、私に微笑んで、「あの雰囲気の中で、他の2人と我々がいたところの方へ妨害を感知しているあなたは素早かったですが、けれどもあなたの凝視しながら静止している立ち振る舞いは、我々の態度を妨害する態度からすぐに変えました。そして後であなたの演技は我々の称賛を要求したのです。我々が今夜ここに居るのは謝罪をするためで、そして我々の確信しているセレクションの草稿があなたのレパートリーに有益な補強をもたらすつもりなのです。それはインガーソル[原注19]によるナポレオンの小品で、一度自分で朗読しました。私が知る限り、それは一度も発表されていません。」と言ったのだ。

私の次のリサイタルのセレクションにそれは加えられた。そして聴衆の最もお気に入りの一つとなったので、私は提供者に非常に感謝している。

聴衆のお気に入りであるという事実はさておき、それは豊富な演劇と発声の技術の望ましい領域の好機を私に与えるセレクションなのである。

その頃、オークランド市からシドニー市を経由してメルボルン市へ向かう、私の旅立ちにだんだんと近づいており、最後の公演が手配された。そして、時は近づき、リサイタルの最後に生徒に合図をさせて、お決まりの挨拶と一緒に市長に私が紹介されることになったと知ったのだ。リサイタル前夜に友人の家に私は食事に招待され、それから翌朝までには、自分が病気であるとわかった。そして非常に気分が悪いので夜に演技ができるのだろうかと私が疑問を抱くほどだった。医師が招かれると、食中毒が私の問題の原因であるという結論にすぐに到達した。さらに付け加えると、私は夜の公演を恐らく通すことができないだろう、と彼は心配した。私にはやらなければならないことがあると彼に伝え、そしてすでにこのことについて決断していたのだ。医師は私の役に立つことができたにもかかわらず、午前中に私の体調は良くなるよりもむしろ悪くなった。食事をとることが不可能になるほどの影響を私は感じていたし、さらに夕暮れに、後でまさしく出演するという考え

をときどき恐れた。私が劇場に到着したとき、舞台から離れた楽屋へ助けを借りて歩いた。舞台装置にある書き割りの外側の舞台そでに長いすが設置されていたので、その瞬間が来るのを恐れながら、プログラムの最初のセレクションの出演する時間が来るまで、私は休息するために横たわった。唯一問題なのは、その別れのプログラムであらゆるセレクションをしなければならない、ということだとあの時私は確信したのだ。確固たる決意とともに、半意識朦朧状態から私は次第に自分の体を起こし、立ち上がるのに手伝ってもらい、それから舞台への入り口で私がよろめいたので、親切な腕が私を支えた。私は舞台装置の木造部分を掴んでしばらくの間立ち止まり、そして非常に不安定なバランスで私は脚光へ進むと、温かい拍手によって励まされた。それは弱々しく不安定でおなじみの信頼感を緩やかに取り戻すことから始めていくものだった。アンコールに次ぐアンコールだったので、後でそれらをすると約束して、私は勘弁していただきたいとお願いした。2番目のセレクションを通して、自信と活力の改善が続き、3番目のセレクションの前に栄養のある飲み物を飲むことができたので、その後のアンコールに私は応えた。プログラムの半ばで、程度の差はあれ満足のいく体調で私が以前からしていたことを、弱くてボーッとした体調でしなければならないことについて不安から成る恐ろしい感覚が……［数語欠落］。最後のセレクションを終えたら私はひどく疲れており、それから贈与式とスピーチの試練にそのとき直面しないことをお祈りしたけれども、それから直に私の生徒と友人達のいたわりと配慮に対して感謝を捧げたいという私の切なる願いだけが……［数語欠落］。

　オークランド市で私の教育経験はそのときまでの最も長く絶え間のない体験で、また、この期間に、私のテクニークの価値を確信することとなった。そしてそれは、朗誦家という職業の代わりに教育していくことを非常に勇気づけた。しかし私が先ほど言及したロイセット教授の申し出を含めて、私には考察することが多くあったのだ。私には多くの友達がいて、［それから］親切で思いやりを持って接してくれたので、後悔しながらオークランド市からニュージーランドへ移った。つまり、私がどこで登場しようともリサイタルについての私の努力は評価されたのだ。

　オークランド市は、私にとって魅力的な小さな街で、美しい港とイーデン山を有しており、その山の頂上から36個のクレーター[原注20]を数えること

ができる。遠く離れていないところに間欠泉を有しているロトルア市がある。オークランド市で私が朝食を取っていると、そこへグラスと食器がカタコト近づいてきたので、驚いて見あげると、この類の出来事を私がよく知らなかったということが、食事中の他の人には明らかであったけれども、隣の紳士が私に微笑んで「あなたはすぐそれに慣れるでしょう」と話したことを私はよく思い出す。彼は正しかったのだ。つまり約１週間後には、グラスと食器がたびたび鳴らなかったら何か間違っていると考えたものだった。[原注21]

これは適切であった。ビスコフ山に私が訪れたとき、盆地にある山腹の上のホテルに滞在した。およそ100ヤード下に離れた盆地のわきには90個のヘッドを持つ圧砕機[原注22]があった。最初の夜の間、鉱石を圧砕する鳴り続ける騒音の影響で私はほとんど眠れなかった。しかし、毎晩それによって睡眠を邪魔されたが、2週間の終わりにはそれを気にしなくなった。だが土曜日の夜12時から日曜日の同じ時間まで圧砕が止まるときには、眠ることのできない時間がやってきたのである。

オークランド市からシドニー市への道のりは愉快なものであったので、汽船が夏の朝に美しい港に入港して見送ったときの、雄大で美しく、静穏な素晴らしい印象を忘れることは決してないだろう。着いたらすぐにメルボルン市へ私は電車で向かった。そこでは、もちろん朗誦家としての職を手放して自分のテクニックを教えるべきかどうかという決断についての問題に助言を求めた。私の決意は後者であったが、これに私はいつも感謝をすることになる理由があるつもりだ。助言を求めることは、もちろん、助言者や彼ら全員の意見の言い方では、私の言及した友人を除外して、それはよく知られていないし、いかにも、よく知られていて広く受け入れられた呼吸法や発声法、身体文化、そして類似した手法のための原理の中で対抗する手法の教師業に乗り出すということは、失敗を自ら招いているというものだった。さらに言えば、良い収入があるのに、私の要求にお目にかかる十分な収入を手に入れることができるのか不確かな職業に取り掛かるために、確かな収入をあきらめるのはなぜなのか、ということをほとんどの助言者達は指摘した。この指摘への返答は、必要であると私が認めるなら、この不確かなことをするために私が十分に教えられるまで、夜間勤務をするだろうというものだった。しかし、この宣言は私を助けず、実際は、私の認める善意はあるが、新しい職

業を始めることから妨害するために彼らができるあらゆることをする中で自分達が正しかったのだ、ということを彼らに納得させるのに役立つだけだった。なぜならば、彼らが同意したものには、もし日常生活で活力と体力を生み出すことになるかもしれない要求と併せて夜間勤務をしなければならないならば、長い休養をとることを余儀なくさせる別の病気を私は負うことになるだろうというような健康状態だったからだ。私がしようと決意する中で、私は多くの困難に出くわすだろうし、そして少なくともその期間は、私の所得は長年手にしていたものに満たないほどになるということも私は当然理解し、それゆえに私の生活費は最小限に削減することが必要になるだろうとわかっていた。しかし、それが新しい何かだとわかるし、同様にそれらは見知らぬもの（彼らが信じて主張していることの中で欠陥を暴露する知識）だとわかる大多数の人の嫉妬や嫉み、偏見、意図的な虚偽の説明から生じる困難に関して最もつらく破滅的な経験を私は未だにしていないのだ。すぐ前にすべて記したとおり、この時はまだ私の記録を出版へ至っていない。

　最初の仕事はふさわしい教室を見つけて、据えるべき教室に関する情報を私は探し求めた。コリンズ通りにあるアランの楽器店[原注23]で探さなければならないということが一致する意見で、その通りには、歌や発声法の教師、そして残りは、ロンドン市内にあるハーレイ通りやウェルバック通り、それから他の通りにいる医師として集まった人達とボンド通りにあるチャペル社だった。ジョージ＝アラン氏は、彼に個人的に私を紹介した共通の友人を持つ友人だった。一緒に我々は部屋を見て回り、そしてその内の2部屋が空いており、2部屋が2ヶ月後にうまるだろうという、数個の選択肢でアラン氏は私に親切な提案をした。このことをよく考えて、それから数日で確かな返事を彼にするつもりだと私は言った。他の場所で私がふさわしい部屋を見つけることができたら、アランの部屋を選ばないだろうという結論に私は到達したのだ。数日の調査後に、オーストラリア建築[原注24]の建物内にある部屋を見つけ、［そしてそれは］考慮の上で［よりふさわしいので］、それらを借りることに合意した。それから私はアラン氏に手紙を書いて、自分の決断と彼の親切に対する感謝を伝え、そしてまた、それを引き留めることから説得して思いとどまらせようとやって来た私の決断で非常にかき乱された私の友人［ホン＝C.E.＝ジョーンズ］にも感謝した。しかしながら、私の理由を

彼に伝えると、彼はその状況を受け入れ、さらに私が欲したすべての成功を願った。次の月曜日の朝に自分の部屋へ私が到着したとき、家具が整った部屋と、さらに友情と私の成功を望んでいるしるしとして、それらを受け入れることを私に頼む友人からの手紙を見つけた。これは実にうれしい驚きであったし、あまりある感謝をした。というのも、とりわけ家具が彼の以前住んでいた広い家の一部となっており、そしてより狭い家に彼が引っ越したときに格納してくれていたからである。部屋の所在地に関する自分の決断に私は一度も後悔しなかった。そして他の教師達はすぐに後に続いたと明言できるのは面白いと言える。

　この体験は生涯を通して私にとって相当な価値だとわかった。というのも、例えば当不当や良し悪し、あるいは賢明か愚かかというような、良く受け入れられた考え方の価値観に関する警告だったからだ。助言を求めたり他人の意見を要求したりすることを続けることから、それは私を妨害しなかったけれども、意見やその理由の背景に関する可能性という何らかの考えや一般的な考えの生成に関する原因を理解しようと私にさせた。このことは、その意見は個人の筋の通った考察から生じるものはなく、それなしで考えや知識を受け入れる習慣から生じるものであるという結論をいつももたらした。残念なことに習慣とは、学校や家庭生活の中で両親から子供へ押しつけられ、青春を根絶やしにする非常に頑固なものなのだ。（プリーストリーの引用[原注25]）それゆえに、私が全般的に発見した意見に対して十分な配慮を与えなければならないという決断をしたということを理解させられたし、さらにそのようにしたおかげで私は感謝した。なぜなら、しばしば私の朗誦家生活で、自分の職業における成功へのその時最適な手段が破滅的なものとなったかのように思われたのは、それに関する重要な決断をする際に一般的見解に従っていた助言を守っていたという証拠を私は持っていたからだ。

　教室に家具が備え付けられたことで、生徒を受け入れる用意がされたということを知らせるのに最適なのか、という課題を私は進めることができた。私はリサイタルをしなければならず、私の提案したことに興味があると思われる人々へ手紙を添えて印刷物を送る準備しなければならないと決断した。私の初リサイタルはかなり注目され、さらに聴衆の至る所で起こる大衆の反応によって判断すると、私のセレクションは高く評価されたのだ。プロ

グラムの最終演目の後、「スピーチ、スピーチ」と要求された。それに応えて、呼吸や歌唱、健康、体力を改善したいと望んでいる人々に提供する価値のある手法を持っている、とこの1年半の経験は私に確信させたので、現在生徒を受け入れる用意ができたということを発表するための機会を私は捕らえたのだ。それから数日後に、私のリサイタルに居合わせた2人の方から手紙を私は受け取った。それを見ると彼らは面談を求めており、その後レッスンにやってきた。彼らの内1人は完全に言葉の本来の意味で友人であるとわかったし、私の教育が彼らを助けることができる理由を人々に説明することと、自分のリサイタルに行くように人々へ勧めることで実践を築くのに私を非常に助けてくれた。それぞれのリサイタルの後、穏やかな反応があったものの進展は遅く、非常に期待外れだった。

　これらの反応の中で、有名な医師の行動に関係して最も不穏なことがある。彼は私のところへ脊椎湾曲を患っている自分の患者の1人を行かせ、その人は彼が身体訓練をさせていると伝えたのだ。それらは私の読んでいる本の中で公開されている訓練であり（今のところ著者名を思い出すことができない）、私見に寄れば、私が遭遇した最も粗野で野蛮な訓練であると、私は彼女から理解した。私は医師に手紙を書き、それから彼女がこれらの訓練を実施するなら、あなたの患者を助けることは不可能だということを伝えた。〔原注27〕彼は明らかに怒りながら私に手紙を書き、レッスンのために再び私のところへ行かせないよう彼女の両親へ要求した。私の職業の早い段階で、この出来事は自分にとって深刻な妨害であるし、将来に対して非常に失望する前兆だった。幸運にも少女の父親が私に会いに来たので、最善を尽くして、そのような訓練が効用よりも害を加えるだろうという理由を彼に説明し、さらに私のところに彼女を行かせるという医師の決定は、自分が彼女に処方した訓練から生じた結果の通り、満足させられなかったという自白であるという事実を指摘した。この点が父親によって評価されたので、それから次の数ヶ月で相当の改善が見られない限り、自分があなたのもとへ彼女を行かすでしょうと彼は宣言した。およそ2ヶ月が経ち、彼は私に会いに来て、私が彼に伝えていたように、彼によると湾曲が増大していたと言ったのだ。彼女がレッスンに来て、3ヶ月の終わりに、生じた改善を医師にわからせるために父親は彼のところへ彼女を連れて行った。ムッとした様子で医師はこれを認

めたのですと彼は私に伝えた。その医師は二度と他の患者を私のところへ行かせなかったという不穏な事実があったが、しかし、さらに悪いことに、私のところへレッスンを受けに行かないようにと人々に勧告することに格別に努力しているという情報を私は受け取った。奇しくも、英国の一流大学の長である彼の身内が私の生徒となり、さらに熱烈な支持者の1人となったのだ。上述の話しを私が彼女に伝えると、彼がひどい反応を示すことに自分は驚かないと彼女は述べた。釣り合いを取るのに大いに役立つことがこの出来事に続いた。

　授業で数人の生徒を連れて行けるかどうかお問い合わせが神学校の秘書から来た。[原注28] 牧師さまとの面談が手配され、私が一度も多数の生徒を一緒に教えようとしたことがなく、その上、個人の生徒との経験で判断すると、成功を収めることができるかどうか私は疑問を抱いた、とその人に説明した。それにもかかわらず、もし彼と学生らがこれに関してリスクを負うための準備をしたならば、その実験を請け負うために私はすぐに用意できただろう。19人の学生らと対面する体験を私は良く覚えており、導入する「やり方」の問題によってとことん当惑させた。何かしなければならないし、しかもすぐにしなければならないから、私の教育の考えに関する一部を授けるために彼らの内1人を受け入れると私は言った。この目的のために、私が有志を求めたら、その集団から即刻反応があった。自分の手法を実践するための好機を私に与えるだろうと熟慮して、ひとりを選んだ。私がこれを続行したら、増大する関心の成果によって私は大いに勇気づけられた。2ヶ月の終わりに、毎日個人ワークを複数の学生にすることで、私には彼らを助けることができたので（決して私のやりたかったことと同程度ではなく）、授業の中に学生らを受け入れるのに同意したという感謝する根拠が私にはあり、そしていろいろな意味で私にとってこの体験は非常に貴重だった。大学と関連のある学生らとその他の人の推薦を経て、多くの個人生徒が私のところへきた。レッスンのためにチャールズ＝ベーグ博士[原注29]が私のところへ来て、患者の一部を送ってきた。さらに、モーズリー博士[原注30]とボール＝ヘッドリー博士[原注31]、[5、6語欠落]が私のワークに興味を持ち、それから彼らは親切にも生徒達を私のところに行かせた。

　[4行欠落]

付　録

　私の教育に関することを書く必要性が明確になり、そしてそれゆえに、最も有益なものをもたらすことができた手段によって私の要求を満たすために、この「やり方」に対して私は思案しなければならなかった。私は多くのページを書き、その中の多くがそう［有益］でないだろうと私は思ったし、そして急ごうとしてはならないと自覚し、と同時に年老いたスコットランド人の友人［原注32］が「急がば回れ」［原注33］とよく話していたことを思い出した。私がふさわしい内容を書き留めて考察したとき、自分の評価した意見を持つ友人にそれを提示した。私がそれに満足する頃には、自分の教えた生徒のように経験した人々からの見解と、尊敬や注目を集めると思われる意見のような彼らの活動領域における高い評価をパンフレットに含むべきであるという結論に私は至った。20ページあまりのパンフレットが順当に印刷されたけれども、配布の問題に私は突き当たり、そして心に浮かんだ多くのやり方から勝算は作られなければならず、またこの関係において将来の道筋としてこれらは真価が問われるのだった。何日もの間、それに支払われる総額によって主に決定されるということを、評価する人々は重要としていると思うようになり、そしてこの段階でこの信念を試すことを私は切望した。例えば、1冊につき6ペンスでどこかに売り出されるパンフレットを私が設置することができたならば、この実験ができたのだ。適切な場所はおそらく一日中人々が行ったり来たりするアラン商会の楽器問屋にあるカウンターだろう。しかし私のパンレットのようなとても取るに足らない記事を許可してくれるのだろうか。そのパンフレットを販売することと、さらにそれぞれの冊子に支払額を徴収することを許可してくれるのだろうか。私はただ知らなかったのだが、しかしある日私が「ジョージ＝アラン氏の住処に入り［原注34］」、そして注意深くかつ慎重に私の提案する計画を彼に説明するかどうかを私は調べることができた。

　彼との面談を私は手配し、成功するものをもたらすという意味で「希望の谷を降りながら」［原注35］、約束を待っていた。驚きや特定のページにおける特別な関心、さらに彼が別のページなどで過度に休止したときに強い疑念などを伝えたので、私の期待は上下しながら関心を持つ変化する彼の表情を見たとき、私の些細なパンフレットに注意深く目を通していた。しかし彼が表紙を見て「6ペンス」という文字を見たとき、かわいそうな思いやりのあ

る微笑みで自分の視線を彼は私に戻し、私の前に6ペンスの小説を掲げたたままで、「これに大衆は6ペンスを払わないと私は思う」とつぶやいた。(彼は「特別な感情」を加えなかったが、純粋な思いやりのために抑制したと私は分かった。)

「たぶんあなたが正しいのですが、それを試してみたいのです」と私は答えた。

「わからぬもんですよ。わからぬもんですよ。」と強調してゆっくりと慎重に彼が繰り返したとき、G.B.S.の戯曲にいる年老いたウェイターの気迫で私は答えた。[原注36]

彼は承諾した。彼の店員の手間を省く目的で、売られるパンフレットを取り換えるために毎月曜日に立ち寄ることを私は取り決めた。私の考えと望みについて話すことや、あるいはパンフレットが陳列されているところに目を向けながら店員をカウンターで待っていた時の私の気持ち、もしくは売りに出されている数のかなりの減少を見たときの自分の喜びや満足感について話すことは不可能に思える。彼がやってくると、「60冊のパンフレットをそれぞれ6ペンスで販売。計110ポンドなり。」と書いている計算書を私に手渡し、そして非常に短期間で多くが売れたということに自分は驚かされたと彼は述べた。さらにパンフレットの需要は継続して増えるだろうという祝福の言葉を伝えた。数日中に、私はパンフレットの読者達から質問を受けたので、読者達に送ったものなのかアランのところで購入したものなのかを見出そうと私が規則を作ったら、情報を手にした結果として、大部分の人々のどんな評価でも購入価額に対して必要とされる総額によって決定されるという考えについてこれまで以上に私はしっかりとした支持者になった。すなわち、それらのもとをとることは人間の激しい欲望であるし、よく知らない題材に関係する印刷物からこれを手に入れることは、注意深く読み取り、ひょっとしたら勉強しなければならないことなのだ。それゆえに、もしあなた方が役立つと考えている本を友人が読むつもりだということをよく確かめたいならば、それを購入するように彼らを説得するだろう。パンフレットの成り行きに戻ろう。かなりの期間、それはどの週も売れ続け、そして定期的に結果として問い合わせが続いたので、これは次第に実践を確立することに関するその時最適な手段への最も価値のある貢献だと考えた程だった。呼吸と歌唱の

訓練を望む方々において朗誦家としての私の努力は特に役立った。

　メルボルン市で私が開業することになったとき、教えることについて弟のA.R.が加わることを決断し、それからメルボルン市での運営を彼に任せてシドニー市に移ることを決定するまで、一緒に我々は働いた。自分のリサイタルへの重要な発表を私は準備し、それから最適な教室を選んだのだが、しかし部屋の賃貸借契約をするのにかなりの困難だった。当然、私の職業が何であるかと建物の仲介人達は尋ねた。実践と理論の本質を説明するために私は最善を尽くしたが、次のような質問を提示するのにただ役立つだけだった。「あんたは医者なのかい。それとも体育家なのかい。はたまた歌の教師なのかい。」この質問に対する私の答えは、「違います」だった。「えっと、意地悪な人間というのはあなたですか」と言いたいということを質問者の顔の表情は明確に表していたが、彼はそうしなかった。実際、私のためにできることを彼はしたそうだったけれども、私の教育を指し示してその性質を意味するような名称をつけることを私ができるなら、彼は満足しただろう。あなたが名付けることができることは全体の一部であるけれども、全体の関係で名付けることはできないということを私は彼に説明しようとしたし、それから自己の使い方を変化や改善するための教育である私のテクニックに関して、すなわちそれは機構全体に関係するものであり、その一部に関係しないものであると指摘した。（ジャン＝フェルネルからシェリントンの引用[原注37]）

　最終的に、私は賃貸を承諾され、そして彼は私のワークに非常に関心を示し、それから多くの自分の友人をレッスンに行かせた。私の最初のリサイタルは成功し、そして生徒を受け入れる準備ができたという私の告知に素早い反応があった。リサイタルをして数週間以内に、W. J. スチュワート＝マッケイ博士[原注38]が私との面会を手配して、「君の教育について自信を持って主張するかね」と彼は言った。

　「まさか、それは公平な批評ではありません」と私は返答した。

　「なるほど、君がしないなら、他の人がするのだ。君に対して批評をするメルボルン大学の友人から私は2通の手紙を受け取った。」

　数レッスンのコースを彼は手配した。しかし去るときに私の手を取って、「君の教育が健全ならば、私は君を成功させよう。しかしそうでないならば、破滅させよう」と彼は言った。

暖かい握手を彼にして、「あなたこそが探していた人なのです」と私は言った。

マッケイ氏は、彼の医療仲間に「ローソン＝タイトのお気に入りの助手」[原注39]と呼ばれており、それからメスや他の手術道具で間違いを起こさないと医師として見なされていたと私はわかった。彼は学者で医療系著作物の著者、医師、それから仕事の鬼だった。[彼は]非常に魅力的な性格で、完璧にデザインされて洗練された一着をいつも着ていた。彼は情報通だったので、日中の競馬とはらはらする競馬場[原注40]を楽しんだ。ルイシャム区の病院で彼と付き合っている看護婦や他の人に彼は敬愛（他の言葉がない）されており、彼らの1人が生徒の時、病院の財力を越えた世話と食事やお酒（例えばシャンパンのような）を患者が必要としていたと彼が考えていたとき、その患者は私宅に移され、さらにマッケイ氏はその費用を負担したということがしばしば起きていたということを私に話した。彼は仕事の運営を見守るためと自分の農場を管理するための時間、さらに彼の助言と援助を求めている患者達の問題や困難に関する自分の興味のための時間を割いたのだ。

数週間のレッスンの後、自分と日曜の夜8時にカフェフランソワで数人の医師達と食事を一緒にしないかと彼は私に尋ねた。あらゆる視点から見てもこれは記憶に残る出来事だった。芸術的技巧と裁量で一方の話題からもう一方の話題に会話と議論を彼はただ導き、言うなれば、進行しながら我々を重ね合わせない指揮だったのである。個人的に、広い範囲にわたる討論で、彼の客人の1人は関心を引き、関連性のある貢献をすることができたので、私にとってかなりの価値を判明させる多くのことがわかった。知的な楽しみから夕食に含まれる材料（必要であるけれども）のことにまでわたって、我々は最高の話の目録を使い尽くし、そしてまた、自身を控えめな表現で責任を負いやすくすることもできた。専門家の厳選する基準を厳格に保ちながら、最高品質の食べ物とワインのバランスのとれた食事をお客に提供し終わるまで、シェフとの会談で各々の品は（私は後で知った）選択されていた。食事や他のどんな行事でも私が彼の客人であるときはいつも見せられたので、これはマッケイ氏との「竜頭蛇尾」な出来事ではなかったのだ。幸運なことに、親密な友好関係が我々の間で展開し、多くの自分の患者を私のところへ行かせ、いくらか特異な問題に苦しんでいる患者だけでなく、彼によると、私の

教育が予防法になった患者も行かせたのである。このように、私の感心を集め、言葉で自分が表現できる以上に私を喜ばせた態度や理解を明らかにしているのだ。

その当時は、「肺病」という言葉は「結核」という言葉に常用されており、そしてかなりの量の往復書簡が新聞に「治療」に関して掲載されていたのだが、しかし「予防」についてはほとんど書かれておらず、そして価値のある考察となる機構に及ぶ使い方の影響に関する可能性が、肺病に関する論説の中で「治療」や「効果」を扱う調査に入っていなかったのだ。それゆえに、私は論説を書くことを決断し、友人のマッケイ氏にそれを提出した。その論説を読んだ後、それは日刊紙で発表されなければならないと彼は言い、デイリー・テレグラフの編集者に原稿を送ることを私に助言した。私は言われた通りにすると、編集者に会いに来るよう私に求めている手紙を受け取った。彼はとても親しげな挨拶を私にして、そして座るようにお願いしたのだ。私の原稿の内容や確信した非正統派である結論に到達した理由について、いくつかの質問を私に尋ねた後「青年よ、君の論説を私が公表したならば、国中の医師達から手紙の爆撃をくらうだろう」と彼は言った。

その後［私の］友人のマッケイ氏が読んで賛成したのだということを私は彼に伝えた。

「承知した」と彼は続けて、「彼と連絡を取って、それから来週の今日再び招いたならば、私の決断を君に渡そう」と言った。

私が言われた通りにしたら、「君の記事を私が掲載できないことに非常にすまないと思っている」と彼は言った。

私は失望させられたどころではなく、もう一回言ってくれときっと私の表情は露わにしていたが、短時間の間黙ったままだった。それから立ち上がって、「もしかしたら原稿を持ってくるかもしれませんね、よろしく」と言った。

驚いたと同時に思い通りに、自分の机の引き出しから彼は新聞を取り出して、私にそれを手渡しながら、「これが、自分で見直して必要に応じて修正する君の記事の校正刷りだよ」と言った。

私は彼に心から感謝した。この記事は翌日の新聞に掲載され[原注41]、その発行物の余分に刷ったものをほしかった時の数日後には、手に入れることは

できなかった。つまり売り切れていたのだ。面談のために相当の数の問い合わせをこの論説はもたらし、さらに生徒名簿も増えたのだ。

　私が生徒に行った訓練に完全に依存して、ハムレットとヴェニスの商人を公の場で上演する試験に応ずる機会を自分の生徒に与えるために、教育の結果は私を勇気づけるのに十分に満足のいくものとなった。これをするという私の発表[原注42]は多くの批判をもたらし、その批判は、シェイクスピアの演劇にかつて出演したこともない、あるいはどんな舞台経験もない生徒と共にこれらの脚本のキャスティングを私がする場合の、特に「舞台負け」などの危険性の警告に関する批判だった。私にとって、これは一層興味深い実験となったのだ。というのも、適切に訓練されたどんな活動の中でも、やがて、暮らしの中の活動の中でも生徒の反応に対する信頼を生み出すその時最適な手段によって私の教育は根本的に反応を変化して調整するものだからだ。我々自身に課している非常に困難な仕事をやり遂げるのに12ヶ月必要とすると我々は決め、それから私はシェイクスピアの脚本を上演した経験のある舞台監督を雇い、さらに事前に個人レッスンを毎日各出演者はやりながら、夜に下稽古を始めた。当然、舞台監督は、私の選んだ脚本の登場人物についての役作りにおいて、公の場で出演する舞台経験のない人を信用することは非常に危険だという一般的な考えをしっかりと信じている人であったので、ハムレットとシャイロックの役を私が引き受けるだろうが、それもまた役の舞台経験なしですることになると彼に伝えると、彼の疑いが増大したという印象を私は受けた。私のリサイタルのプログラムの中で、それらの役を両方の脚本から短い場面を包含していたという事実は彼に良い印象を与えなかった。しかしながら、こういうことに彼は非常に良い反応を示して、さらに順当に変化していき、さらに我々とともに働くことは自分の経歴の中で最高におもしろく満足のいく体験だということを伝えて私を励まし、「あなたの生徒は演劇術を学ぶことに関して、私が一緒に働いた多くのプロよりも適切なものです。彼らがすることは何でも自分自身の中に調整と快適さを所持しているという印象を私は受けました。」と加えるのだった。

　順調にことが進んでシドニー市の劇場で我々は出演することになり、まずヴェニスの商人で、第2弾にハムレットを試した。最初に出演する前の1週間、私は高熱で床に伏してしまし、友人のマッケイ氏が公演の延期を勧め

ようとした。延期はできないと私は決断した。寒気を防ぐためにあらゆる事前処置がとられた。「幕間」の間に楽屋で私は肩掛けに包まれ、そしてこれが、分厚くて重いシャイロックの衣装と一緒に暖かさを私に保持した。特に「裁判の場面」に呼ばれる頃まで、虚弱さに私は最も困っていたが、しかし私は何とかやり抜くことができた。

　私の視点からだと、演技の中で障害はなかったので、この試みは高く満足のいくものだった。舞台負けはなく、プロンプターがいる必要もなく、さらに演劇術は、舞台監督の言葉によれば、プロの基準に達していたのである。

　ハムレットの公演も等しく満足のいくものだった。両方の公演は専門家に並ぶと発表され、そしてさらに劇場のあらゆる席で料金を取るとも告知された。地方の町で公演する依頼を受け取り、その地方のおそらくホリデーツアーと呼ばれるこの期間で、それぞれの脚本を30回公演した。公演したいずれの場所においても自分たちは、我々の大部分の楽天的な予想を越えた親切で好意的な、そして寛大な人々によって歓迎されたので、我々はその一瞬一瞬をすっかり楽しんだのだ。我々の良い部分の評価をよく考えた言い回しによって、そして我々の弱い部分を友好的で［そして］役に立つ批評によって我々を勇気づけるのに可能だったすべてをした新聞社の編集者と批評家に、当然多くの感謝の言葉が与えられるべきであり、そしてこれらのうち、多くが存在したのだ。私は裁判官の友情関係に恵まれおり、2人のご子息とご息女がいるチャールズ＝マレー夫人[原注43]が生徒として私のところへ来たし、同様にサークレッド・ハート・カレッジのフォンデル神父[原注44]や首相とジョージ＝リード夫人[原注45]、［2行欠落］、学校や大学の校長や女性校長が数人、そして思い出すことができない名前のスチュワート＝マッケイ博士の同僚達［2行欠落］。

　ある晩、将来の私のワークの可能性を議論していると、もしロンドン市で受け入れられたなら、他のどこかでそれを受け入れさせる他の何にもまして助けになるだろうという立場で、ロンドン市に行って私は実践を重ねなければならないと友人のマッケイ氏は言ったのだ。マッケイ氏にはハリー＝キャンベル博士の崇高な見解があり、博士が書いた呼吸についての書籍に関係する医療雑誌にある意見を自分は読んだのだと語った。彼は博士が複写を注文したと言った。後ほど博士がそれを受け取ったと伝えるために彼は私を

呼び寄せて、そしてそれを読んだ後、すぐにロンドン市への渡航を予約するべきだと彼はこれまで以上に確信した。これが何を含んだかをすぐに理解して、そのような冒険の財政的な要求にもかかわらず、彼の提案の良い点と悪い点を慎重に考えることを私は約束した。多かれ少なかれ私の助けに依存している近親者の女性がいくらかいたので、より困難にさせたのである。私の収入は自分の要求すべてを満たし、そして次第に増加することはより確実だった。一つの決断によって危険と心配から自分自身を解放した状況に私が直面したように、もう一つの決断をしている間、心配の可能性や実践を確立する試みの争いと私の要求する収入において、またコンテストが相当数ある私がよく知られていない大都市においての対立に伴う深刻な危険を冒すだろう。ますますこういったことについて考えたし、[ますます] 私がそれを受け入れると決めるまで思い切って身を投じたいという願望は急速に成長した。そのとき危険と心配に関する考えと大都市における私の仕事についての足がかりを懸けた葛藤は、次第に妨害するものよりむしろ動機となったのだった。

　財政的側面が一つの残っている問題だった。その問題は、自分の教育に謝礼を受け取り始めることができるまで私の財政的要求を十分に満たしながら、私がロンドン市から追加の仕送りをできるまで親類のために十分な金額を残せるかということである。しかし、どうすればすぐにこの財政上の悪魔を手なずけることができるのだろうか。私はただ知らなかったのだ。日々の思索の中でこの問題の解決方法が最重要であったとき、ニューマーケット・ハンデキャップとオーストラリアン・カップで賭けないかと私に尋ねた競馬の胴元の隣に［シドニー市？］へ向かう路面電車の中で座る機会があり、そのとき私は（私はどんな財政上の危険も冒すべきでないと考えて）お断りだと言ったのだが、我々が一緒に［シドニー市へ？］向かっていると、私の考えは（胴元の問いかけに刺激された）幅広い可能性を巡り、そして彼がダブルに賭けている賞金[原注46]について尋ねた。

　「一口150倍だ」と彼は繰り返した。

　自分の心の中で思い描きながら、5ポンドが150倍で、つまり750ポンドだと私がわかるまで、まるで、私の脳は無鉄砲な楽観主義と危険な勇気を連想させる電子計算機となったのだ。そうだ、750ポンドだ。その時ほとんど手の内にあるかのように見えて、しかも、手を出す勇気を持てば、それを手

に入れることができたのだ。私の弟がシドニー市に最後にいたとき、ニューマーケット・ハンデキャップでメイアプが、それからオーストラリアン・カップでマルモンが勝つだろう、と彼が私に伝えたことを思い出した。自分の馬がおそらく勝つと信じていると後者のオーナー（私の友人）は彼に言った。こういったことに刺激されて、私は当時危険を受け入れる用意ができ、そして胴元の方に振り返って「一口150倍で5ポンドを賭けよう」と言った。

「わかった」と彼は言って、それから謝意を私に表した。

後で、ニューマーケット・ハンデキャップが始まり、そして確かに申し分なくメイアプが勝ち、そしてその後しばらくしてカップが始まり、マルモンが順当に恩義を施した。［原注47］

賭けを受けてからそれと関係のある出来事が終わるまでの期間、自分の考えと気分を読者の皆様に伝えたいのだが、しかし全く不可能なのである。我々人間がこの上なく無知なことに関して非常に多くがそのすべての中に存在するのだ。どうして特定の胴元が乗っている特定の電車に私は乗り込まなければならず、またどうして私が胴元のダブルに賭けたいかもしれないと彼は思わなければならず、さらにどうして財務状況と危険に関する見解がすばやく変わらなければならならず、その上どうして変更する決定にしたがってすぐに行動することができた情報を備えているのか。そしてすべての成功の終わりに、回りまわってロンドン市における私の職業の成功のためにその時最適な手段の貴重な要素であることが判明した。偽りなく、シェイクスピアが述べたように、「そこにあるのはな」（そのような出来事においても）「我々の哲学の思いもよらぬことなのだよ。」［原注48］

私の教師生活が関係しているところで、上記は、必要性に私が直面することになったときや、あるいは私の仕事が不当に非難されたその時以来の象徴的な体験である。そして最も印象的な事例は、ヨハネスブルグ市で3人の医師に対抗することを私が強いられた名誉毀損訴訟に関するものである。ロンドン市への私の到着と、ロンドン市やニューヨーク市、ボストン市といった大都市の体験の報告は、将来的に別の巻で発表されるだろう。恐らく5年か9年以内に出すつもりだ。私がここに書き留めたことは、科学的手法を厳守して、見たことがない調査結果を明らかにするための熱心な努力の体験に関しての記録やなじみの薄い手順の結果と真実への慣れていない研究方法の

341

記録を含んでいる。功を奏する結果の証拠は私の著書や、証人達によって与えられたこの中に載せた証言で見出すことができるし、そしてまた中間上訴裁判所の調査結果によって、特に以下の言葉は、南アフリカの最高裁判所で判決を言い渡しているときに、首席裁判官によってお話しされた……[以下続く]〔原注49〕

FM

〔訳注〕
　原注より抜粋。(p.259)

　下記が標準的な作品は、以下の通りに略されている。
　EB　　The Encyclopedia Britannica, 15th edition（1989）.
　OMD　　Dorland's Illustrated Medical Dictionary, 28th edition（1994）.
　OED Oxford English Dictionary, 2nd edition（1989）.

　聖ジェームス版の聖書とオックスフォード版のシェイクスピア全集（1987）が参照のために使われている。
　抜粋終わり。

原注
1. ロン=ブラウンによる1959年9月19日の手紙から、消失した伝記の存在が推測される。「リットン卿との出会いにわたる伝記の存在についてあなたは質問していますが、その伝記が捜し出されると、最新のものになるように仕向けるつもりだと理解しています。要約された伝記の基盤としてこれは利用できます。それから目下の著作に使うことを提案されています。」1926年にアレクサンダーは初めてリットン卿と出会った。知事をしていたベンガル州から休暇でレッスンを受けに来た。
2. ロナルド=ジョージ=ブラウン（1911-55）は、英国の記者、編集者である。彼はロイターやタイムズのコラム、イブニング・スタンダードの「ロンドナーズ・ダイアリー」、AP通信で勤務していた。おそらく、子供時代に軽

付　録

傷を負った小児麻痺のおかげで、背中と脚の筋肉を悪くして、彼の歩き方に影響を及ぼした。そして、後に脚の筋ジストロフィーに発展した。およそ1946から47年にアレクサンダーのレッスンを受け始め、それ以降、彼が死ぬまで、なんとかすることができた頻度でレッスンを受け続けた。彼らは友人であり、ロン＝ブラウンは提案された書籍であるアレクサンダーと医師達に熱心に取り組んだ。〔訳注：第27章注釈より〕

3. この「かなりやり手の記者」はロン＝ブラウンを参照（第27章への序文も参照すること〔訳注：省略〕）

4. タスマニアはオーストラリア連邦の島国である。オーストラリア本土から約240ｋm南へ位置しており、メルボルン市はもっとも密集した本土の都市である。多くの山脈や谷、そして湖や高原がある山地で、気候はスペイン北西部やカリフォルニア州北部と同等である。西部と南部は非常に起伏が激しく湿っており農業に使われているので、北部と南東部に住民は概して限定されている。1856年にヴァン・ディーメンズ・ランドと呼ばれていたが、最初のヨーロッパ人である、1642年に島を発見したアベル＝タスマンの名をとって名付けられた。1803年に英国人が入植を始め、1828年の時点で人口は17,000人となる。そのうちの7,500人は罪人であり、監視下に置かれている。人口が70,000人になったのは1851年である。長期にわたる不景気は1853年まで輸送機関の停止に至った。この不景気は捕鯨業や造船業の衰退を引き起こしたが、鉱業ブームが起こった。特に西部と北西部で、経済復興をもたらし、1880年から1910年まで持続した。(*EB*)

5. マシアス＝アレクサンダー（1810-1865）。イングランドのウィルトシャー州で生まれる。マシアス＝アレクサンダーは「スウィングの暴動」に関わって有罪判決を受ける。1820年代の臨時の農業労働者の間で、貧しい生活状況によって激しい抗議が引き起こされた。この抗議には新しい労力節約の機械の破壊も含んでいた。彼と彼の兄弟であるジョセフとジョンはそれぞれ7年間の「流刑」の宣告を与えられる。泥棒達や暴徒に対するよくある懲罰だった。従って、彼らの多くは社会政治的な不安を通して犯罪人になったのである。1831年にマシアスとジョセフはホーバート市（タスマニア島の最も大きい都市）に到着した。1836年に彼らは恩赦を受け

取り（一般的に恩赦は 1835 から 37 年の「機械破壊者」に対して与えられた）、1850 年にイングリス川の西側で最初の定住が始まり、ウィンヤードの村は反対側だった（1841 年に設立した。人口：1901 年に 526 人）。カルフォルニア州とオーストラリアにある金を首尾よく試掘した後、弟のジョンは 1850 年代半ばに彼らへ加わった。1838 年にマシアスはマリー＝リーディング□Reading□（他の書き方で Readen、Redin がある）と結婚した。彼らは 7 人の子供をもうけ、その中の 4 番目の子供がジョンである。

6. ジョン＝アレクサンダー（1843 - 1936?）は、タスマニア島の蹄鉄工である。F.M.＝アレクサンダーの父。1866 年にベッツィ＝ブラウンと結婚した。彼らは子供を儲け、長男となるフレデリック＝マシアスは 1869 年 1 月 20 日に生まれる。ジョン＝アレクサンダーはアルコール中毒になり、メルボルン市に移ったベッツィと別居したと伝えられている。1911 年に娘のエミーとマリーと共に彼女はロンドン市へ移り、そこで F.M.＝アレクサンダーによって養われていた。

7. タスマニア島西部のビスコフ山で 1872 年にスズが採掘され始め、世界でもっとも豊かなスズ鉱山なり、「錫無垢の山」と表現された。1876 年から 1907 年までビスコフ山スズ採掘会社は、ドイツ生まれのハインリヒ＝W.F.＝カイザー（1833-1919）によって運営されていた。（カイザーはウォラタ市の治安判事や検視官、登録事務官、政府職員、公証人、そして町の労働者のほとんど独占的な雇い主だった。）1935 年に閉山されたこの鉱山は、81,000 メートルトンを産出した。アレクサンダーは鉱山会計士のフランク＝A.＝ホーンの助手として、1886 年から 1888 年まで働いた。会社が最も裕福であるときに、アレクサンダーは特別手当を分配する資格を得た。

8. 市外にある道を維持して改善するために、地元の地主と居住者によって道路信託が設立された。道路の保守管理を負担させるために居住者に工事費が課され、料金徴収官は信託によって任命された。

9. ランスロット＝ゴボーは、シェイクスピアのヴェニスの商人の「道化」でシャイロックの召使である。シャイロックの召使いとして留まるか否か、ゴボーは騒がしくおろおろしていた。「良心の通りにするんなら、ユダヤの旦那んとこにいなきゃなんねえけれども、いやはや、旦那は悪魔みたいなお人なんだ。それでユダヤの旦那から逃走すりゃあ、俺は悪魔の言うこ

とを聞いたことになるけれども、畏敬の念はあっても、そいつは悪魔そのものなんだ。」（第2幕 第2場、15から19行目）彼は「悪魔」のささやきに屈服して決意し、シャイロックの奉公を去ってバサーニオの奉公に行った。
10.「詭弁を弄する雄弁家というものは、豊富な自分の饒舌さに陶酔しており、敵を中傷して自分自身を賞賛するために、終わりのない矛盾した議論の継続をいつでも意のままにできるという傲慢な心象を与えた」ベンジャミン＝ディズレーリがウィリアム＝グラッドストンに向かって。1878年7月27日。
11. 会社名、または他の名前が挿入された。これらは未刊行の伝記草案にある。
12. ウィルキンズ＝ミコーバーは、チャールズ＝ディケンズの自伝に触発された小説デイヴィッド＝カッパーフィールド（1849-50）に出てくる人物。登場人物一覧のミコーバー氏は、「おおらかで大言壮語、やたら気立てがよく、向こう見ずな男」とある。彼の気まぐれで貧乏な性格は、負債から解放されたら、ロンドン市からオーストラリアへ移住し、それから彼はとても尊敬される植民地治安判事になった。彼は卑しい人物であるがしかし、楽観的な冒険家であり、運命を改善するために「姿を現している」何かをあきらめることは決してなかった。登場人物の多くの特徴は、チャールズ＝ディケンズ自身の父親に基づいている。
13.「メルボルン市からの手紙」の内容は分かっていないが、247ページ〔訳注：財政的側面の問題〕についての後半の記述に関係しているかもしれない。というのも、ロンドンへの移住を考慮に入れるとき、そのような冒険に「多かれ少なかれ私の助けに依存している近親者の女性がいくらかいたのでより困難にさせた。」とアレクサンダーは述べているのだ。彼の両親は別居し、母親と妹のエミーとマリーが、住居をウィンヤード市の実家からメルボルン市に移住したと記録されている。しかしながら、アレクサンダーが彼女らを養い続けて、後にロンドン市へ移住し、そこで定住したということは確かである。
14. チャペル社。英国の音楽出版やコンサートの仲介、ピアノの製造をしている会社。1810年に設立し、現在の社名は1830年に取得した。チャペル社は、大衆向けのコンサートの手配やギルバートとサリバンのオペラの大

半を出版し、そして1915から26年の間にプロムナードコンサートを運営した。20世紀初頭には、チャペル社は主流のピアノ製造会社の一つだった（しかし1960年代に製造を停止した）。今では、小規模のダンス音楽や歌に関して最も優勢な会社の一つであり、教育関係やバンドの音楽の出版でも知られている。今日では、フィリップス社の組織に入り、多くの子会社と関連会社を持つ。

15. ウォルター＝ベントレーは「当時の有名な俳優」。彼の著作に*発声法と演じる技法*があるが、副題に「共通認識のお約束」(1888) とある。当時の多くの類似本に対する共通の助言で構成されている（「深呼吸」訓練というものがある。その訓練は鏡の前で身振りを練習しながら、母音とささやきの「アー」を使いながら声の鍛錬をする。それから、継続して多くの命令を出しながら熱心に研究し、肉体と発声器官の注意深い管理（「自制」））をする。

16. A.＝ロイセット教授（*旧姓*マーカス＝D.＝ラロー、1832-?）は、記憶システムのアメリカ人講師。彼の前マネージャーが評判を悪くしたので、1880年代後半にイングランドへ逃げた。ロイセットは主に文通によって、自分の記憶システムを教えた。著書である*生理学的記憶のロイセッティアンスクール*(1896) と*同化記憶もしくは注意の仕方と決して忘れない方法*(1869) の中でそのシステムを説明している。エドワード＝ピック博士は、記憶術の著作家であり雄弁家であるが、ロイセットが自分のシステムを剽窃し、必要以上にそれを複雑にしていると自著の一冊で主張する。

オークランド・スターの中の広告内で、ロイセットによる評価の手紙をアレクサンダーは引用した。下記に抜き出してある。「ここ数年で私はおよそ55ポンド体重が増加しました。そして結果として分かったのは、演説中に私はたまに息切れ状態になるということなのです。他所で2人の有名な雄弁家に処置を受けましたが、有効ではありませんでした。3回のレッスンの中で、アレクサンダー氏は私を正しくしました。検査として、私が市役所の壇に登場したとき、7月30日のことですが、自分の演説をやり終えることができなかったことに実に恐怖した、と付け加えられます。というのも、私はひどく気分が悪く、個人教授をするのに疲れていたのです。しかし、アレクサンダー氏によって指示された訓練のおかげで、問題

付　録

に直面することはなくなり、そして自分の演説の終了時に、*生涯の中でこれまでやってきたよりも疲れ果てさせることが減少したのです。*」

17. フレデリック＝ヴィリエ（1851 か 52-1922）は戦争作家でレポーター。グラフィック紙とイラストレイテッド・ロンドン・ニュース紙のために働き、世界中の多くの戦争を報告している。彼はまた旅講演者として働いていた。彼は初めて映画撮影用カメラを戦時中に使用したひとりだった。アンティポディーズ諸島で講演旅行を数回続けて、1898 年か 1899 年にアレクサンダーとおそらく会った。ヒューマン・ボイスというブックレットの中で、アレクサンダーはヴィリエの評価についての手紙を下記のものを引用する。「ボイス・プロダクションに関してあなたの提案をありがとう。私は現在 *2 時間*近く一層楽に話すことができます。それから魅力的な朝をありがとう。あなたとあなたの芸術と過ごしました。*朗誦家として非常に多才な才能あふれる人に私はこれまで会いませんでした。*」

18. 「奴らの頭上に血の雨を降らしてやろう（The blood was on their own heads）」という言い回しの元々参考とされたものは、血の責任（たとえばマタイの 27:25 やシェイクスピアの「いやだと言えば、彼らの怒りがお前の頭上に血の雨を降らせるだろう」というウォリックがヘンリー王に対して言った言葉。ヨーク公リチャード第 2 幕第 2 場より）。この表現は後に、道徳的な非難と一般的な責任を表現するものという意味で使われた。

19. ロバート＝グリーン＝インガーソル（1833-99）、アメリカの政治家、弁護士、雄弁家である。彼は「偉大な不可知論者」として知られており、さらに聖書の「高等批評」を世に広め、人間性の哲学や科学的な関係もまた知られていた。全国的に名講師としてよく知られており、彼の雄弁術や軽妙な演説に大きな需要があった。その中で当時の正統な迷信を彼は暴露しようとした。（*EB*）彼はナポレオン＝ボナパルトを「もっとも悪名高い人間のひとり」と考えていた。彼の講義「男と女、そして子供の権利」（1877）の中で、彼はナポレオンに対して有名な「頓呼法」を作りだし、皇帝の虐殺と殺害を列挙している。演説の締めくくりに、「彼が作り出した孤児と未亡人について考えました。言い換えると、彼の栄光のせいで流された涙について、またかつて彼を愛していた唯一の女性について考えました。そして野心の冷たい手によって彼の胸の内から追いやったので

す。そして私は言いました。ドアに蔓が這っていて、秋の太陽を浴びて紫色になったブドウがある小屋に住んでいたい。自分のそばで暮らしている妻と一緒に貧しい百姓で私はありたい。彼が空の向こうで死んだ日のように彼女は編み物をしているのです（私の膝の上で抱きしめられている子供と一緒に）。「ナポレオン大帝」として知られている暴力と殺人をする帝国の物まねであるよりも、その男になり、無言の静かな夢のない土地に赴きたい。」

ルーリー＝ウェストフェルトは、アレクサンダーの最初のトレーニングコースに関する著書の中で、生徒がアレクサンダーに朗誦をさせたとき、いつもこの部分で終わったと報告している。1875年にナポレオンの墓に意図しない訪問をしたあとに、それを書くことをインガーソルは鼓舞された。というのも、彼はオーギュスト＝コンテの墓を訪問するつもりだったが、ナポレオンの墓を管理者が知っていたということに興奮させられたけれども、コンテの墓は知らなかった。かつて、パリを訪れている間、アレクサンダーが朗読したのは、ナポレオンの墓にあるインガーソルの短詩だった。インガーソルの主要な講演と演説はモーゼに関するいくつかの*誤解*（1879）と*私が不可知論者である理由*（1896）の中で発表された。

20. イーデン山はオークランド市にある。196メートルの死火山は、全域のドラマチックな360度の風景を提供する。
21. 大部分のニュージーランドは地震活動の影響を受けている。それは1年に100回ほど遭遇し、それは平均である。ただそのうちの1回だけは、リヒター・スケール6を超えた。
22. 鉱業において「ヘッド」とは石英または他の鉱物を圧砕するためのランマーである。またドリルのように使用されていた可能性もある。(*OED*)
23. この楽器屋は、ロンドン市生まれのジョージ＝リーヴィス＝アラン (1826-97) によって経営されている。音楽に関する彼の興味は、ハラー初見歌唱法の研究と教育に導いた。ベンディゴ市で金を掘るために、1852年に彼はオーストラリアへ行った。発掘に成功した後、彼は1853年にメルボルン市へ戻り、それから主要な宗派の学校で歌を押して始めた。1863年に彼は楽器問屋に加わり、その中の個人事業者に1875年になった。彼の息子であるジョージ (1860生) が1881年に加わったとき、会社は社名

をアラン商会（Allan & Co.）に変更し、1877年までに、アンティポディーズ諸島で最も大きい楽器卸売販売店となる。現在のアランの音楽専門会社である。オーストラリアで音楽指導の先駆者に彼はなり、音楽教育に大きな影響を与えた。彼は教育や実際の音楽に一度も触れたことがなかったが、一連の主要なコンサートの主催者であった。彼が死んだ1897年4月1日の70歳のときに、彼の息子が仕事を継続した。

24. オーストラリア建築は、メルボルン市のエリザベス通り49番地にあり、1880年代後半に建設された。油圧リフトの新技術を持つ12階建ての建物であり（1912年までオーストラリアで最も高いビルとなる）、それは目印となって、1880年代の好況の時期の楽観主義に対する証明となった。しかしながら、1890年代前半の経済崩壊は、ビルのテナントを見つけるのに困難にさせて、1897年のアレクサンダーが7階のスタジオを借りたとき、建物は半分空のままだった。1979年にビルは解体された。（図1.〔訳注：略〕）

25. この「プリーストリーの引用」はおそらく次のようなものであり、F.P.=ジョーンズが手紙の中でアレクサンダーに引用したものである。プリーストリーの著作（1776）からここに完全に引用した。「個人としては、この項〔酸素の発見に導くこと〕の中で列挙した実験の開始で、実験を追求する際に生み出した発見に通じるどんな仮定も築かなかったということと、実験は私にとってとても本当とは思えないことが現れたということを私は率直に認める。そして決定的な事実がついに私の観察に割り込んできたとき、それは非常にゆっくりであるけれども、同時にものすごいためらいを伴いながら、自分の感覚を根拠に屈したということも認める。それにもかかわらず、この問題を再考したら、そして最初に空気の構成に関連する自分の最後の発見を比較したら、あるものから別のものへすぐに導かれてはならないということを疑問に思うような、世界で空気の間に最も緊密で容易な結合を理解した。このことが事実でないということを私の先入観の結果であると考えるのだが、つまり、我々の判断だけでなく、きちんとそのように誘われた感覚の認識さえも見方の偏った我々にとって未知のものだということである。というのも、我々は当然のようにとても強力な格言を受け取るかもしれず、我々の感覚の最も明白な証拠が変わるというわけ

ではなく、そして我々の信念はしばしばほとんど修正しないのだ。さらに、より独創的なのは人間であり、より効果的に自分の誤りに巻き込まれるのだ。真実の力を回避することで、その人の独創性は、自分を欺くのに役に立っただけなのだ。」

26. ジョセフ＝プリーストリー（1733-1804）は、英国の長老派教会の聖職者で化学者である。いくらかの神学や政治学の作品を除いて、プリーストリーは門外漢のために科学的な主題について著書を書いた。彼の特別な興味は気体にあり、それらに関して彼がいくつか発見した。プリーストリーの発見を解釈して構成分子としての酸素を確立したのはラヴォアジエや他の化学者であるけれども、1774年の酸素の発見は、プリーストリーを光合成や血の呼吸作用の役割の研究に導いたのである。

27. 短くいうと、ロス・システムの訓練の一部であるかのように、未発表の伝記はそれらに言及している。バーナード＝ロス博士は*脊柱側弯の治療法*（1889）を書いた。その中で彼はコルセットの処置の代わりに姿勢訓練と運動が用いられるべきだと論じ、そして「直立や姿勢の改善に関係する患者の筋肉感覚の再教育」のために立案された特定の訓練を記載している。姿勢矯正の訓練は、抵抗に対して胴体を患者が曲げたり伸ばしたりするものをそれぞれ含んでいる（例えば、机上に胴体を横たえて、「医師の抵抗に逆らって」垂直に動かす）。1897年の彼の報告では、彼のシステムに従った1000名の患者の中で、869名は「非常に改善された」とあり、それから75名が「改善された」とある。

28. メルボルン市にあるバプティストの神学校。生徒達からの評価について小冊子の中では（論文3〔訳注：省略〕）、生徒達のうち2人が引き合いに出されたのは、バプティスト神学校の会計係と名誉秘書だった。1897年に大学校長報告は、学生が「アレクサンダー氏の訓練の下で、発声と呼吸のために」行ったということについて述べている。どれくらいの期間アレクサンダーがそこで働いたか知られていないが、1899年に新しい発声法の教師が任命されたと記録は示している。

29. チャールズ＝ベーグ博士（1859-1930）。1881年に博士号を取得し、1884年に医学博士になる。1923年までメルボルン市にあるサウスヤラで個人開業し、1925年に引退した。ベーグ博士はフェルトンの遺産（慈善団体

と芸術を助けている信託財産）の創立会員となった。彼は公衆衛生に非常に興味があり、特に聖ジョン救急協会と赤十字に興味を持った。ベーグ博士は、アレクサンダーの喉の問題を治療し、それから、約束している重要なリサイタルの前に2週間の休息で喉の問題は治癒するだろうとアレクサンダーに保証した。この助言は失敗だったが、自己の使い方の「進化するテクニーク」に詳しく話しているようなテクニークの発展に導いた。アレクサンダーの仕事を評価する手紙の中で、ベーグ博士は書いている。「あなたから受けたレッスンの後、あなたの手法の正しさに関する信頼は非常に正統である、と私は完全に確信しました。あなたの与える訓練は声の質を改善するだけでなく、大声や継続的に話すことの負担もまた減少します。さらに加えて、呼吸の良い習慣を誘導することで公衆衛生のためになる傾向があります。」（図3.〔訳注：省略〕）

30. サー＝ヘンリー＝カー＝モーズリー（1859-1944）は、英国生まれのオーストラリアの医師。1881年に医者として第一級優等学位とともに任命された。1888年にメルボルン市へ移住して、大学で医学について講義をした（1908-21）。1916年に、ロンドン市のA.I.F.本部で顧問医師となった。医学会議に入り、任務のための新兵の健康を検査した。1919年に彼はメルボルン市へ戻り、そこで個人医院を再開した。1923年にメルボルン市の病院で神経科と精神科医院を立ち上げた。そして神経学は彼の実験領域の一つとなる。

31. ウォルター＝ボール＝ヘッドリー博士（1841-1918）は、英国生まれ在オーストラリアの婦人科医である。聖バルトロマイ病院とグレート・オーモンド・ストリート・チルドレンの病院（ロンドン市）で働いた後、パレスチナとシリアを旅行し、そこで結核になった。彼はチャネル諸島で逗留した後に回復したが、しかしオーストラリアに移住することを決め、1869年にメルボルン市へ到着した。彼はサウスヤラに住んで、コリンズ通りの東部で営業した。それから1879から1900年まで婦人病院で働き、そこで彼は帝王切開手術を初めて成功させた。彼は高名な医者となった。1890年代に彼は「おそらくメルボルン市で一流の婦人科医であったし、オーストラリア医療で重要な立場を手に入れた。」医学会で多くの地位を彼は手にした。彼の著書である発生する女性の病気（ロンドン、1894年）で

は、女性を襲っている病気について文明の影響と精神的な要因を強調した。1907年にロンドン市へ移住する。彼は1913年にカナダに定住した。

32. ロバート＝ロバートソン（1854-88）は、スコットランド人の教師である。アレクサンダーが言及している「年老いたスコットランド人の友人」となった（アレクサンダーを教えた25から33歳の数年の間、彼は年老いていなかったという事実は別にして）。判事の助手をしていたスコットランドから、1875年に彼はタスマニア島に到着した。1879から87年にロバートソンはウィンヤード市の教師となった。そして家庭でアレクサンダーを教えた、おそらく「村の学校の校長」である。

33. 「The more hurry, the less speed（急がば回れ）」は古語である。多くの様式で表現されている。そこで二つの近い変形を紹介する。「The more haste, the less speed」(1546)、「The greater hurry, the worst speed」(1705)。1946年のMSIの序文で、アレクサンダーはまた、（「老人である私の若き日の最愛の友人」からもらった）この助言を言及している。

34. 「虎穴に入る」と言う表現は、正面から障害や敵、問題に直面すること。面と向かって、窮状に対して個人的に直面するもしくは対抗すること。

35. アレクサンダーは聖職者の友人から引用している。どのように彼がしていたのかと尋ねたとき、いつも答えていたものであろう。「ああ、希望の谷に降りていく。」

36. ジョージ＝B＝ショーの喜劇である。わからぬもんですよ（1895 - 97に書かれた。初版は1898年）。この表題が現れるのは、第2幕の最初でウェイターが言っている場面だ。「いつも起こるのは予想外のことですよね。わからぬもんですよ、閣下。わからぬもんですよ。」これを外交的でやりくり上手の人物とショーは解説している。「このウェイターは彼なりに優れた人物なのである。洗練された老人は、白髪で繊細な様子であるが、とても愉快で、彼の励みになる存在の中では、品がないと非難されていた野心や、現実に関する豊富な充足感と興味に対する反逆心のような想像力に満たされた人物だ。その男は招集した中で傑出しており、成功の虚栄心を感じている間、妬みとは無縁の人間特有の人物であると彼は特有のある表現をする。」

37. シェリントン著のジャン＝フェルネルの試み（1946）は、フランスの内

科医である、ジャン゠フェルネル（1497 - 1558）の伝記である。生理学の開祖のひとりである（彼がまさにこの言葉を作ったのかもしれない）。もしかしたら、アレクサンダーは下記の引用をするつもりだったかもしれない。そしてそれは、反射作用と自発的な行動の関係に関する長い議論を終える。「全体的に統合された個人、つまり全体的な心身が統合された人間に関係するときの、それぞれの行為をしつこく取り扱うことによって、この主題にアレクサンダー氏は貢献をした。前進することは、何か彼か手足が単独にすることではなく、全体の神経筋の瞬間的な活動のことである。特に頭と首のことだ。」

38. ウィリアム゠ジョン゠ステュアート゠マッケイ博士（1866-1948）は、オーストラリア人の軍医。1891 年に卒業した後、1891 から 92 年まで婦人科学と外科をローソン゠タイトという、マッケイの教師で英雄となった人物と学んだ。シドニー市に帰り、マッケイはルイシャム病院（1896 － 1933）で主に働き、そこで非常に貢献した（「マッケイが病院を作り、病院がマッケイを形成した」）。そしてそこで彼は外科部長になった。彼は健筆家で、外科と外科の歴史に関して多くの記事と著書を書いた。彼は熱心な科学者で、途方もなく寛大であったが、差し控えることなく自分の考えを話すのをためらわないし、それは彼の「頑固で積極的な天賦の才」と判断された。マッケイはまた、競馬やその他の賭け事に強い関心があり、競走馬の育成と保護について書いて寄与した本がある。（図 4〔訳注：省略〕）

39. ローソン゠タイト（1845 - 1899）は、スコットランド人の外科医である。彼が有名なのは、婦人科と腹部の手術の改善をしているからだ。1870 年に彼は外科医としての資格を持って、バーミンガム市へ移った。そこでは、女性のための病院の他にも自分の個人医院もまた同様に設立した。果敢に、そしてしばしば斬新な手段で、彼は多くの新しい外科技術を開拓し、それは世界的に広まった名声を彼にもたらした。この題目について彼は多数の論文と著作を書いた。1891 年にマッケイ博士はローソン゠タイトの助手をすることとなり、ローソン゠タイトの会陰手術（1897）と、575 ページの長い外科医の伝記である、ローソン゠タイト─彼の生涯と仕事（1922）を書いた。

40.「はらはらする競馬場」すなわち競馬で賭けること。競馬場は馬券業者に

よって利用される競馬用のグラウンド内の取り囲まれた場所。(*OED*)

41. デイリー・テレグラフ紙にある記事は、「結核の予防と治療」（論文4〔訳注：省略〕）。

42. 1901年1月12日に、シドニー・モーニング・ヘラルド紙の伝えたアレクサンダーの教育に対する広告は次の告知と同様のものだ。「F.M.=アレクサンダー氏が今年の初めにヴェニスの商人を興行します。彼自身はシャイロックで演じます。それから、この劇に出演することを望んでいる方々からの出願を受け入れます。」3回の興行がシアター・ロイヤルで開催された。1901年6月27日から29日の間である。アレクサンダーはまた、*人類の最高遺産*（第1部第7章）でこの挿話を説明する。そこには、舞台経験のない人々と上演することが、自分の原理の「試験」になるだろうと書いてある。自分のトレーニングコースの生徒とヴェニスの商人を開催したとき、1934年にアレクサンダーはこの試験を再び行った。1935年にはハムレットの上演があり、そして、同年、脚本ならびに詩と歌から抜粋した朗唱の夜会が上演された。

43. チャールズ=E.R.=マレー（1842-1923）は、オーストラリアの地方裁判所の判事である。1867年に法曹界で公認され、1893年には、ニューサウスウェールズ州にある大都市圏で裁判官となった。マレーはまた最高裁判所の裁判官として数回、いろいろな問題について王立委員会の審査員として働いた。彼の辞任した理由は、1916年に健康障害のせいである。

44. ジュールズ=フォンデル神父（1860-1933）は、聖心の宣教者会の教団に所属するフランス人宣教師で、1878年に入会した。1894年に彼はオーストラリアへ移り、そこで彼は聖心修道院最初の修道院長（1897－1914）になった。彼の往復文書の中で、1902年に声を失った方法と、数ヶ月間話すことができなかったことを語っている。1903年8月に、専門医のところへ行き（シドニー市にいる最高の1人）、それから12月に、「私の受けた喉のマッサージをした専門家は、雷鳴のような声を私に与えると約束したのだ！」と書いている。彼はやがて退職し、そしてニューサウスウェールズ州の牧師となり、そこで亡くなった。

45. サー・ジョージ=H.=リード（1845-1918）は、オーストラリアの政治家で知事、首相、高等弁務官である。1852年に彼とその家族はメルボルン

市にスコットランドからたどり着いた。1879 年に法曹界で公認され、そこでは才能ある証人尋問官だったが、それは政略的な雄弁術であり、彼の名を有名にした。有能な討論者が「おそらく帝国で最高の舞台演説者」として言い表した。通俗的でしゃれのきいた、彼の雄弁術は品位のあるものに対して時々とても「粗野」だと思われた。1894 年に彼はニューサウスウェールズ州の知事と会計局長官になった。首相としての次の 5 年間は、彼は前任者の誰よりも成し遂げたことがある。彼は金融改革を導入し、政府の管理下から公共事業を移し、さらに土地法を改正した。彼はまた、1897 から 98 年にオーストラリア連邦の設立のために条約を多く結んだ（それらは 1901 年に実施された）。彼は熱心な自由貿易主義者で、関税と保護貿易主義に対して熱心に反対することを話したり書いたりした。（当時、保護主義に関する長く続く激論があった。アレクサンダーは、人類の最高遺産の中で思考の習慣を議論する際に例として使用した。）1909 から 16 年に、ロンドン市内のオーストラリア人で最初の高等弁務官になり、そして彼は後に 1917 年に死ぬまで、ロンドン市の選挙区で下院議員になった。(*EB*) 彼は 1917 年に自伝を発表し、その中で 1891 年の重要な選挙演説の前に、どのように自分の声を失ったかを説明する。彼の医師は大衆への演説をすることに対して忠告したけれども、リードは前進し、音調と声色を落とすことで、自分の声を何とか回復することができた。この体験がアレクサンダーのレッスンを受けさせたかもしれない。（図 5〔訳注：省略〕）

46.「彼がダブルに賭けている賞金」の意味は、二つとものレースで 1 着を当てる掛け率のこと。

47. ニューマーケット・ハンデキャップとオーストラリアン・カップは、年一回の競馬で、1904 年に 2 月 27 日土曜日と 3 月 1 日火曜日にそれぞれ開催された。勝ち馬の名前は添削されている。

48.「この天と地の間にあるのはな、ホレーシオよ、我々の哲学の思いもよらぬことなのだよ。」ハムレット第 1 幕第 5 場 168 行より。注釈ではまた、「……おまえの哲学の」のように引き合いに出されている。

49. ランド・デイリー・メール（南アフリカの名誉毀損罪に関して）の報告書から、アレクサンダーは、下記の抜粋を自伝の結論のためにおそらく引用するつもりだった。何通かの親書に同封した抜粋である。「裁判での訴

えを退ける。裁判長がそう言った理由とは、第一審で、アレクサンダー氏の方法が全く役に立たないことが、アレクサンダー氏側の不正を示すために、上告した医師達側の法廷弁護人が裁判で使おうとした証拠では、証明されていないからなのだ。正当だと証明しなければならない中傷的な問題である詐取とは、自分のテクニークが健康を増進したり、あるいは不健康を治癒したりする価値はなく、金持ちを搾取するために不正にそれを実践したとアレクサンダー氏はわかっていたかという点である。しかし、彼の処置から患者を経由して導き出した利益を証言した開業医やその他の方からの証拠に関して相当な量から見れば、彼のテクニークが役に立たなかったり、お金持ちをだまして搾取するためにそれを利用したりしただけだということをわかっていた、と見出すことは不可能だったのだ。公正な証言の答弁にわたって、真実でない事実についての公正な証言はあり得ないと最高裁判所長官は言った。上訴側の弁護人は虫垂炎を扱っている問題のある記事の一節に関してだけ公正な証言の答弁に頼ったのだ。その一節の中で、自分のシステムのやり方で急性虫垂炎を治癒できるとアレクサンダー氏が主張したと提言されたが、この証言とは、この種の助言をすることは嘆かわしかったというものだった。しかし事実は、アレクサンダー氏は、彼の著書の中で、虫垂炎を治癒することができると主張していないのだ。つまり証言が基にされた仮説は事実ではなく、さらに結果として、それに関係する公正な証言の弁明は失敗したのだった。」

後書きにかえて

横江大樹（DJ）
2014年9月11日

　本書にある様々なエピソードで人間行動の賢いところも嘘みたいな愚かな側面も出ている。それはもっぱら一般人の行動だった。FM 氏が豪州から英国へ移ったのは 1904 年、初版出版時の 1910 年はまだ明治の終わり、この手法を教授する人間は本人と弟の AR 氏、それ以外にいたとしてもごく身近な少数の弟子だけだった。FM 氏の直接指導した顔見知りばかりであれば、氏のおめがねにかなわないときはすぐに指摘され、許されなかっただろう。1930 年に教師養成学校が公開され、1950 年代に亡くなるまで本人が監督者を継続し、その後、弟子らによってゆっくりとテクニックは受け継がれた。

　「いやあ、あの頃（1970 年頃）の教師なんてみんな顔見知りばかりだったよ」とロンドン在住のベテラン教師から昔話を聞いたり、自分自身も授業発表をさせてもらったりした国際会議（AT Congress）がまあまあ有名だ、おおよそ 4 年ごとに開催され、初回から 30 年近くが経過した。ちなみに最近の 2011 年 8 月開催地スイスでの参加者は 500 名程度、そこで、全世界にいる AT 教師の数は万を越えると聞いた。100 年ちょっとでたったひとりから 1 万人以上か、これだけ数が増えるといろいろな人がいて当然だ。

　FM 氏の提唱する自己再教育ワークの基本に忠実に従って、死にかけていたところをやりなおした人はたくさんいて、ジョン＝デューイは書けないどころか意識朦朧だったのに 70 歳代で回復して精力的な著作活動も復活し 90 過ぎまで生きたし、オルダス＝ハクスレイは寝たきり状態で目も見えないところから回復し、その後執筆を続けた。その一方で、FM 氏を攻撃した人も多く、いくつか裁判沙汰にもなった。人類の最高遺産が存在していても、そんな人は学ばなかったし学べなかっただろう。

　FM 氏によると、意識的調整の学習上で邪魔になる三大要因とは、先入観・無知・怠惰である。氏の頃はごく少数の立派な教師ばかりだったのかもしれないし「学習上の問題」ですんでいたようだが、これだけ教師が増えた

以上、皆さんお気を付けあそばせ、といったところで私は上記三つに加えて、隠された悪意、というものを挙げよう。

以下順に直接私が観察した現象・原因分析・考察と記述する。

観察結果

「ハンズオン」する手を支えるプラスチックの補助具を使いながら「アレクサンダー教師で腕や肩が痛くない人ってめったにいないのよね」と教師向けの授業で語ると、居合わせた何人かの教師はそうよねえとかいいながらその補助具を買い求める風景があった。よその学校に雇われていた私はへんだなあと思いつつも、その授業の同時通訳をするしかなかった。英米で活躍していて日本版の翻訳書も出しているベテラン教師だ。(2006)

ひどい病気で再起不能になった人が少なからずいる。米国出身、60歳くらいの物腰柔らかなご婦人、日本の教師養成学校でトレーナーをしていたことがあり、「今度おまえさんの学校に呼んでおくれよ」と名刺をくれたのは国際会議でのひとこま。それから１年もしないうちに誰かに撮られた写真がメーリングリストで送られて来た。病院内・車いす・ビニールの管を腕やクビから何本もぶら下げていた（2010）。

これまたメーリングリストで、「みんなで応援しよう」と寝たきり状態の方の写真が来た。ユーロ圏内でちょっと有名な教師養成トレーナー、60過ぎの男性、なんだか難しい病名だった。

90年代から日本で活躍していたトレーナーで、当時私自身も数回レッスンを受けたことがあるＡＴ歴何十年のベテラン。60歳代前半に心臓麻痺でポックリ死去。過去、英語圏にある教師養成学校で人妻だった生徒さんと問題になったとたん逃走。行き先が日本だった。

90年代から日本で活躍している自称トレーナー・ＳＴＡＴ出身というふれこみだったが経歴詐称、実際には教師養成学校を卒業していないと後に判明。感覚器も内蔵も慢性病で入退院を繰り返しながら、未だに他人に対して「流行るワーク」を継続している。

用語の定義をしておくと、アレクサンダーテクニーク界隈において、普通に学びに来る人を生徒、現在先生になるために学んでいる人を（教師養成）練習生、生徒に教える人を教師、教師養成コースの監督をする人をト

レーナーと、それぞれ呼ぶ。

　別枠で最近では商売第一の上手も多く、ソフトタッチで、コンピューター上の宣伝などたいへん巧みであり、我が国に規制がないのを良いことに、目安の3年以上1600時間以上という教師養成コースなど「することをしない」で教えている者もいる。一般の日本人教師に上記のようなトレーナーにべったりで、いいなりになっている人がいる。外国で教師になったというだけで、取り立てて優れている理由などないのに、日本国内で教師になった連中を見下している人も見受けられる。

　トレーナーや教師レベルがそういう意識または無意識にあり、どちらにしろそういう意識的調整あるいは無意識的調整になっているとするならば、「自己の使い方」を通してそのやり方を学び自己再教育する一般生徒や教師養成練習生にどれほど甚大な害が及ぶか、皆さんも想像して欲しい。

　私があえてこうした論点を白日の下にさらすことにした一番のきっかけは、元「同級生」の死である。60歳代前半のご婦人、関西出身、もう何十年も食べ物に気を付け様々なワークを続けてきて、「アレクサンダーテクニーク」教師になってからでも10年程しっかりと日常的に生徒さんと「ワーク」していた。病気にて入院した翌日、死亡（2013）。

原因の分析

　「このワークにはサイエンスとアートと両方の側面がある」とパトリック＝マクドナルド氏は著書「アレクサンダーテクニークの真髄・アズ・アイ・シー・イット」に記述している。サイエンスとアートというのを日本語にすると、状況次第では両方とも科学と訳せる。アートには職人技という意味もあるけれども、普通は科学に対する「芸術」くらいにしておけばいいのかもしれない。

　私の友人の事例、彼は内科畑の医師で、石垣島や離島で経験を積んだあと、現在沖縄本島で地域病院の院長先生をしている。彼の言葉で「盲腸患者って、僕らは手で触ったらわかるよ、けれども本当に厳密には、何でわかるのか説明できない、手でわかるとしか言えない。若い連中は機械による検査やＣＴなどに頼りたがる。自分で責任を取りたくないってのもあるんだろうね。離島じゃ、やりたくても機材が揃ってないこともあるしさ、それに機械で何も

出なくても、手の方が敏感で、そっちのほうが確かなこともあるさ、はいさい」と。もちろん間に合うなら機械的な検査は必要であろう。ところがいくら最新機器で検査をして、いくら新薬を飲んでも回復しない症例が山ほどあるとする彼は、食物を原因とする病気が多すぎると、自分の病院にダイエット科を新設し、高血圧や糖尿病など多くの患者に「肉・卵・チーズ中心」の食事療法を指導しており、水の異なる沖縄で症状は積極的に改善している。

　ここらでＦＭ氏の提唱する意識的調整で何をやめるか、あるいはするか、簡単におさらいしよう。まず不要なことを止める、そしてもう一方の必要なこと、これが起きてくるのを待つ、もしくは積極的な方向へ構築する。少し詳しくする。目の前に症状があるとするなら、理知的に追いかけ、順々に遡ってその原因を探っていく。原因が特定できたら、それを減らしていく。その線である程度うまくいけば、原因が減るのだから、それで起きていた望ましくない結果は減っていき、うまく続けたら、微分積分の数式のように極限値ゼロに収束する。そうなれば、症状がなくなったようになるだろう。というわけで、不要な原因がなくなれば、そのせいで起きていた結果が無くなる、というのが一面である。もう一方の面に、欲しい結果があるとして、そのために必要なことは何か、理知的に組み立ててその必要なことをやる手段もある。

　ＦＭ氏の挙げた原因は、こころやからだはもちろん、食事や環境もある。環境には、その人が育てられてきた教育なども大きく関わっている。そうしたもの全てに及ぶ創始者のワークである。前段の観察結果は残念ながら氷山の一角であるけれども、そこで「ベテラントレーナー」や「教師」が再起不能になったり早死に至ったりした原因の分析をするならば、ごく簡単だ。先入観・無知・怠惰、自分の理解が足らないことに気づいていないか、気づいていても修正しないか、いずれにせよ、不要なことを止めない、必要なことをやらない、だから症状がおきたと断定できる。

　参考のため、「アレクサンダー・テクニーク　Ｗ＝バーロウ著、伊東博訳（日本語版1989年）」の「訳者前書き」から引用する、

　「……まず、"USE"という言葉ですが「（からだの）使い方」と訳したところもあり、……。アレクサンダー自身の主著、"THE USE OF THE SELF"は、からだだけの「使い方」ではなくて「*自己の使い方*」なの

ですが、それは、「アレクサンダー・テクニーク」が単にからだの使い方を示したものではなくて、「からだである自己」を意味していたと思うのです。……「からだの使い方」……という訳語に、そうした意味が込められておりますので、そのつもりで読んでいただきたいと思います」とある。

　思います、と見当違いのことをいうのは個人的な範疇にしておいてもらった方が世のため人のためで、それが公に出版されるとなるといかがなものか。同書に、ご自身の主宰する「ニューカウンセリング」でATを部分採用したと明記している伊東先生だが、私は生前にちらっとお見かけしたことがあるし死者をむち打つつもりはない。ただ私の知る事実として、伊東先生は海外のAT教師から何度か授業を受けた生徒だったけれども、彼自身は教師ではなかったし、FMの著作『自己の使い方』を読んだことがないか、読んだとしても曲解したかのどちらかだ。

　しかしながら仮にも現在のAT教師が、この伊東氏と同じような前提でワークをしているならば困りもの、創始者のワークに対し贔屓の引き倒しをしている。

　自分の「からだの使い方」で何事も上手く行っているならば、その状態を不具合や病気や早死と呼ばない。また、2014年の現代社会において意識的調整をするなら、当然、食べ物や環境に関するFMの見解を丸暗記してその通りに行なうことにはならない。ちょっと考えればわかりそうなもので、世界一腕のある教師から授業を受けたとしても、その部屋が放射能や電磁波や化学物質で汚染されていたならば健康被害が出るだろう。現代ドイツ人を宿敵と呼称し肉だけ食べている人を、本州人は病気というだろう。追うべき道筋があるならば、意識的調整をする現場に応じて、厳密な観察に基づき、理知的で常識的な判断をし、それをすこしずつ試しながら進めることになるだろう。ジョン＝デューイ氏が『自己の使い方』に寄せた紹介文によると、そこで、自分では出来ているつもりでも、そうした観察力や判断力自体が知覚を経由する以上、知覚が曇っていることに気づいていない人はどうやってワークを進めればいいのか、どうしても前提からひっくり返される性質が含まれているところで考え直さざるを得ない、というような部分がある。

考察

沖縄で「医者半分・ユタ半分」といわれると、教師の入る余地はないのかとぼやきたくもなるが、現在でもお祈りで心身の諸症状が改善されることがあるし、実際に普通の沖縄人は医師でさえそのように利用している。クチナン（口難）というのが結構問題になるし、マブイー（たましい）を落としたり汚されたりすると心身の症状として現れてくるという。それと関係するのかどうか、隠された悪意、というのは私の造語であり、それ以外に全くぴったりくる言葉はいまのところ発見できていないけれども、いくつかその辺りで参考になる研究はある。最近では、「平気でうそを付く人たち」（Mスコットベック著、森英明訳、草思社）に出てくる「邪悪な人間」の事例がある。人格障害やサイコパス、モラルハラスメント（モラハラ）という名称も一般的になってきた。1950年代に米国政府にでっちあげで逮捕され、獄中死したウイルヘルム＝ライヒ博士による造語に「感情の疫病」というものもある。日本語には、おためごかしという言葉もある。

　本文（第1部第5章）にシェイクスピアファンのFM氏ならでは、という泥棒兄弟のエピソードがある。本物のどろぼうは「どろぼうの名誉にかけて」仲間には優しくきっぷがいい、その兄弟は現代の法律で違法とまでは行かないけれども、自分ひとりが得することを善と「考えて」いるので、ビジネスという名において自分だけが有利になる不公平な契約を当然のように進める。契約相手となるのは、世話になった人・知り合い・友人・周りの人など、誰であろうと餌食になる。いずれにせよ悪いヤツだが、心理学的投影というのか、西洋的個人主義には、騙される方が悪い、という意味もあるらしい。それもそのはず、我等の置かれた戦争経済を基盤とする近代資本主義社会で、そこにある三大欲求とはカネ・女・権力、そうしたものだからだ。同じ基盤に職業人としての「AT教師」がいたならば、カネ・生徒・名声を欲するだろう。お金儲け自体、人集め自体、名誉や権威それ自体、悪いとは限らないし、良いとは限らないのと同じだ。ただし手段が問題だ。AT界に置ける古典的命題、結果と手段、である。

　私の実体験でもうひとつ例を示そう。10年間在席していた国際団体があったが、2012年に辞めた。（身に覚えのない）セクハラパワハラをしたとされたからだ。

　私がその団体の役職（無給の名誉職）に担がれた何年か前、その役職に

就くのは日本人初のみならず有色人種初だったし、当然反対する勢力もいた（*人種差別*）。しばらくすると立場上不明瞭な金銭の流れに気が付いた、つまり会員から集めた会費を一部のものが私物化していることを知り内々で別の人らに相談した（*不正流用*）。その団体の創設者を名乗る男は教師養成学校など出ていないことをウリにしていたし、同じように英国の教師養成学校をとび「出た」かも知れないが卒業していない在日本の教師養成学校責任者から資金援助を受けていた（*買収*）。少し遡ると、2006年に同じ男は私に対する誹謗中傷ビラを全世界へ発送していた（*名誉毀損*）。さて、役職剥奪「処分」は秘密裏に委員と称する数人が決定した。私は寝耳に水、何も違反していないのだから。無実を裏付けるために私の提出した意見書や証拠文献に対して委員から具体的な返答は何もない。その「セクハラパワハラ」が本当なのかどうか日本の裁判所で判断してもらうために仕方なく、私は地域の警察へ届け出を出した（2012年10月）。コピー文書では証拠能力がなく、日本人原告が訴えたとされる原本が必要であると、警察署から照会する旨がその国際団体の事務所に届けられた。「処分」後にユーロ圏で開催された年次総会があり、裁量に携わっていた団体副議長は団体内裁量に利用した原本文書を公式に日本の警察へ送付すると、私との直接面会で口頭による約束をした（2012年11月）。けれども未だに（2014年9月現在）先方から日本の警察に何の文書も届いていない（総じて、*偽計業務妨害・私文書偽造・名誉毀損・人種差別・不正・略取・搾取・使い込み・賄賂・うそつき・経歴詐称*などだ）。まだまだ他にもあるがもう充分だろう。

　狭い門から入れ。滅びにいたる門は大きく、その道は広い。そして、そこからはいって行く者が多い。命にいたる門は狭く、その道は細い。そして、それを見いだす者が少ない。にせ預言者を警戒せよ。彼らは、羊の衣を着てあなたがたのところに来るが、その内側は強欲なおおかみである。
　　　　　　　　　　　　　　　　　　「マタイによる福音書　第7章」
　素晴らしい先輩・同僚である丁寧な教え方の教師は確実に存在し、英国・米国・ユーロ圏・イスラエルなどから来てくれている。比較的地味な彼らは我等日本人教師や生徒と協働（coordination）する人らであって、くれぐれも、虚偽を伝えたり命や時間やカネを搾取したりするために来日するのでは

ない。いくらでも工夫できるクリーンなエネルギーがあるのだから、ここらで廃棄物処理の速度をあげ除染を一気に進めて、日本の未来へ向けたワーク展開をしよう。

　優れたアートには根元的な癒しの力があると人は言う。この文学にもそんな生命力があるのだろうか。本書の翻訳には６年６カ月と６日かかった、おおきにありがとうございます。

レッスンを実体験したい方へ。
　ATK：一般社団法人アレクサンダーテクニーク教師会
　ホームページ　http://www.atkj.jp
　読者の皆さんが当該ワークを知りたいなら、ひとりで本を読んで暗記するまで言葉を覚えるより、たった一回でも腕のある教師と実体験したほうが、きっと「わかる」し「知る」こともできるでしょう。熱心で真摯な教師の集まった法人にATK：アレクサンダーテクニーク教師会があります。ホームページに日本全国各地で活躍中の教師リストがあります。
　未加入の教師諸氏はこの機会にぜひ加入されて、我が国に置ける教師の地位確立や法的制度の拡充に向けて長い道のりになるでしょうが、ぽちぽち協働しませんか。
　一般の方も賛助会員になれます。ワークショップなどでの会員特典もあります。

ATJ：アレクサンダーテクニークジャパン
　翻訳者の主宰する学校です。初心者用のお試しワークから、教師養成コース・教師養成トレーナーを養成する「トレーナーコース」まで幅広く用意しています。全国展開していて、岡山・広島の教室も地元教師が常駐しています。
　本書でアフォリズムなどを翻訳した池田智紀は、岡山・意識的調整実践センター所長であり、ATJ卒業の教師です。http://www.conscious-control.jp/
　池田はFM氏2冊目の著作、ひとつずつ積み上げて意識的調整をするヒト、ただ今翻訳中。

　ATJホームページ：atjapan.jp
　名古屋教室・代表連絡先；
　〒464-0075 名古屋市千種区内山3-25-6 トーカンマンション901号室
　電話・ファックス　052-733-9271　　ケイタイ電話 090-9917-9271
　Email：info@atjapan.jp

JUN セット（Just Use Naturally DVD＆書籍・4点セット）

　FM アレクサンダー著「自己の使い方」（The Use of the Self・初版 1931 年・マージョリー＝バーストーによる紹介文のある米国版原著の全文訳、加えて書き下ろしの本文解説と用語解説付き）この特別限定・2012 年 DJ 訳私家版テキストと、「自然に演奏してください」著者ビビアン＝マッキーによる世紀の名演奏・チェロ実演と語り（DVD70分）、レッスンクーポン券、小冊子を組み込んだ破格の教材セット「JUN セット」、通信販売でお求めになれます。

本体価格 5000 円・お問い合わせください。

連絡先・参考資料など：　　http://www.atjapan.jp

F.M. アレクサンダー（1869−1955）
豪州タスマニア島出身。朗誦家だった頃に起きた発声の問題をきっかけに新発見、そこから原理を導く。心身統合体の再教育、つまり、心や身体や全部で人間が健全になるワークを確立、後にアレクサンダーテクニークと呼ばれる。1904年に英国ロンドンに移住。1914年にアメリカ合衆国で授業。1931年に教師養成コースを公開。1955年10月逝去。2015年現在、全世界に一万人以上の当該ワークの教師が活動している。著作に『人類の最高遺産』（1910）、『建設的な意識調整をするヒト』（1923）、『自己の使い方』（1932）、『いつでも穏やかに暮らすには』（1941）などがある。

翻訳
横江 大樹（DJ）（よこえ・だいじゅ）
国立大学農学部卒業後、外国語学部英米学科中退。ATJ主宰・教師養成学校トレーナー・オルタナティブスクールATJエスクール（公教育以外で学ぶ子どもの学び場）教師。SHIN Code NLP・NLPJ（NLPジャパン）主宰（NLPとは神経言語プログラムのこと）。演奏者としてはブルース＆ファンク中心で、20歳代後半に米国南部ツアーを経験。最近の趣味は、世界中の聖地や神社の裏山登りをして、現代人が忘れてしまった何かを再発見すること。子どもから大人まで人間のより良い暮らしを研究・実践・教授している。

人類の最高遺産

2015年4月24日　第1刷発行　　（定価はカバーに表示してあります）

著　者　　F.M. アレクサンダー
訳　者　　横江　大樹
発行者　　山口　章

発行所　　名古屋市中区上前津 2-9-14　久野ビル　　風媒社
　　　　　振替 00880-5-5616　電話 052-331-0008
　　　　　http://www.fubaisha.com/

乱丁・落丁本はお取り替えいたします。　　＊印刷・製本／モリモト印刷
ISBN978-4-8331-5294-5